U0199527

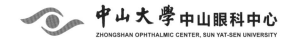

中山大學中山眼科中心
ZHONGSHAN OPHTHALMIC CENTER, SUN YAT-SEN UNIVERSITY

中山眼底病疑难病例解析

主　编　吕　林　林　英

副主编　练　苹　于珊珊　李永浩

编　者　（按姓氏笔画排序）

丁小虎　于珊珊　马　伟　马　进　王　安　王　萌　王　强
卢明治　玄　猛　吕　林　朱晓波　竹燕杰　向　武　刘炳乾
李　涛　李　梅　李永浩　李加青　李霁竹　杨　晖　余曦灵
张　琪　陈　菁　陈士达　林　英　林振强　欧杰雄　金陈进
郑文斌　练　苹　赵秀娟　胡　洁　胡安娣娜　袁敏而　黄永盛
黄创新　黄海香　黄新华　梁小玲　彭文艳　赖坤贝　蔡晨希
熊晓媚

编者单位　中山大学中山眼科中心

人民卫生出版社
·北京·

图书在版编目（CIP）数据

中山眼底病疑难病例解析 / 吕林，林英主编 . —北京：人民卫生出版社，2022.1（2023.8 重印）

ISBN 978-7-117-32311-6

Ⅰ. ①中… Ⅱ. ①吕…②林… Ⅲ. ①眼底疾病 – 疑难病 – 病案 Ⅳ. ①R773.4

中国版本图书馆 CIP 数据核字（2021）第 220773 号

人卫智网	**www.ipmph.com**	医学教育、学术、考试、健康，购书智慧智能综合服务平台
人卫官网	**www.pmph.com**	人卫官方资讯发布平台

中山眼底病疑难病例解析
Zhongshan Yandibing Yinanbingli Jiexi

主　　编：吕　林　林　英
出版发行：人民卫生出版社（中继线 010-59780011）
地　　址：北京市朝阳区潘家园南里 19 号
邮　　编：100021
E - mail：pmph @ pmph.com
购书热线：010-59787592　　010-59787584　　010-65264830
印　　刷：北京汇林印务有限公司
经　　销：新华书店
开　　本：787×1092　1/16　印张：25
字　　数：546 千字
版　　次：2022 年 1 月第 1 版
印　　次：2023 年 8 月第 3 次印刷
标准书号：ISBN 978-7-117-32311-6
定　　价：249.00 元

打击盗版举报电话：010-59787491　　E-mail：WQ @ pmph.com
质量问题联系电话：010-59787234　　E-mail：zhiliang @ pmph.com

吕 林

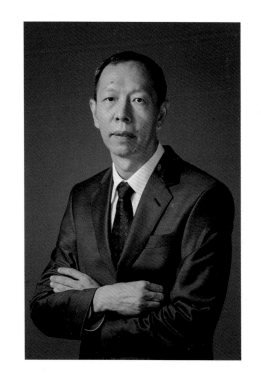

男,眼科学教授、博士研究生导师、中山大学中山眼科中心眼底外科主任、中华医学会眼科学分会眼底病学组委员、中国医师协会眼科医师分会眼底病专委会副主委,国际玻璃体视网膜疾病知名专家,2014 年起任广东省眼科医疗质量控制中心专家组副组长,被评为首届"羊城好医生"(2015 年),"岭南名医"(2015 年),"中山大学名医"(2016 年)。

获得中华医学科技奖一等奖、广东省科学技术奖三等奖等多项国家省部级奖励。受邀在 *New Engl J Med* 杂志撰写《检眼镜检查技术规范和标准》。发明的"可松解环扎新术式治疗孔源性视网膜脱离"技术发表在国际眼科顶级期刊 *Ophthalmology*,被同领域美国专家 Klufas MA 教授在 *Ophthalmology* 述评为"近 20 年来视网膜手术材料和技术的重要进步";关于巩膜加固术治疗高度近视黄斑劈裂的文章发表于 *Retina*。擅长各种复杂眼底病的诊治,在复杂性视网膜脱离、高度近视眼底病变、糖尿病视网膜病变、湿性年龄相关性黄斑变性、各种遗传性眼底病的诊断和治疗方面具有丰富的临床经验。年临床工作达 260 个工作日,年门诊量 6 590 人次。

主编简介

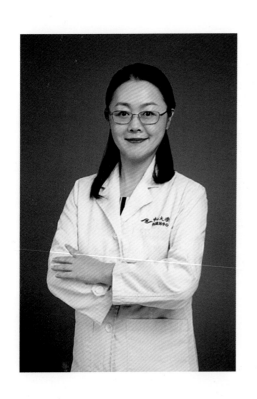

林 英

医学博士,硕士研究生导师,广东省女职工素质教育高级讲师,国家公派访问学者,曾在全美排名第一的 Bascom Palmer Eye Institute 访问学习,在眼科前沿的 OCT、RFI 影像学进展,眼底疾病诊治技术方面积累了一定的经验。擅长各种眼底疾病的诊治,特别是糖尿病视网膜病变、黄斑部病变、各型视网膜脱离和玻璃体疾病的临床诊断和治疗,并对遗传性视网膜罕见疾病的诊断和治疗具备一定的经验。在科研方面,发表 SCI 及国内外核心期刊收录文章 25 篇,其中 SCI 第一/通信作者文章 19 篇。主持国家自然科学基金项目 1 项,广东省医学科学技术研究基金 1 项,参与国家级、省级基金 9 项。

序 一

自 1885 年的小小眼科科室,到 1984 年我国第一个眼科中心成立,中山大学中山眼科中心发展至今,已有 138 年的历史。许多眼科前辈为此奉献了毕生的心血,也铸就了中山眼科中心的知名品牌。时至今日,中山眼科中心已经成为我国眼科学科门类齐全、师资力量雄厚、医疗技术精湛、诊疗设备先进、科研实力强大、国内领先、国际知名的眼科中心,连续十年位列中国医院最佳专科声誉排行榜眼科第一,连续七届中国医院科技量值排行榜眼科第一。中山眼科中心是国家卫生健康委员会委属(管)专科医院,亚太眼科学会(APAO)永久总部所在地,我国唯一的眼科学国家重点实验室的依托单位。中山眼科中心下设的眼科医院是我国首家眼科三级甲等医院。

眼底病是复杂和多样的,是眼科学这门学科中的重点及难点。《中山眼底病疑难病例解析》一书积累了最近几年中山眼科中心眼底疾病疑难病例,并提出了对这些疾病诊断和治疗的参考意见,希望能加深临床眼科医生对眼底疾病的认识,更好地服务广大患者。

疑难病例在临床工作中具有重要意义,对于临床思维的培养、疾病的认识、学术的交流都有重要作用。本书的病例均来自中山眼科中心的临床,病例的临床表现及诊断治疗都有该类疾病的共性和特性,具有较高的参考价值。本书先介绍了患者的基本情况、病史及辅助检查,诱发读者的思考,然后通过诊断思辨,有理有据地为读者提供诊断依据及最终的诊断和治疗,由个案推及整体,引人入胜。本书图文并茂,包含许多珍贵的临床资料,搜集整理非常不易,希望能给眼科临床工作者的工作带来一些借鉴和思考。

颜华

天津医科大学校长
2021 年 9 月于天津

眼底病是一类累及玻璃体、视网膜及视神经,与全身疾病密切相关的眼科疾病。由于累及的病变部位广,发病机制复杂,临床表现多样,眼底病的诊治一直以来都是眼科诊治的难点。

《中山眼底病疑难病例解析》一书收录了我们中山眼科中心眼底科近年来典型的病例资料,不同于以往单纯的病例报告形式,力求贴合实际临床诊疗过程,从患者的主诉、裂隙灯下表现切入,将每个病例的问诊、辅助检查、诊断思辨、疾病特点、鉴别诊断、治疗方案的选择及随访的诊疗过程完整地呈现出来。本书通过问答的形式引导读者共同思考,也希望通过真实临床场景的展现帮助年轻医生建立科学的、完整的眼底疾病临床诊疗思路,了解临床上每个步骤、选择背后的原因,提高广大眼科医生的诊疗水平。

本书约 50 万字,收录了我院眼底科疑难病例 15 例及罕见典型病例 37 例,在撰写过程中,编者着眼于临床实际,尝试用通俗易懂的语言深入浅出地阐述疾病的临床诊治过程,同时总结了诊疗过程中的经验与启发,提出规范诊疗意见,供眼科各级医师参考。本书还涉及近年来国内外的诊疗新进展,参考了最新的国内外相关文献及书籍,帮助读者了解疾病治疗的新方向,也可以作为其他眼科亚专科、临床科室的专科参考书。相信本书能为推动我国的眼科临床诊疗水平,促进医疗技术应用作出贡献。

中山大学中山眼科中心主任
2021 年 9 月于广州

前　言

　　眼底疾病种类多、临床诊断治疗困难、误诊率高、致盲率高。在临床工作中,我们发现较多眼底疾病被误诊的例子,更有甚者把良性的息肉状脉络膜血管病变误诊为恶性的黑色素细胞瘤,摘掉了眼球。针对这样的情况,我们科室已经坚持进行晨间眼底疾病病例讨论多年。每位医生轮流展示个人遇到的棘手病例,并集大家的智慧找到解决对策,以这样一种生动形象的方式,让大家共同学习提高。经过坚持不懈地学习讨论,不仅眼底科的同事们技艺更加精湛,进修医生和研究生们也非常喜欢这个课程,每天参加学习的医生很多,连示教室门口都站满了人,大家都反映病例讨论让他们在眼底疾病的诊断和治疗方面受益良多。

　　这样的学习热情感染着我,我希望能有更多人了解我们的学习内容,让更多的眼科医生获益,让眼底疾病不再疑难。本书以临床病例为主线,展示了眼底遗传性疾病、感染性疾病和肿瘤性疾病总计 52 个病例。这些病例均来自临床真实病例,模拟真实接诊场景,引导关键问题的提出,帮助读者建立正确的诊疗思维。每个病例从临床表现、检查判读和治疗都融合了思辨的思想,不仅让读者了解如何做,而且体会到为什么要做。每个疑难病例后对该疾病的特点进行总结归纳,突出临床重点和实用指导性;同时为方便读者查阅,本书设置了病名索引,读者可通过索引快速找到想查阅的疾病和疾病特点。最后,病例后配"测试题",供读者自测学习效果。

　　感谢中山大学中山眼科中心这个平台,感谢眼底科的全体医护人员、在此期间学习的研究生和进修医师。该书汇集了中山大学中山眼科中心眼底科全体医师的智慧,尤其是高年资专家多年行医经验的精华。

　　学无止境,人类对于疾病的认识在不断深入,但还一直在探索的路上。本书难免有不足之处,恳请各位同仁批评指正,让我们为提高诊断治疗水平而共同努力,为眼底疾病患者带来更多光明!

中山大学中山眼科中心
2021 年 9 月

目　录

第一章

眼底病疑难病例

年轻近视女性左眼视物黑影 1 周

【病例简介】

患 者:女,28 岁。

主 诉:左眼视物黑影 1 周。

既往史:无前驱感冒史,否认全身疾病及家族史,无药物过敏史。

【临床检查】

● 入院检查

	OD	OS
视力(VA)	0.1	指数 /40cm 鼻侧
最佳矫正视力(BCVA)	1.0	指数 /40cm 鼻侧
眼压(IOP)	16mmHg	16mmHg
眼前节	正常	正常
视网膜	豹纹状眼底,视盘颞侧萎缩弧	豹纹状眼底,视盘颞侧萎缩弧
眼球运动	自如	自如

● 临床眼科检查结果

该患者验光结果:右眼 球镜 –9.00DS 柱镜 –1.50DC 轴位 175,

左眼 球镜 –7.75DS 柱镜 –1.75DC 轴位 180。

眼底照相请见图 1-1-1,视野请见图 1-1-2。

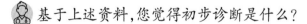 基于上述资料,您觉得初步诊断是什么?

年轻女性,无明显诱因,左眼视力在 1 周时间降至指数。眼底检查:双眼视盘对称倾斜,呈月牙形,边界清晰,颞侧视网膜脉络膜萎缩弧,眼底豹纹状。整个眼底为典型的高度近视改变。患眼除高度近视改变外,未见其他明显异常,属于典型的"患者看不见,医生看不出"。

您认为下一步的治疗方案是什么？

【治疗】

无明确治疗方法,部分患者不治疗功能也可部分恢复。有文献使用全身糖皮质激素或糖皮质激素 + 免疫抑制剂、眼内注药(地塞米松玻璃体内植入剂)治疗,有一定疗效。该患者口服糖皮质激素(甲泼尼龙)起始每日 48mg,逐渐减量。

【预后】

疾病的持续时间和严重程度不同,预后也不同。当 RPE 萎缩、外核层消失时,期待视网膜结构和功能恢复几乎是不可能的。但是,在发病早期或病情较轻时,如仅表现为椭圆体带(EZ)或嵌合体带(IDZ)中断,光感受器外节受累导致视野损害,此时如果及时去除病因或对症治疗,视功能是可以恢复或部分恢复的。

随访中,该患者自发荧光(图 1-1-10)、视野和 OCT 结果(图 1-1-12)不断改善(图 1-1-11),随访 7 个月时,患者的视力提高至 0.6。

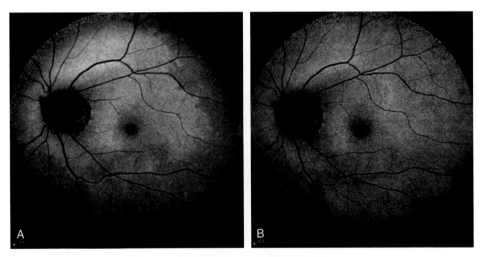

图 1-1-10　治疗前后左眼眼底自发荧光对比
A. 左眼治疗前;B. 治疗 5 个月后:高荧光区范围缩小至视盘周围。

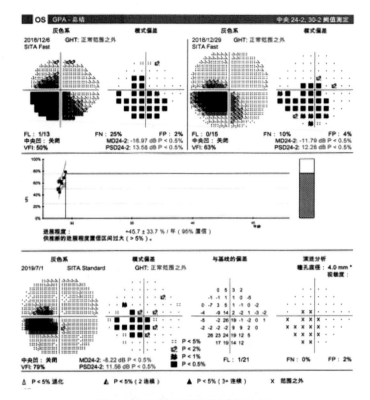

图 1-1-11　治疗前后左眼视野对比

（左上图）治疗前；（右上图）糖皮质激素治疗 3 周后；（下方图）治疗 7 个月后。

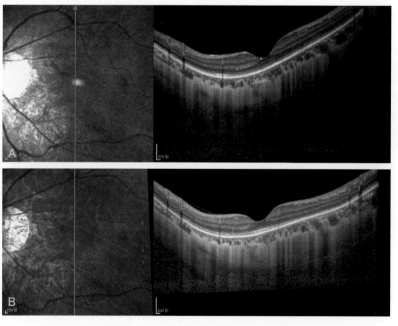

图 1-1-12　左眼 OCT 治疗前（A）及治疗 5 个月后（B）对比图

光感受器椭圆体带较治疗前部分区域恢复，如中心凹及其下方。

【关键词】

急性区域性隐匿性外层视网膜病变　　acute zonal occult outer retinopathy（AZOOR）
急性环状外层视网膜病变　　　　　　acute annular outer retinopathy（AAOR）
多发性一过性白点综合征　　　　　　multiple evanescent white dot syndrome（MEWDS）
急性后极部多灶性鳞状色素上皮病变　acute posterior multifocal placoid pigment
　　　　　　　　　　　　　　　　　epitheliopathy（APMPPE）

【测试题】

1. 下列哪项不是急性区域性隐匿性外层视网膜病变的临床特点（　A　）

　　A. 早期眼底照相即可显示多个黄白色的类圆形小点

　　B. 与生理盲点相连的视野缺损

　　C. ERG 常表现为 30Hz 锥细胞闪烁光反应振幅下降

　　D. 自发荧光是显示 AZOOR 病灶范围的最佳检查

2. 关于 AZOOR 的病因有哪些学说（　C　）

　　A. 感染继发免疫学说　　　　　　　　B. 自身免疫

　　C. 以上都是　　　　　　　　　　　　D. 以上都不是

参 考 文 献

1. GASS J D, AGARWAL A, SCOTT I U. Acute zonal occult outer retinopathy : a long-term follow-up study［J］. American journal of ophthalmology, 2002, 134（3）: 329-339.

2. MONSON D M, SMITH J R. Acute zonal occult outer retinopathy［J］. Survey of ophthalmology, 2011, 56（1）: 23-35.

3. MREJEN S, KHAN S, GALLEGO-PINAZO R, et al. Acute zonal occult outer retinopathy : a classification based on multimodal imaging［J］. JAMA ophthalmology, 2014, 132（9）: 1089-1098.

4. DONALD J, GASS M, STERN C. Acute annular outer retinopathy as a variant of acute zonal occult outer retinopathy［J］. American journal of ophthalmology, 1995, 119（3）: 330-334.

5. UENO S, KAWANO K, ITO Y, et al. Near-infrared reflectance imaging in eyes with acute zonal occult outer retinopathy［J］. Retina, 2015, 35（8）: 1521-1530.

6. LI D, KISHI S. Restored photoreceptor outer segment damage in multiple evanescent white dot syndrome［J］. Ophthalmology, 2009, 116（4）: 762-770.

7. LOMBARDO J. Multiple evanescent white dot syndrome and acute zonal occult outer retinopathies［J］. Optom Vis, 2003, 80（10）: 673-680.

（吕 林　练 苹　李霁竹　王 安）

病例 2

右眼视力下降 1 周

【病例简介】

患　者：男，19 岁。在读大学生。

主　诉：右眼视力下降 1 周。

既往史：无前驱头痛、感冒史。外院予验光、OCT 检查，诊为：双眼急性视神经炎？左眼视神经萎缩、双眼高度近视，拟收入院，糖皮质激素冲击治疗。患者恐惧入院激素治疗，就诊我院门诊。

【临床检查】

● 入院检查

	OD	OS
视力（VA）	0.5	0.01
最佳矫正视力（BCVA）	0.5	0.06
眼压（IOP）	19mmHg	20mmHg
角膜	透明	透明
前房	房水清	房水清
晶状体	透明	透明
玻璃体	透明	透明
视网膜	豹纹状眼底，视盘颞侧萎缩弧	豹纹状眼底，视盘颞侧萎缩弧
眼球运动	自如	自如

● 临床眼科检查结果

该患者验光结果：右眼　球镜 –6.50DS，

左眼　球镜 –6.50DS。

眼底照相见图 1-2-1，当地医院 OCT 请见图 1-2-2。

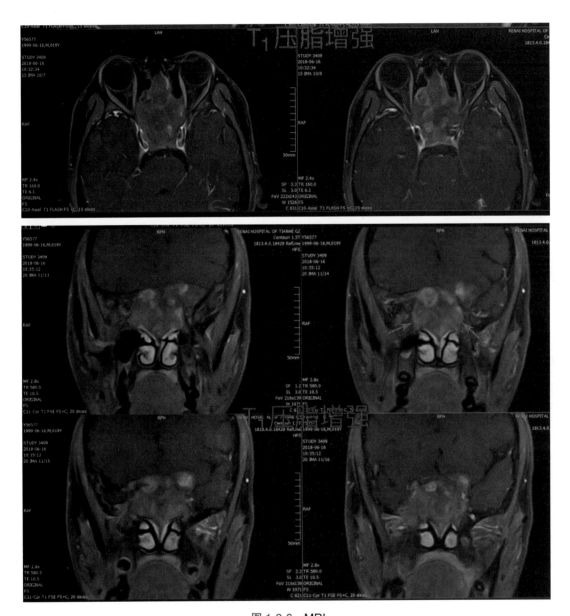

图 1-2-6　MRI

蝶窦及筛窦区巨大占位性病变,视神经交叉受压,局部颅底骨质破坏。

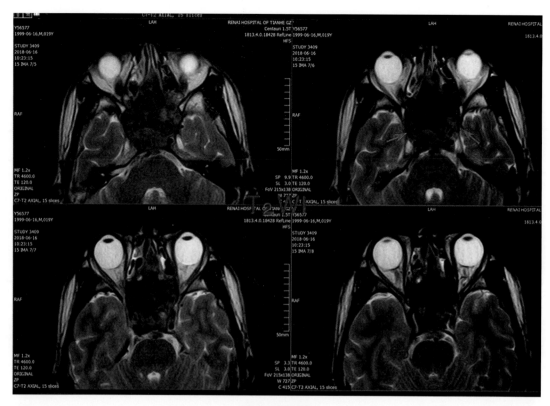

图 1-2-6（续）

颅脑 + 眼眶 MRI 提示占位,会诊后诊断为骨纤维异常增生症。

🧑‍⚕️ 基于上述检查结果,您认为该患者的诊断是什么?

🧑‍⚕️ 您认为下一步的治疗方案是什么?

【诊断】

◆ 右眼多发性一过性白点综合征

◆ 左眼压迫性视神经萎缩

◆ 骨纤维异常增生症(fibrous dysplasia,FD)

【诊断思辨】

本例患者为 19 岁年轻男性,右眼视力下降 1 周,检查时发现左眼视神经萎缩,容易造成双眼视神经炎先后发作的假象,所以当地医院首诊高度怀疑右眼视神经炎。但患者左眼视力下降 3 年而不自知不就诊,这点不符合视神经炎视力急剧下降的特点,反而高度提示视神经占位压迫的可能。最终 MRI 确诊证实为左眼压迫性视神经萎缩。年轻人单眼视力急剧下降 1 周,急性视神经炎的确也是可疑诊断之一。急性脱髓鞘性视神经炎以年轻女性多见,男性相对较少。该患者为男性,更要注意鉴别诊断,例如排除视网膜疾病。右眼的视网膜白点因为豹纹状眼底对比不明显,易被忽略。方便快捷的 OCT 检查就显得非常重要。OCT 示:右眼黄斑区椭圆体带多处中断和毛糙,高度提示右眼多发性一过性白点综合征。对于 MEWDS,既快又好的检查就是眼底自发荧光检查,清晰地显示:右眼后极部以视盘为中心的弥漫性圆点状强自发荧光。FAF 更加辅助证实 MEWDS 的诊断。

MEWDS 的白点位于深层视网膜,呈淡灰白色,边界不清,门诊易遗漏。而且很多患者就诊时眼底并无白点表现。所以易被误诊为急性脱髓鞘性视神经炎(正常视网膜但视力下降)。有几点注意事项可以减少误诊:①症状:视力下降是否伴闪光感,因 MEWDS 损害光感受器,很多患者伴有闪光感。②体征:黄斑颗粒样改变,MEWDS 黄斑因外层视网膜受累,呈颗粒样改变。③检查:OCT 和 FAF 作为排除视网膜疾病的简单快速检查,在视神经炎的排除检查中很重要,特别是 OCT。

患者左眼视力下降 3 年未感不适、未曾就诊,提示视力下降异常缓慢,难以察觉,该特征高度提示肿物压迫的可能。颅脑 MRI 示:蝶窦及筛窦区巨大占位性病变,视神经交叉受压,局部颅底骨质破坏。请神经外科及耳鼻喉科会诊,患者的鼻窦螺旋 CT 示:骨纤维异常增生症,双侧眶尖、左侧眶上裂及视神经管受压变窄。

患者以右眼视力突降为主诉就诊,确诊后右眼不需要治疗,反而因不被关注的左眼发现颅内巨大占位需要手术,这是患者和我们都没有预料到的。因此,关注患者的双眼状况非常重要。

【疾病特点】

1. 多发性一过性白点综合征是一种累及视网膜色素上皮层和光感受器的急性疾病。发病机制不清楚。好发于年轻近视人群,女性、单眼多见。多有前驱感冒症状。通常以急性视力下降、闪光感、视野缺损为主诉就诊。

2. 部分患者检眼镜下可见不同大小的白点,位置一般在外层视网膜、RPE 层或内层脉络膜,位置好发于视神经周围。部分患者眼底无白点。典型的黄斑因外层视网膜水肿和椭圆体带损害呈颗粒样改变。可伴有玻璃体细胞、视盘肿胀等表现。

3. FFA 早期显示强荧光斑点,常表现为不完整的环状结构,随后中间逐渐充盈。ICGA 比较有特征性,表现为晚期多个圆形的弱荧光点;推测 MEWDS 为脉络膜毛细血管炎导致低灌注。

4. 在疾病急性期,FAF 可显示多个自发强荧光点,可能与炎症刺激 RPE,导致 RPE 内脂褐质堆积有关。OCT 示:视网膜神经上皮层椭圆体带多处中断和变薄。随病情好转,FAF 和 OCT 的表现逐渐恢复。

5. 视野常表现为生理盲点扩大和颞侧视野缺损。急性期视网膜电图(ERG)的 a 波常显著下降,显示该期光感受器受累,在恢复期,ERG 可恢复正常。

【鉴别诊断】

（1）急性后极部多灶性鳞状色素上皮病变（acute posterior multifocal placoid pigment epitheliopathy，APMPPE）：好发于青年健康患者，1/3 患者有前驱感染史，常表现为视力急性下降，眼底检查可见视网膜下多发的灰白色病灶，边缘不规则，边界不清。FFA 早期表现为病灶区稍弱荧光，中期强荧光从病灶周边开始，呈珊瑚礁样，向中央扩散，晚期整个病灶为强荧光斑。ICGA 表现为病灶区的弱荧光。OCT 常表现为 RPE 结构异常，对应病灶可见浅的视网膜下积液。

（2）鸟枪弹样视网膜脉络膜炎（birdshot chorioretinopathy，BCR）：是一种双侧后极部慢性葡萄膜炎，研究显示 80%~98% 的患者 HLA-A29 抗原阳性。多伴有玻璃体腔轻中度炎症，透过视网膜可见脉络膜多发性白色或奶油状圆形或卵圆形病变，可出现视网膜血管炎。病灶在 FFA 晚期轻微强荧光，ICGA 表现为弱荧光，OCT 示光感受器外节异常，FAF 能发现比眼底检查更多的弱荧光点。

（3）点状内层脉络膜病变（punctate inner choroidopathy，PIC）：好发于合并有中高度近视的青年女性，患者常表现为视物模糊，眼前固定暗影、闪光感。黄斑区可见十个以内的黄白色圆点状病灶，可呈线状排列，晚期可并发脉络膜新生血管（choroidal neovascularization，CNV）。OCT 在早期表现为 RPE 局灶隆起伴对应的椭圆体带破坏，后期在外丛状层下形成"驼峰"样中反射病灶，晚期表现为病灶区 RPE 和 Bruch 膜（Bruch's membrane）断裂，光感受器层缺失。

【治疗】

对于 MEWDS 的治疗目前尚无统一定论。主流观点认为其为自限性疾病，常在 4~14 周自行好转，可观察随访。有学者认为短期小剂量肾上腺糖皮质激素对病情改善有益。对于反复发作的病例，可酌情使用免疫抑制剂。

本例患者右眼视力较好（0.5）且视野损害较轻，予以观察随访。对于颅内占位（骨纤维异常增生），嘱其耳鼻喉科手术治疗，避免双眼视神经进一步受压。就诊后 3 个月随访，右眼视力恢复正常。

【关键词】

多发性一过性白点综合征	multiple evanescent white dot syndrome（MEWDS）
骨纤维异常增生症	fibrous dysplasia（FD）
急性后极部多灶性鳞状色素上皮病变	acute posterior multifocal placoid pigment epitheliopathy（APMPPE）
鸟枪弹样视网膜脉络膜炎	birdshot chorioretinopathy（BCR）
点状内层脉络膜病变	punctate inner choroidopathy（PIC）

【测试题】

1. 下列哪项不是多发性一过性白点综合征的临床特点（ B ）

    A. 好发于有近视的年轻人

    B. 急性期视网膜上一定有白点

    C. 白点在 FAF 常表现为自发强荧光

    D. MEWDS 急性期的 OCT 表现是椭圆体带多处中断和变薄

2. 下列哪项疾病不会出现视乳头水肿（ D ）

    A. MEWDS

    B. LHON 急性期

    C. AION

    D. Best 病

参 考 文 献

1. GROSS N E, YANNUZZI L A, FREUND K B, et al. Multiple evanescent white dot syndrome [J]. Archives of Ophthalmology, 2006, 124(4): 493-500.

2. FURINO C, BOSCIA F, CARDASCIA N, et al. Fundus autofluorescence and multiple evanescent white dot syndrome [J]. Retina, 2009, 29(1): 60-63.

3. JAMPOL L M, SIEVING P A, PUGH D, et al. Multiple evanescent white dot syndrome: I. Clinical findings [J]. Archives of ophthalmology, 1984, 102(5): 671-674.

4. BHAKHRI R. Clinical findings and management of multiple evanescent white dot syndrome [J]. Optometry and Vision Science, 2013, 90(10): e263-e268.

5. FIGUEROA M S, CIANCAS E, MOMPEAN B, et al. Treatment of multiple evanescent white dot syndrome with cyclosporine [J]. European journal of ophthalmology, 2001, 11(1): 86-88.

（吕　林　练　苹　李霁竹）

年轻男性无诱因突发单眼视力严重下降 6 天

【病例简介】

患　者：男，28 岁。职业：文员。婚姻：未婚。

主　诉：右眼无诱因突发视力严重下降 6 天。

既往史：屈光不正，否认过敏史、全身病史及家族遗传病史。

发病第一天，患者就诊当地医院，当时戴镜视力右眼 0.7，左眼 0.5；眼底照相（图 1-3-1），诊断可疑双眼急性视神经炎。

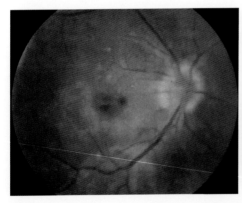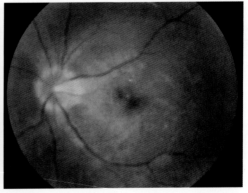

图 1-3-1　眼底照相（扫描当地医院图）

双眼视盘充血水肿，边界不清。

首诊未予治疗。右眼视力继续下降，发病第三天，BCVA 降至：右眼 0.05，左眼 0.4；右眼相对性传入性瞳孔障碍（relative afferent pupillary defect，RAPD）（+）；此时门诊予以视野、PVEP 检查（图 1-3-2 和图 1-3-3）。

血常规、血生化、肝肾功能正常。激素冲击治疗（甲基泼尼松龙 1g，每天 1 次 ×1 天）后，患者自觉视力好转，BCVA：右眼 0.1，左眼 0.9；连续治疗 3 天后，眼底表现好转（图 1-3-4）。此时转入我科门诊。

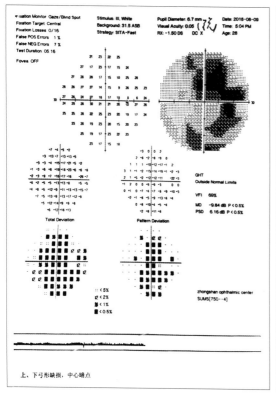
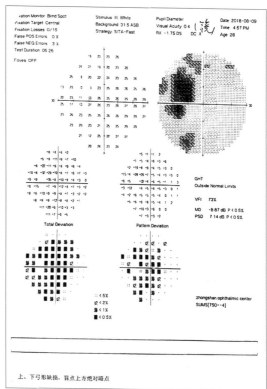

图 1-3-2　视野检查

双眼生理盲点扩大,视野上、下弓形缺损,中心暗点。

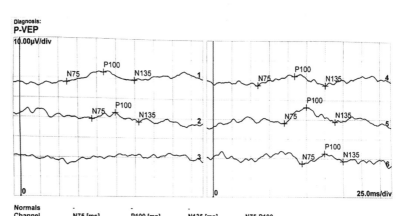

图 1-3-3　PVEP 检查

右眼 PVEP 60 方格 P100 峰时正常,振幅轻度下降,15 方格 P100 峰时延长,振幅明显下降;左眼 PVEP 60 方格 P100 峰时正常,振幅轻度下降,15 方格 P100 峰时正常,振幅正常。

Diagnosis:
P-VEP
10.00µV/div

25.0ms/div

Normals

Channel	N75 [ms]	P100 [ms]	N135 [ms]	N75-P100
1 Right 60'	61.6	109.6	150.2	5.11µV
4 Left 60'	60.2	109.6	151.2	4.67µV
2 Right 30'	93.9	124.3	155.6	3.32µV
5 Left 30'	95.9	125.7	164.9	8.36µV
3 Right 15'	0.0	0.0	0.0	
6 Left 15'	119.9	150.7	175.6	5.30µV

Examination parameters:

Channel	Stimulus	Ampl., Range, Filter
1 Right 60'	Mon. Patt. Rev., 1° Full Field, Ctr:97% 2Hz, Avg:64	3, +/-100µV 1-100Hz
2 Right 30'	Mon. Patt. Rev., 0°30' Full Field, Ctr:97% 2Hz, Avg:64	3, +/-100µV 1-100Hz
3 Right 15'	Mon. Patt. Rev., 0°15' Full Field, Ctr:97% 2Hz, Avg:64	3, +/-100µV 1-100Hz
4 Left 60'	Mon. Patt. Rev., 1° Full Field, Ctr:97% 2Hz, Avg:64	3, +/-100µV 1-100Hz
5 Left 30'	Mon. Patt. Rev., 0°30' Full Field, Ctr:97% 2Hz, Avg:64	3, +/-100µV 1-100Hz
6 Left 15'	Mon. Patt. Rev., 0°15' Full Field, Ctr:97% 2Hz, Avg:64	3, +/-100µV 1-100Hz

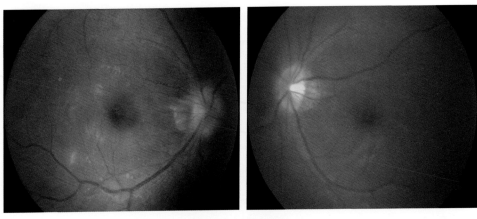

图 1-3-4   眼底照相

双眼视盘水肿相比初诊明显减轻。

基于上述资料,您觉得初步诊断是什么?

假设您此时接诊,您是否同意首诊诊断(双眼急性视神经炎),开始考虑激素减量? 还是认为诊断依据不足,需要完善检查?

我们认为,在诊疗过程中,诊断是接诊患者的核心及关键。诊断正确与否直接决定了治疗的方向性和正确性。如果诊断错误,接下来治疗方案的优化选择和疗效更加无从谈起。详细的病史询问、仔细的体格检查和针对性的辅助检查,都是鉴别诊断的有力武器。

【临床检查】

● 眼科检查

	OD	OS
最佳矫正视力(BCVA)	0.1	0.9
眼压(IOP)	16mmHg	18mmHg
角膜	透明	透明
前房	房水清	房水清
瞳孔	直径 3mm,RAPD(+)	直径 3mm
晶状体	透明	透明
玻璃体	细胞(+)	透明
眼底	视盘充血水肿,边界不清;后极部视网膜散在黄白点	视盘边界清晰
眼球运动	自如	自如

👩 还需要进一步完善哪些检查？

您会首先考虑给患者补充哪项针对性检查？

A. 颅脑 + 视神经 MRI　　　　　　　B. 胸片

C. AQP4、MOG 抗体　　　　　　　　D. OCT

患者首诊诊断为可疑双眼急性视神经炎,急性视神经炎是指与脱髓鞘疾病相关的视神经病变,视神经炎的诊断基本是排他性诊断。根据《中国脱髓鞘性视神经炎诊断和治疗循证指南(2021 年)》,当怀疑视神经炎时,我们要排除缺血性、压迫性及浸润性、外伤性、中毒性及营养代谢性、遗传性视神经病变等。所以,视神经炎的诊断需要一定的辅助检查支撑。急性视神经炎发病急,对视力损害严重,在我院被列为眼科急症。为了提高急诊视神经炎诊断的准确率,我院制定了急性视神经炎的诊治流程。在辅助检查方面,是这样建议的:

1. 查明病因和治疗原发疾病

(1) 验光:明确最佳矫正视力下降程度;

(2) OCT:排除黄斑疾病,了解视盘水肿程度;

(3) 颅脑 + 眼眶 MRI,伴有手足麻木、行走困难等其他神经体征时,可同时行颈椎、胸椎、腰椎 MRI,排除颅脑、眼眶及全身疾患;

(4) 血常规、生化、肝肾功能,评估全身状况是否耐受治疗;

(5) 术前四项、结核杆菌检查,排除常见感染性病因;

(6) 系统性免疫检查,排除自身免疫性视神经炎(如 ANA、抗 dS-DNA、抗 ENA 抗体谱、ANCA、心磷脂抗体、免疫球蛋白、补体、淋巴细胞组群等);

(7) AQP4 抗体、MOG 抗体,鉴别视神经脊髓炎。

2. 糖皮质激素治疗是非感染性视神经炎急性期治疗的首选用药,治疗前,注意排除禁忌证及副作用。

这个流程的核心就是,诊断视神经炎时,注意定位、定性。定位,也就是确定疾病位于视神经,而不是位于视神经前的视网膜或者视神经后的视交叉及其后的视路。定性,即明确视神经是炎症,而不是遗传、中毒、压迫等其他病因。回到本例患者,我们首先定位,排除病变位于视神经前的视网膜疾病和视神经后的视路。如果读者仔细观察患者就诊我科时的眼底照片(见图 1-3-4),不难发现右眼除视盘水肿外,存在后极部视网膜黄白点状病灶。而急性视神经炎,作为视神经脱髓鞘疾病,通常不伴有相关的视网膜异常。我们需要一项快速高效的后极部视网膜检查,而 OCT 非常符合这个要求(图 1-3-5)。排除视神经后的视路疾病时,需要颅脑 MRI 来辅助。

OCT 结果提示存在双眼视网膜疾患。接下来的检查重心应转向视网膜,而非视神经。因此视神经的相关检查,如颅脑 + 视神经 MRI(A 选项)和 AQP4、MOG 抗体(C 选项)暂时不考虑。视网膜的相关检查:自发荧光见图 1-3-6,FFA 检查见图 1-3-7。

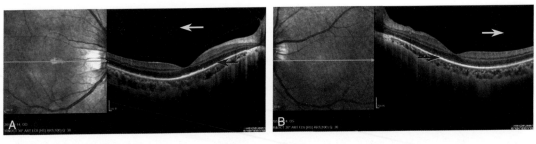

图 1-3-5　OCT

双眼(A 为右眼,B 为左眼)玻璃体腔见点状高反射(玻璃体细胞,黄色箭头所指),外界膜、椭圆体带不清晰,RPE 增厚伴高反射结节(红色箭头)。

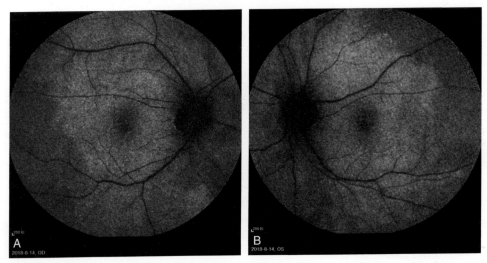

图 1-3-6　眼底自发荧光

双眼(A 为右眼,B 为左眼)后极部视网膜大片强自发荧光(提示 RPE 受累)。

　　FFA 显示双眼视网膜血管炎改变,视神经受累,RPE 色素上皮炎的改变,不难考虑到是梅毒的特征性改变。接下来排除感染:丙肝、乙肝、T-spot/γ- 干扰素释放试验(interferon-gamma releasing assay,IGRA)结果阴性。梅毒螺旋体抗体测定(TP)37.31S/CO(正常值 0~1)。TP 复查 TRUST1∶64(阳性)。艾滋病毒抗体(HIV)∶434.7S/CO(正常值 0~1)。结果提示梅毒(+),HIV(+),结核 IGRA 阴性。

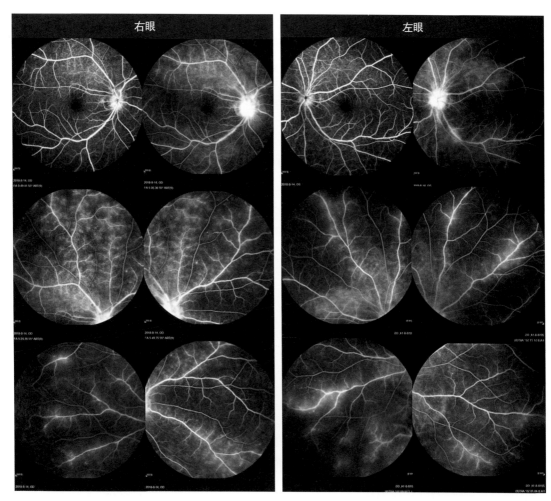

图 1-3-7　FFA

双眼视盘强荧光,静脉管壁着染,小静脉毛细血管荧光渗漏。

基于上述检查结果,您认为该患者的诊断是什么?

您认为下一步的治疗方案是什么?

【诊断】

◆ 双眼梅毒性视神经视网膜炎(syphilitic neuroretinitis)
◆ HIV 感染

【诊断思辨】

该病例特点为青年男性,以单眼急性视力严重下降为主诉,眼底可见双眼视盘水肿,视野检查提示中心暗点及生理盲点扩大,VEP 异常,激素冲击治疗有效,易误诊为急性视神经炎。

急性视神经炎为排他性诊断。切记排除视网膜及视交叉后的视路疾病(定位),排除缺血、压迫、遗传等病因(定性)。如果接诊时仔细观察该患者眼底,可以发现其视网膜异常。因此,对于门诊拟诊视神经疾病的患者,在检查瞳孔后,应散瞳详细检查眼底,并结合必要的辅助检查,排除视网膜疾患。

急性视神经炎在开始激素治疗前,一定要排除感染病因。根据我国《视神经炎诊断和治疗专家共识(2014 年)》,视神经炎的病因分型包含四类:①特发性脱髓鞘性视神经炎;②感染性和感染相关性视神经炎;③自身免疫性视神经病;④其他无法归类的视神经炎。感染性和感染相关性视神经炎为重要的一类,比较常见的感染病因,包括梅毒、结核、肝炎、HIV 等。感染性视神经炎的治疗原则是尽早给予正规的抗感染治疗。如果在抗感染治疗之前,盲目激素治疗,可能会引发感染的加重。因此,我院急诊流程(急性视神经炎)中规定治疗前需检查术前四项和结核。

患者检验结果提示梅毒螺旋体抗体(+),HIV 抗体(+),嘱就诊感染科,检验 CD4$^+$T 淋巴细胞数,诊断为 HIV 感染(无症状期),开始接受高效联合抗反转录病毒治疗(highly active antiretroviral therapy,HAART)。眼科最终确诊为双眼梅毒性视神经视网膜炎、HIV 感染。

【疾病特点】

(1) 梅毒在眼底表现多样,被称为"伟大的模仿者",病理机制为梅毒螺旋体的黏多糖酶,分解血管壁的支架——黏多糖,使管壁受损。因此,眼底基本病理改变是血管内膜炎和血管周围炎,可表现为伴玻璃体混浊的弥漫性视网膜炎、急性梅毒性后极部鳞状脉络膜视网膜炎(acute syphilitic posterior placoid chorioretinitis,ASPPC),也可表现为视网膜血管炎、前中后葡萄膜炎、视网膜脉络膜炎等。常常与神经梅毒并发,需按神经梅毒治疗方案进行治疗。

(2) 梅毒可累及眼部神经,单眼或双眼发病,引起视神经炎、前段缺血性视神经病变、视神经视网膜炎,动眼神经、面神经等脑神经麻痹;也可出现视神经萎缩(晚期梅毒)、阿迪瞳孔(Adie pupil)、阿·罗瞳孔(Argyll Robertson pupil)。

(3) 梅毒与 HIV 传播途径相同,同时梅毒的阴部溃疡和硬下疳更容易引起 HIV 感染,而 HIV 阳性患者因为抵抗力下降等原因也更容易感染梅毒。所以,临床可见 HIV 与梅毒合并感染患者。此类患者易双眼发病,病情进展迅速,更容易累及眼后段,也更容易发生神经梅毒。梅毒合并 HIV 感染后,梅毒性视网膜炎的症状会更加严重,更容易累及视神经和脉络膜。对于视神经视网膜炎伴有明显玻璃体混浊,应高度怀疑梅毒合并 HIV 感染。

(4) 眼部梅毒与神经梅毒的关系。脑脊液(CSF)细胞计数与神经梅毒的活动性高度相关,是检测疗效最敏感的指标。梅毒容易穿透血脑屏障进入中枢神经系统,各期梅毒均可发生中枢神经系统(CNS)损害。眼部症状多发生在梅毒感染后 2~6 个月,并多伴有皮疹。梅毒性眼病(葡萄膜炎、视神经视网膜炎、视神经炎)意味着血 - 脑屏障已破坏,嘱患者 CSF 检查,原则上按照神经梅毒治疗方案驱梅。

【鉴别诊断】

(1) HIV 相关性视网膜病变：主要分为感染性和非感染性病变。感染性病变，就是艾滋病免疫力低下时出现的机会性感染性视网膜病变，如巨细胞病毒性视网膜炎（最常见）、弓形体性脉络膜视网膜炎、视网膜坏死等。HIV 非感染性视网膜病变，称为 HIV 视网膜病变（HIV retinopathy），本质为视网膜微血管病变，表现为棉绒斑、微血管瘤、视网膜出血、Roth 斑（Roth spot）、毛细血管扩张等，FFA 类似糖尿病性视网膜病变，通常不引起视觉症状。本例患者无 HIV 相关性的感染和非感染性视网膜病变。

(2) 结核性脉络膜视网膜炎：肉芽肿性炎症，可出现脉络膜结节，常合并视网膜血管炎，PPD 试验阳性。胸片检查、痰液抗酸染色、分枝杆菌培养及 PCR 检测有助于鉴别诊断。

【治疗及预后】

患者确诊 HIV 合并梅毒感染后，我们补充询问其相关病史，患者否认同性恋，否认无防护不洁性行为史。推测患者隐瞒相关病史。我们对其进行性行为防护教育，希望避免其性伴侣感染。患者治疗原则如下：①按神经梅毒治疗方案，足量足疗程静脉注射青霉素，同时抗 HIV 感染治疗。②原则上可不应用系统性激素治疗。炎症较重者，可在驱梅的同时少量口服激素，激素可以减少驱梅治疗时可能出现的赫氏/吉海反应（Jarisch-Herxheimer reaction）。③梅毒合并 HIV 感染患者，梅毒治疗后复发率高。要提醒患者，定期复查，以观察驱梅治疗的疗效及梅毒是否复发。

梅毒性视神经视网膜炎，如果早期发现，正规应用抗生素治疗，视功能可完全恢复。该患者正规驱梅治疗后，双眼视力恢复至 1.0。

编后语：接诊 HIV 患者时，眼科医务人员需注意防护。HIV 患者泪液中的确存在 HIV 病毒，虽然被认为不具有潜在感染力，也没有证据表明可以通过接触泪液或检查病人的眼科仪器传播 HIV 感染。但是毕竟艾滋病（AIDS）病死率高且没有治愈方法，我们还是需要在工作中谨慎操作，做好职业防护，避免医源性感染。对于常规的眼科检查，必须戴手套，操作完毕后，脱去手套立即洗手，必要时进行手消毒。如有血液、体液飞溅可能，需要加戴口罩及防护眼镜。而当检查者手部皮肤有破损时，进行接触患者血液或体液的操作，如 FFA、抽血、手术等，必须戴双层手套，降低感染的风险。

【关键词】

梅毒性视神经视网膜炎　　syphilitic neuroretinitis

HIV 视网膜病变　　　　　　HIV retinopathy

【测试题】

1. 梅毒性眼病包括（ D ）

   A. 视神经视网膜炎

   B. 急性梅毒性后极部鳞状脉络膜视网膜炎（ASPPC）

   C. 全葡萄膜炎

   D. 以上都是

2. 梅毒性视神经视网膜炎治疗原则有哪些（ D ）

   A. 按神经梅毒治疗方案   B. 静脉注射青霉素

   C. 原则上可不全身应用激素   D. 以上都是

3. 门诊怀疑急性视神经炎患者，要注意排除哪些疾病（ D ）

   A. 视网膜疾病   B. 颅内视交叉后疾病

   C. 感染病因   D. 以上都是

参 考 文 献

1. KISS S,DAMICO FM,YOUNG LH. Ocular manifestations and treatment of syphilis［J］. Semin Ophthalmol,
   2005,20(3):161-167.

2. PICHI F,CIARDELLA AP,CUNNINGHAM EJ,et al. Spectral domain optical coherence tomography findings
   in patients with acute syphilitic posterior placoid chorioretinopathy［J］. Retina,2014,34(2):373-384.

3. AZAR G,WOLFF B,AZAM S,et al. Acute syphilitic posterior placoid chorioretinopathy presenting as atypical
   multiple evanescent white dot syndrome［J］. Eur J Ophthalmol,2021,31(2):141-144.

4. CHAO JR,KHURANA RN,FAWZI AA,et al. Syphilis:reemergence of an old adversary［J］. Ophthalmology,
   2006,113(11):2074-2079.

5. DUTTA MP,CHEN EJ,SHAH J,et al. Ocular syphilis:an update［J］. Ocul Immunol Inflamm,2019,27(1):
   117-125.

（吕 林 练 苹 陈 菁 郑文斌）

女童发热后双眼固定黑影 5 天

【病例简介】

患　者：女，12 岁，备战小升初考试。

主　诉：发热后双眼固定黑影 5 天。

既往史：眼部发病前 2 天，无明显诱因开始出现发热咳嗽，儿科就诊，体温 38.5℃，予血常规、血清淀粉样蛋白（saa）测定，其中淋巴细胞绝对值（0.57，参考值：1.26~3.35，单位：10^9/L）、淋巴细胞百分比（9.6，参考值：20~40，单位：%）均下降，白细胞计数、中性粒细胞绝对值等血常规项目及血清淀粉样蛋白正常。儿科诊断为急性上呼吸道感染（病毒性），予以抗病毒（奥司他韦）、退热（氨酚伪麻那敏）治疗。治疗后第二天晚上，出现双眼眼前固定黑影，第三天，体温恢复正常，就诊当地医院眼科。就诊时病例记录如下。

● 眼部检查

	OD	OS
视力（VA）	0.04	0.04
验光	球镜 −3.25DS 柱镜 −1.0DC 轴位 5	球镜 −1.75DS 柱镜 −1.5DC 轴位 165
最佳矫正视力（BCVA）	0.1	0.1
眼压（IOP）	13mmHg	14mmHg
角膜	透明	透明
前房	房水清	房水清
晶状体	透明	透明
玻璃体	透明	透明
视网膜	视盘水肿，边界模糊	视盘水肿，边界模糊
眼球运动	转动痛	转动痛

当地医院辅助检查:眼底照相请见图1-4-1,视野请见图1-4-2,眼眶MRI未见异常。初诊:双眼急性视神经炎,予泼尼松30mg,每天1次,口服3天,患儿自述视力无明显改善,仍无法看书上学。门诊建议入院激素治疗。患儿后转诊我院。

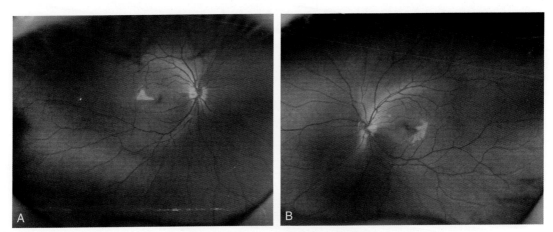

图1-4-1　眼底照相(扫描当地医院图)

双眼(A为右眼,B为左眼)视盘拥挤、充血,黄斑中心凹反光清晰,视网膜未见异常。

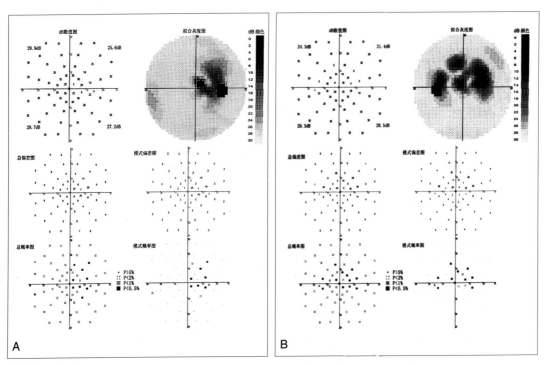

图1-4-2　视野检查(复印图)

双眼(A为右眼,B为左眼)中心暗点。

　　为进一步鉴别诊断,患儿行 FFA+ICGA,以及 AF(自发荧光)。FFA 检查未见视盘荧光渗漏,证实为假性视盘水肿(图 1-4-7~ 图 1-4-12)。

【疾病特点】

　　(1)急性黄斑神经视网膜病变是累及黄斑的疾病,起病急,多发生在女性,发病前多有流感或发热症状,单眼或双眼发病。眼底可见在黄斑区围绕中心凹排列多个灰色或微红褐色病灶,呈"泪珠状""花瓣状""楔形"等。眼底近红外光成像最能显示病灶轮廓,具有特征性,病灶呈低反射。近红外成像对于发现病灶极其重要,因此,对于可疑患者,需认真观察 OCT 检查图左侧的红外图。OCT 主要表现为外层视网膜结构紊乱。

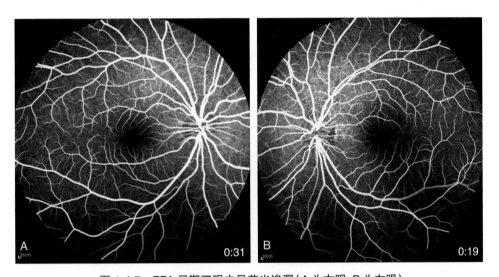

图 1-4-7　FFA 早期双眼未见荧光渗漏(A 为右眼,B 为左眼)

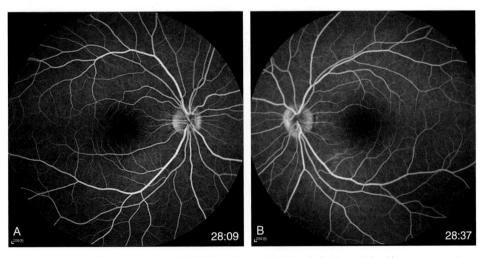

图 1-4-8　FFA 晚期双眼未见荧光渗漏(A 为右眼,B 为左眼)

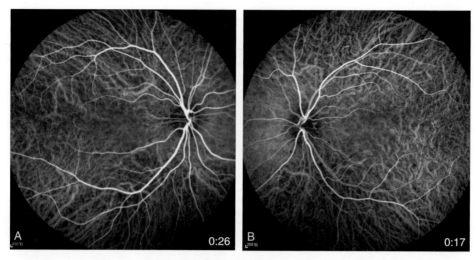

图 1-4-9　ICGA 早期未见明显异常（A 为右眼，B 为左眼）

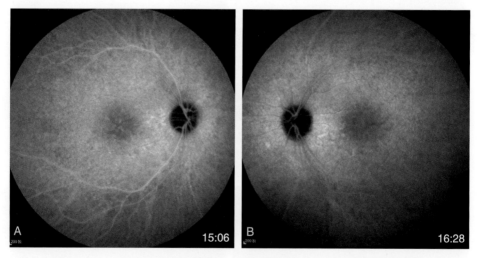

图 1-4-10　ICGA 中期示双眼黄斑出现不规则暗区（A 为右眼，B 为左眼）

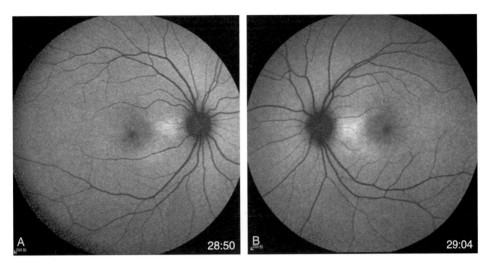

图 1-4-11　ICGA 晚期示双眼黄斑可见不规则暗区（A 为右眼，B 为左眼）

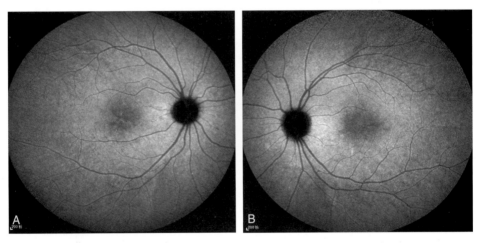

图 1-4-12　自发荧光未见明显异常（A 为右眼，B 为左眼）

（2）Sarraf 曾根据 SD-OCT 的特点，将此病分为两型：I 型为急性黄斑旁中心中层视网膜病变（paracentral acute middle maculopathy，PAMM），为内核层上方的中间毛细血管层（intermediate capillary plexus，ICP）缺血，表现内丛状层及内核层高反射，以后发生内核层萎缩变薄，与视网膜毛细血管缺血有关；II 型，被认为是内核层下方深层毛细血管层（deep capillary plexus，DCP）缺血，表现为外丛状层和外核层受累，呈高反射，以后外核层萎缩变薄，伴椭圆体带紊乱或缺损。近年来，随着研究的不断深入，两种疾病的特征逐渐清晰，因此 PAMM 和 AMN 的诊断分别独立。总的来说，PAMM 发生于中层视网膜，多合并视网膜动静脉阻塞；AMN 累及外层视网膜，多与流感样发热、登革热病毒感染、产后低血压等因素相关。

【随访】

诊断明确后，予口服扩血管改善微循环药物。患儿随访 1 个月，视力基本正常。视野虽明显好转，但仍然保留中心暗点。OCT 检查显示病灶明显好转，但椭圆体带连续性未完全恢复（图 1-4-13~ 图 1-4-16）。

1 个月后复诊验光：

OD：−3.75DS/−1.25DC × 5=1.0，

OS：−2.75DS/−1.50DC × 168=0.9$^+$。

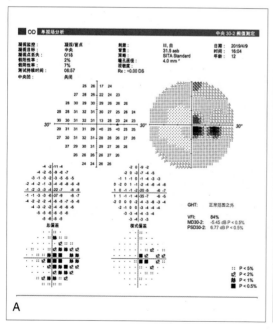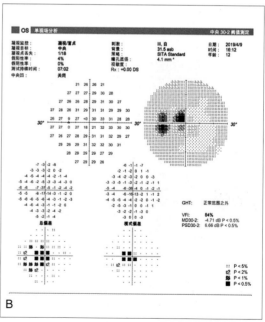

图 1-4-13　1 个月后复诊视野较前好转，仍有中心暗点（A 为右眼，B 为左眼）

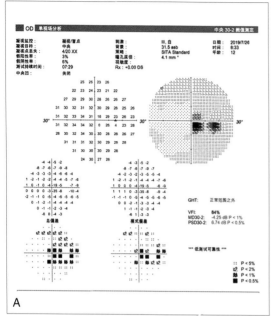
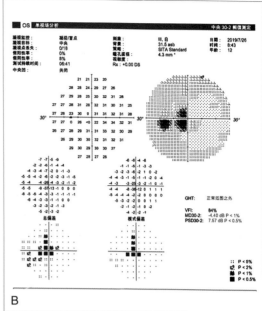

图 1-4-14　4 个月后复诊视野仍有中心暗点（A 为右眼，B 为左眼）

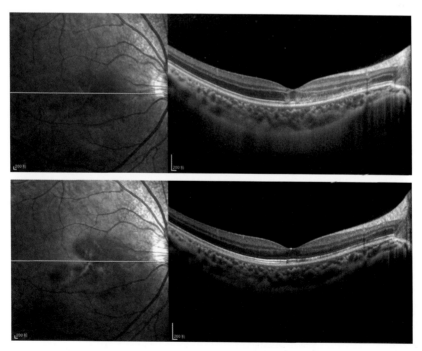

图 1-4-15　右眼 OCT 1 个月后复诊对比图

外丛状层结构较前清晰，椭圆体带连续性部分恢复。

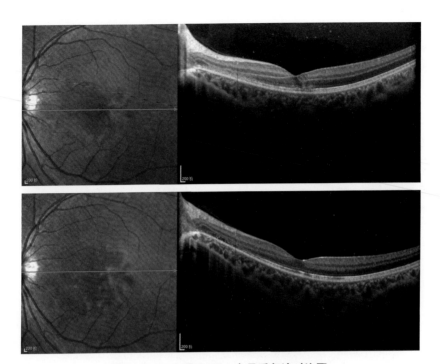

图 1-4-16 左眼 OCT 1 个月后复诊对比图

外丛状层结构较前清晰,椭圆体带连续性部分恢复。

【鉴别诊断】

急性特发性黄斑病变(acute idiopathic maculopathy,AIM):是一种以青壮年黄斑损害为特征的急性自限性疾病,推测与病毒(柯萨奇病毒)感染有关。通常单眼发病,偶有双眼受累。发病年龄 15~45 岁,发病前大多有流感样或高烧前驱症状,典型眼底表现为黄斑区约 1PD 大小的圆形浅黄白色区,有浆液性视网膜神经上皮脱离,OCT 可见 RPE 顶端强反射物质,FFA 为黄斑区斑驳样荧光,易误诊为特发性 CNV 和中浆。大部分病例 3 周至 6 个月自行缓解,视力基本恢复,黄斑区遗留下色素上皮萎缩性改变和不规则色素沉着,表现为"牛眼征"。

【治疗及预后】

该病尚无明确治疗方案,尽量查找其发病相关因素,如登革热或低血压等。因病因为循环障碍,可以试用改善微循环药物。通常视野改善不明显,可能遗留长期的中心暗点,视力改善可多变。近红外照片上的病灶暗区和 OCT 上椭圆体带的不连续,可能长期存在。

【关键词】

急性黄斑神经视网膜病变   acute macular neuroretinopathy(AMN)

急性特发性黄斑病变   acute idiopathic maculopathy(AIM)

急性黄斑旁中心中层视网膜病变   paracentral acute middle maculopathy(PAMM)

【测试题】

1. 急性黄斑神经视网膜病变常累及视网膜哪一层（ B ）

A. 内丛状层

B. 椭圆体带及外核层

C. 色素上皮层

D. 以上都是

2. 急性黄斑神经视网膜病变的临床特点有哪些（ D ）

A. 发病前伴流感病史

B. 视力突然下降,伴视野中心暗点

C. 易误诊为急性视神经炎

D. 以上都是

参 考 文 献

1. BOS PJ,DEUTMAN AF. Acute macular neuroretinopathy［J］. Am J Ophthalmol,1975,80(4):573-584.

2. TURBEVILLE SD,COWAN LD,GASS JD. Acute macular neuroretinopathy:a review of the literature［J］. Surv Ophthalmol,2003,48(1):1-11.

3. FAWZI AA,PAPPURU RR,SARRAF D,et al. Acute macular neuroretinopathy:long-term insights revealed by multimodal imaging［J］. Retina(Philadelphia,Pa),2012,32(8):1500-1513.

4. SARRAF D,RAHIMY E,FAWZI AA,et al. Paracentral acute middle maculopathy:a new variant of acute macular neuroretinopathy associated with retinal capillary ischemia［J］. JAMA Ophthalmol,2013,131(10): 1275-1287.

5. BHAVSAR KV,LIN S,RAHIMY E,JOSRPH A,et al. Acute macular neuroretinopathy:A comprehensive review of the literature［J］. Surv Ophthalmol,2016,61(5):538-565.

（吕　林　练　苹　陈　菁）

年轻女性右眼急性旁中心暗点 5 天
伴两次双眼短暂黑矇

【病例简介】

患　者：女，26 岁。

主　诉：右眼急性旁中心暗点 5 天伴两次双眼短暂黑矇。

既往史：近视，否认其他全身疾病，否认家族病史及药物过敏史。

血　压：108/66mmHg。

【临床检查】

● 眼科检查

	OD	OS
视力（VA）	0.05	0.06
最佳矫正视力（BCVA）	1.0	1.0
眼压（IOP）	11mmHg	11mmHg
角膜	透明	透明
前房	房水清	房水清
晶状体	透明	透明
玻璃体	透明	透明
视网膜	后极部黄斑区上方片状灰白水肿	正常
眼球运动	自如	自如

眼底照相请见图 1-5-1。

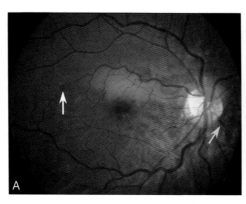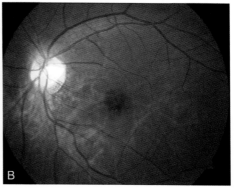

图 1-5-1　眼底照相

A. 右眼视网膜静脉迂曲扩张(蓝色箭头),黄斑区上方片状灰白水肿(红色箭头),黄斑颞上方圆
点状出血(白色箭头),视盘旁出血(黄色箭头);B. 左眼未见明显异常。

👨‍⚕️ 基于上述资料,您觉得初步诊断是什么?

检眼镜下右眼黄斑上方片状区域灰白水肿,提示视网膜分支动脉阻塞(branch retinal artery occlusion,BRAO);右眼静脉迂曲扩张,少量视网膜出血,提示视网膜中央静脉阻塞(central retinal vein occlusion,CRVO)。RAO 或 RVO 多见于老年人,较少见于年轻人;RVO 合并 RAO 的更是少见。那么本例年轻女性同时出现 CRVO 和 BRAO,还有两次双眼短暂失明,值得我们探索。

👨‍⚕️ 还需要进一步完善哪些检查?

FFA 是视网膜缺血性疾病诊断的金标准,作为首选检查(图 1-5-2～图 1-5-4)。OCT 在视网膜动脉阻塞也具有特征性,表现为视网膜内层增厚、高反射,外层视网膜增厚、低反射,因其快速无创,也被列为首选检查之一(图 1-5-5、图 1-5-6)。

首诊时,检眼镜下右眼黄斑上方片状视网膜灰白水肿区域,拟诊 BRAO。但 FFA 发现该区域供血动脉充盈基本正常,同时 OCT 也只有内核层(INL)受累,不符合 BRAO 的常见表现。

虽然 FFA 是视网膜缺血性疾病诊断的金标准,显示视网膜大血管及部分浅层毛细血管的血供情况,但有其局限性。FFA 不能显示视盘周围放射状毛细血管和视网膜深层毛细血管。也就是说,FFA 正常,不能代表后极部视网膜循环正常。例如,黄斑区深层毛细血管缺血,FFA 是无法发现的。

黄斑区的血供系统较为特殊。众所周知,视网膜具有双重供血:外层(光感受器、外核层、RPE)主要由脉络膜毛细血管供血;内层(神经纤维层和神经节细胞层)和中层(内丛状层、内核层、外丛状层)主要由视网膜毛细血管系统供血。视网膜毛细血管在黄斑的旁中心凹区域,分为三层:浅层毛细血管网(superficial capillary plexus,SCP)、中层毛细血管网(intermediate capillary plexus,ICP)和深层毛细血管网(deep capillary plexus,DCP)。中层毛细血管网(ICP)

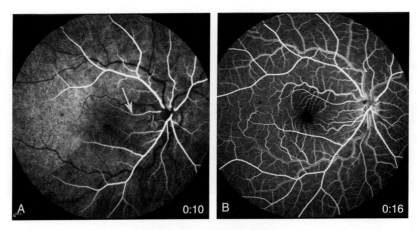

图 1-5-2   右眼 FFA 早期

A. 视网膜灰白区供养动脉(箭头)充盈未见明显延迟;B. 视网膜静脉回流时间轻
微延长。

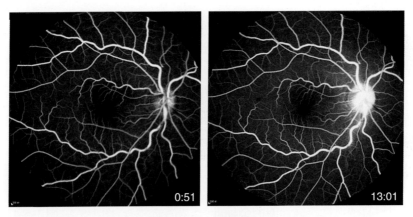

图 1-5-3   右眼 FFA

右眼视网膜静脉迂曲扩张,晚期视盘强荧光,部分静脉管壁染色。

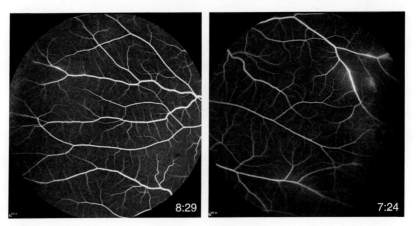

图 1-5-4   右眼 FFA

周边视网膜部分静脉管壁染色。

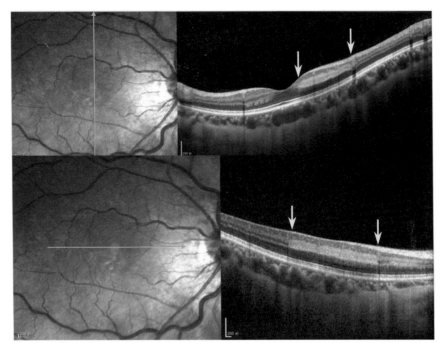

图 1-5-5　右眼 OCT

黄斑上方区域外丛状层与内丛状层之间条带状高反射,覆盖内核层。

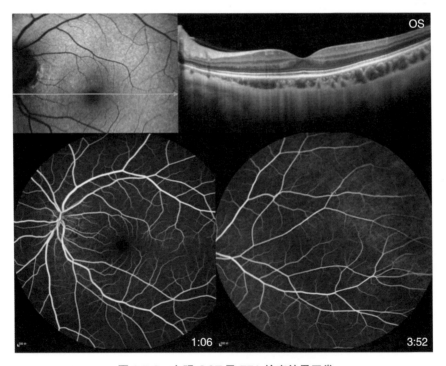

图 1-5-6　左眼 OCT 及 FFA 检查结果正常

和深层毛细血管网（DCP）分别位于内核层（INL）上下，共同构成深层血管复合体（deep vascular complex，DVC）。而与之对应的浅层血管复合体（superficial vascular complex，SVC）主要是指位于神经节细胞层的浅层毛细血管网（SCP）。至于各层毛细血管网之间的血供方式，目前还未明确，倾向认为浅、深层之间（SVC 与 DVC 间）的串联和层内平行供血的混合模式。也就是说，动脉血主要流入浅层血管复合体（SVC），供应浅层毛细血管网（SCP），并同时向深层进入 DVC 供血 ICP，ICP 进一步深入供血 DCP；动脉血不断深入，供给三个毛细血管网（依次 SCP、ICP、DCP），形成串联模式；静脉血主要从 DVC 流出，尤其是 DCP。总的来说，浅层毛细血管网为动脉供血的第一层，相对不容易缺血缺氧；而往视网膜外层深入，到达内核层上下时，动脉的灌注压和含氧量都有所下降，所供养的组织（INL）容易缺血缺氧。

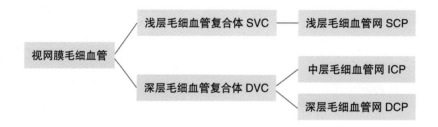

黄斑区相比其他区域视网膜，耗氧量更高，而在视网膜各层中，又以内层的耗氧量为最高。黄斑旁中心区域无视网膜大血管，血供依赖视网膜毛细血管。从理论上讲，由于 DCP 只接受来自 ICP 的动脉流入，并且缺乏主要的动脉供应，DCP 的动脉灌注压比 SCP 或 ICP 更低，更易产生供血障碍。特殊的生理需求（高耗氧量）和特殊的解剖结构（毛细血管供血）使黄斑旁的视网膜内层对缺血特别敏感。DCP 或 DCP+ICP 缺血，导致中层视网膜 INL（包括上下相邻的 IPL 和 OPL）的选择性梗死，即急性黄斑旁中心中层视网膜病变（paracentral acute middle maculopathy，PAMM），OCT 上 INL 高反射。FFA 不能显示深层毛细血管网（ICP 和 DCP）的血供循环状态，但是 OCT 可以显示其循环障碍的结果（INL 梗死、内层高反射）。根据 OCT 结果，本例黄斑上方灰白病灶可诊断为 PAMM。

视网膜的片状灰白水肿病灶，可见于三种情况：①视网膜小动脉或睫状视网膜动脉阻塞时，视网膜动脉所供养的视网膜内三分之二发生神经细胞的水肿坏死，表现为乳白色混浊或白色坏死，可遮盖脉络膜的背景纹理。OCT 上可见外丛状层以内的视网膜层次不清、增厚、高反射。②浅层毛细血管梗死时，表现为棉绒斑，因累及浅表位置，颜色更白，表面有毛糙感。OCT 上表现为神经纤维层的高反射。③深层毛细血管梗死（PAMM）时，内核层因位置较深，视网膜透明度下降呈灰白色，表面平滑。OCT 上表现为内核层高反射。en-face OCT 在深层视网膜可以清晰显示病灶范围，为强反射（图 1-5-7）。

这位年轻女性为什么会出现 PAMM 呢？PAMM 即意味着视网膜深层毛细血管血流阻塞，最常见的病因为视网膜血管阻塞类疾病，最多见于 RVO，特别是 CRVO。视网膜静脉阻塞使静脉回流压力升高，本来动脉压力就低的 DCP 极易产生血流迟缓，此时 PAMM 的形态多为跳跃型(skip)。PAMM 也多见于部分(不完全)动脉阻塞,多为弥漫型(diffuse)。本例患者右眼静脉迂曲扩张、散在视网膜出血,诊断为 CRVO,且 PAMM 为弥漫型,提示不完全 BRAO。推测该患者在 CRVO 静脉压增高(无症状)的基础上,导致了不完全 BRAO,表现为 PAMM,出现旁中心暗点。

　　为了解右眼黄斑功能,行微视野检查(图 1-5-8),显示 PAMM 区域的视功能损害严重。

　　探寻 CRVO 病因。患者无糖尿病、高血压等系统性血管病;无外伤、手术史;近期无避孕药、疫苗等用药史;排除自身免疫系统疾病(附实验室部分检查结果)。患者自述近期连续夜间加班,工作劳累。因患者有 2 次双眼同时短暂黑矇史,予以颅脑 MRI+MRA+MRV 检查排除脑血管疾病,检查未见明显异常。为排查患者 CRVO 的病因,我们做了相关血常规、免疫和感染相关检查,部分结果如下:

- 强直性脊柱炎 HLA-B27 基因(−);
- ANCA 组合(−):P-erANCA、C-ANCA、MPO、PR3;
- SLE(−):抗核抗体、抗双链 DNA、葡萄糖 -6- 磷酸异构酶抗原;
- 风湿病组合 2(−);
- 术前筛查(−):乙肝、丙肝、HIV、梅毒;
- 结核 PPD(−);
- 免疫球蛋白四项(−):IgA、IgM、IgG、IgG4;
- CPR、RF、肝功三项、肾功四项、尿常规、出凝血常规正常;
- 补体 3↓:0.6(0.79~1.17),补体 4↓:0.12(0.17~0.31);
- 血细胞五分类:

　　血红蛋白↓:102(120~160),单位:g/L;

　　血小板↑:304(100~300),单位:10^9/L。

结果显示血红蛋白下降,嘱血液科就诊,经基因检测,确诊为地中海贫血。那贫血是否与患者主诉存在相关性呢?贫血时,血红蛋白减少,血液携氧能力降低,容易造成组织缺氧。患者两次双眼短暂黑矇,考虑与脑部短暂供血异常有关。贫血时,视网膜组织存在不同程度缺氧;同时血 - 视网膜屏障受损,可出现视网膜中央静脉压升高,静脉扩张迂曲、视网膜出血(浅层火焰状或 / 和深层圆点状)。虽然本例患者并未出现典型的双眼贫血性视网膜病变表现,但是在排除其他的病因可能后,我们认为贫血是本病例的重要危险因素。

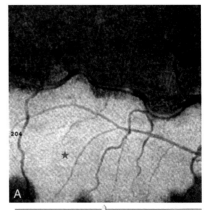

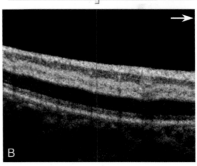

图 1-5-7　右眼黄斑 en-face OCT

PAMM 病灶区为强反射(A 图红星),边界清晰,即 B 图累及内核层上下红绿界限之间区域。

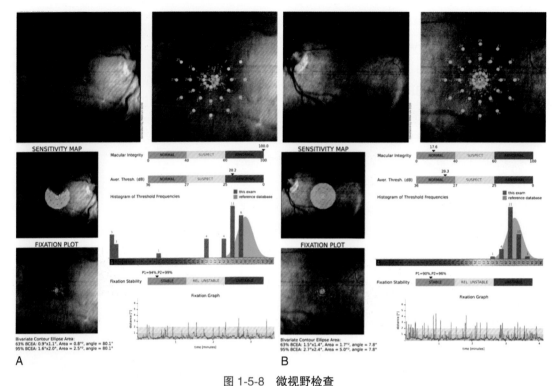

图 1-5-8　微视野检查

A. 右眼黄斑区上方病灶区光敏感度显著降低；B. 左眼正常。

【诊断】

◆ 右眼视网膜中央静脉阻塞，右眼视网膜分支动脉不完全阻塞

◆ 急性黄斑旁中心中层视网膜病变（paracentral acute middle maculopathy，PAMM）

◆ 地中海贫血

【诊断思辨】

该患者为年轻女性，右眼突发旁中心暗点，眼底检查右眼视网膜静脉迂曲扩张，散在少量出血，黄斑上方片状灰白病灶，拟诊 CRVO、BRAO。但 FFA 检查并未显示该区域供养动脉充盈明显迟缓；OCT 显示内核层边界清晰的高反射条带，与检眼镜下灰白水肿部位对应。OCT 结果明确提示 PAMM。根据 PAMM 的形态（弥漫型），提示存在不完全 BRAO。

PAMM 也可表现为视网膜灰白病灶，本质为深层毛细血管（DVC 或 DCP）缺血导致 INL 梗死，细胞内水肿。因为病灶位于视网膜中层，故颜色偏淡灰，表面光滑，注意与 RAO、棉绒斑相鉴别。FFA 因不能显示深层毛细血管，对 PAMM 没有诊断贡献。而 OCT 检查具有特征性，为 INL 条带状高反射。OCTA 可以显示深层毛细血管，有助于对 PAMM 的诊断和研究。

黄斑旁中心凹的视网膜中层，耗氧量大；又因其血供为深层毛细血管，灌注压较低，易被视网膜血管性因素影响，所以 PAMM 多合并眼部血管性疾病 RVO（特别是 CRVO），还有

RAO、Purtscher 视网膜病变（Purtscher's retinopathy）等。本例患者发生 PAMM，出现突发旁中心暗点，CRVO 是诱因。当然，该患者最核心的危险因素应该是贫血。

【疾病特点】

（1）急性黄斑旁中心中层视网膜病变（PAMM）的特征为 OCT 内核层高反射条带，伴突发旁中心暗点。2013 年由 Sarraf 等首次提出并命名，最初被认为是急性黄斑神经性视网膜病变（AMN）的一个亚型，后随着 OCT 等技术提高，认为 PAMM 与 AMN 不同，其本质为内核层的梗死，是血管性疾病在眼部的一种表现，比 AMN 更常见。其病理机制为中层毛细血管网（ICP）和 / 或深层毛细血管网（DCP）缺血。OCT 是最敏感和最具特征性的检查：急性期内核层（INL）条带状高反射，慢性期 INL 萎缩变薄。

（2）PAMM 是由于深层血管复合体（DVC）低灌注致 INL 梗死。由于 DCP 可能只接受来自 ICP 的动脉流入，并且缺乏主要动脉供血，灌注压比 SCP 或 ICP 更低，而旁中心凹区中层视网膜耗氧量高。低灌注压和高耗氧量，可能导致中层视网膜或 INL（包括 IPL 和 OPL）选择性梗死。OCTA 可观察到 PAMM 病变区域的 ICP 和 / 或 DCP 的缺血。

（3）PAMM 多发生于缺血性视网膜疾病中，如 RAO、RVO、DR、高血压视网膜病变、远达性视网膜病变 / 类远达性视网膜病变、Susac 综合征（Susac syndrome），抗磷脂综合征、偏头痛等。多单眼发病，中心视力可保持正常，但旁中心暗点永久存在。

【鉴别诊断】

（1）睫状视网膜动脉阻塞：睫状动脉起源于视盘周围脉络膜或直接起源于睫状后短动脉，在解剖上与视网膜分支动脉起源不同，FFA 可鉴别。睫状视网膜动脉阻塞时，可见视网膜灰白色水肿区，FFA 显示睫状动脉充盈延迟。OCT 可见睫状视网膜动脉供氧区域视网膜内层水肿高反射。CRVO 合并睫状视网膜动脉阻塞时，多表现为 PAMM，因为睫状视网膜动脉缺乏自我调控，当静脉压升高时，容易出现低灌注，表现为 PAMM，而非真正意义的睫状视网膜动脉完全阻塞。

（2）急性黄斑神经视网膜病变（acute macular neuroretinopathy，AMN）：PAMM 与 AMN 有很多相似点，如相同的危险因素（高凝状态，口服避孕药，吸烟或与前驱病毒感染症状）；症状相似，都表现为急性发作的伴或不伴有视力改变的持续性旁中心暗点；近红外照相（NIR）上都有边界清晰的低反射病灶。但两者又是不同的。① OCT 上，两者区别明显，PAMM 发生于中层视网膜（INL），不累及外层视网膜。而 AMN 累及外层视网膜，即 AMN 急性期的高反射带比 PAMM 深，位于外丛状层（OPL）、外核层（ONL）和椭圆体带（EZ）水平。②长期随访，PAMM 为内核层（INL）变薄。而 AMN，EZ 可以恢复，ONL 变薄。③ OCTA 也可鉴别两者的区别。PAMM 与 ICP 和 DCP 低灌注缺血有关，而 AMN 发病机制目前尚有争议，可能与 DCP 和脉络膜内层毛细血管的缺血有关。

【治疗】

PAMM 目前尚无明确统一的治疗方法。治疗应针对 PAMM 的根本原因（如果存在），且病因学研究对于识别全身血管危险因素很重要，包括颈动脉和心脏的检查、炎症、感染、高凝状态、偏头痛、用药史［避孕药、咖啡因、毒品安非他明、磷酸二酯酶（PDE）抑制剂等］。视力与 PAMM 的部位、病因、缺血严重程度，以及合并的眼部并发症有关。

【随访】

本例患者自认为其发病与其夜间连续加班劳累有关，自此以后，开始加强作息管理，注重体育锻炼。随访三年，患者视力保持正常，旁中心暗点一直存在，但患者长期适应后感觉对生活影响不大。贫血状况稳定。

【关键词】

急性黄斑旁中心中层视网膜病变	paracentral acute middle maculopathy（PAMM）
旁中心暗点	paracentral scotoma
深层毛细血管网	deep capillary plexus（DCP）
视网膜中央静脉阻塞	central retinal vein occlusion（CRVO）

【测试题】

1. 急性黄斑旁中心中层视网膜病变主要由于（　B　）

   A. 深层毛细血管网（DCP）缺血

   B. 中层毛细血管网（ICP）+ 深层毛细血管网（DCP）或 DCP 缺血

   C. 浅层毛细血管网（SCP）缺血

   D. 以上都是

2. 急性黄斑旁中心中层视网膜病变的临床特点有哪些（　D　）

   A. 突发旁中心暗点　　　　　　　　B. OCT 检查 INL 高反射条带

   C. 慢性期 INL 萎缩变薄　　　　　　D. 以上都是

参 考 文 献

1. SPAIDE RF, KLANCNIK JM JR, COONEY MJ. Retinal vascular layers imaged by fluorescein angiography and optical coherence tomography［J］. JAMA Ophthalmol, 2015, 133（1）: 45-50.
2. RAHIMY E, KUEHLEWEIN L, SADDA SR, et al. Paracentral acute middle maculopathy: what we knew then and what we know now［J］. Retina, 2015, 35（10）: 1921-1930.
3. SCHARF J, FREUND KB, SADDA S, et al. Paracentral acute middle maculopathy and the organization of the retinal capillary plexuses［J］. Prog Retin Eye Res, 2020, 9: 100884.
4. BHAVSAR KV, LIN S, RAHIMY E, et al. Acute macular neuroretinopathy: a comprehensive review of the literature［J］. Surv Ophthalmol, 2016, 61（5）: 538-565.

（吕林　练苤　陈菁　王强）

高中女孩右眼固定黑影 3 天

【病例简介】

患　者:女,16 岁。

主　诉:右眼固定黑影 3 天。

既往史:否认外伤、全身病、家族史及过敏史。

【临床检查】

● 入院检查

	OD	OS
视力（VA）	0.1	0.1
最佳矫正视力（BCVA）	0.7	1.0
眼压（IOP）	15mmHg	19mmHg
眼前节	正常	正常
视网膜	上下方视网膜苍白水肿,节段性动脉管壁黄白色斑块	正常

● 临床眼科检查结果

眼底照相请见图 1-6-1。

眼底照相提示右眼多处视网膜分支动脉阻塞（branch retinal artery occlusion,BRAO）。多发 BRAO 少见,可见于严重的颈动脉阻塞疾病(老年人)和头面部皮下填充(美容科)等。我们需要荧光素眼底血管造影(fluorescein fundus angiography,FFA)清晰了解视网膜动脉阻塞的范围和严重程度(右眼图 1-6-2,左眼图 1-6-3)。FFA 显示右眼上下方视网膜分支动脉阻塞,阻塞程度严重,远端动脉逆向节段性充盈,下方动脉阻塞点直至造影晚期仍未正常充盈;晚期多处动脉管壁染色,说明虽然目前只有上下方分支动脉阻塞,但是多处动脉已受累。左眼检眼镜下未见异常,但 FFA 显示周边部两处分支动脉阻塞,阻塞严重,直至造影晚期,阻

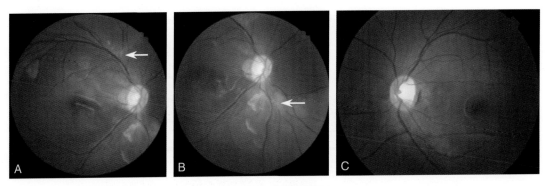

图 1-6-1 眼底照相

A. 右眼上下方视网膜灰白水肿,视网膜动脉管壁节段状白色斑块(颞上动脉分支,箭头所示);B. 右眼下方视网膜灰白水肿,视网膜动脉管壁节段状白色斑块(鼻下动脉分支,箭头所示);C. 左眼视网膜未见明显异常。

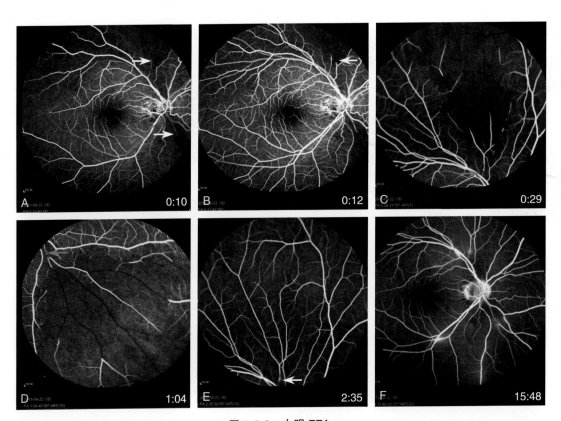

图 1-6-2 右眼 FFA

A. 视网膜颞上、鼻下方动脉可见充盈前锋(箭头所示);B. 上方静脉逆行回流(箭头所示);C、D. 周边部受累动脉逆行充盈,动脉阻塞点可见(箭头所示);E、F. 晚期多处动脉管壁强荧光染色。

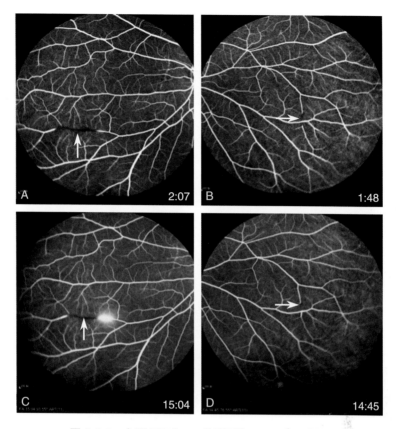

图 1-6-3　左眼 FFA(A、B 造影早期,C、D 造影晚期)

鼻下及颞下周边分支动脉造影过程中始终未见正常充盈(箭头所示),其远
端为逆行充盈;晚期鼻下方动脉近端管壁强荧光染色(C)。

塞点仍不能充盈。FFA 结果显示双眼受累,多发 BRAO,阻塞程度严重;晚期,多处动脉管壁
染色,提示:①受累动脉广泛;②动脉管壁染色,但荧光素并不渗漏至周围组织,与常见血管
炎表现不同。

右眼 OCT(图 1-6-4)显示视网膜动脉阻塞区内层水肿、增厚、层次不清,高反射。意外的
是,黄斑鼻下方局部视网膜内层萎缩,这提示该部位陈旧小动脉阻塞。这就意味着,患者存
在复发性 BRAO 可能。追问病史,患者诉右眼既往似有小黑影,但无影响,未予理会。BRAO
少见于年轻人,复发性 BRAO 更是罕见,病因值得深入探索。

其他视觉功能检查,多焦 ERG 请见图 1-6-5,视野请见图 1-6-6。

综合患者的 FFA 和 OCT 结果,我们认为患者为双眼复发性多发性 BRAO。寻找病因是
重点。视网膜动脉阻塞(retinal artery occlusion,RAO)同脑血管梗死相似,通常在几小时内造
成细胞不可逆凋亡和永久性功能损害。RAO 主要病因为血栓(来自颈内动脉、主动脉或心
脏)、非血栓性(系统性血管炎如巨细胞动脉炎,血液病,自身免疫或感染性疾病)。双眼复发
性多发性 BRAO,不同于常见 RAO,是比较特殊的。我们首先想到的是 Susac 综合征(Susac

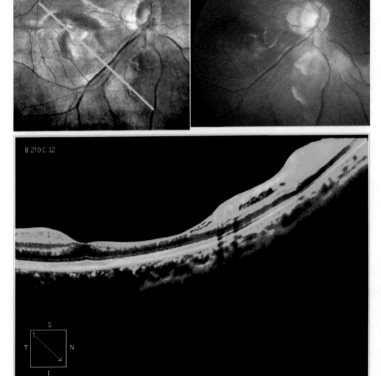

图 1-6-4　右眼 OCT
黄斑区鼻下方视网膜内层变薄萎缩(陈旧小动脉阻塞);下方视网膜内层水肿增厚,层次不清,与检眼镜下灰白色水肿区域一致。

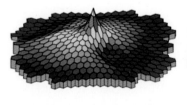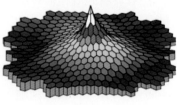

图 1-6-5　多焦 ERG
右眼黄斑区鼻下方反应密度降低,与视网膜内层变薄萎缩(陈旧 BRAO)部位一致。

　　根据中枢神经系统的受累程度或病情的严重程度，具体的治疗方案不同。药物包括糖皮质激素、免疫抑制剂〔吗替麦考酚酯，1 000mg，一天 2 次〕、静脉注射免疫球蛋白（IVIG，起始 2mg/kg，2 天）、利妥昔单抗。稍严重者，需及时糖皮质激素冲击（甲基泼尼松龙 1 000mg）治疗。如果患者主要眼部受累（BRAO），推荐激素冲击后改为口服激素逐渐减量；静脉注射免疫球蛋白（起始 2mg/kg，连续 2 天，半年内每月 1 次，然后减为 1mg/kg 每月 1 次，再使用半年到 1 年）；吗替麦考酚酯（起始 1 000mg，1 天 2 次，可减量使用至少 2 年）；也可以加用利妥昔单抗。

【随访】

　　Susac 综合征患者需要密切随访，检测病情变化、及时调整治疗方案。本例患者予以糖皮质激素甲泼尼龙治疗〔1mg/(kg·d)〕11 天，视网膜色泽恢复，FFA 显示动脉复通（图 1-6-7）。激素减量治疗 1 个月后，患者自行停药 20 天，复查 FFA，又见动脉节段性管壁强荧光（图 1-6-8A、B）。恢复激素治疗后〔0.3mg/(kg·d)〕1 个月，复查 FFA 正常（图 1-6-8C）。该患者因复发性 BRAO，一直应用泼尼松 10mg，每天 1 次 + 吗替麦考酚酯 1 000mg，每天 2 次维持。随访 8 年，患者视力无变化，颅脑 MRI 正常，但右耳出现轻度听力下降。

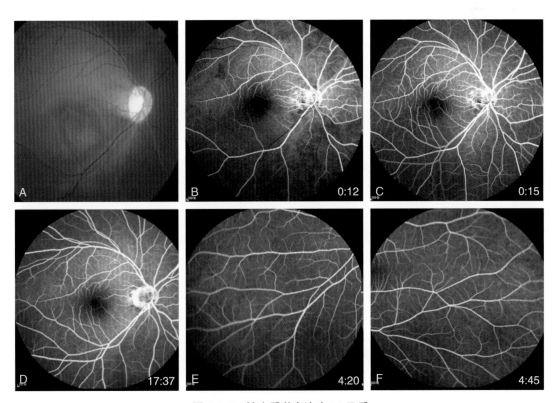

图 1-6-7　糖皮质激素治疗 11 天后

A. 右眼眼底彩照：视网膜灰白色水肿消失，动脉管壁白鞘消失；B、C、D. 右眼荧光素眼底血管造影：动脉充盈正常，血管管壁无渗漏；E、F. 左眼周边部动脉充盈正常，管壁无染色。

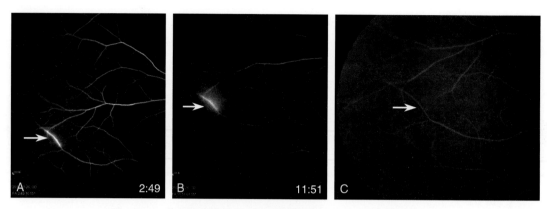

图 1-6-8　患者自行停药 20 天和恢复激素治疗 1 个月后复查 FFA

A、B. 自行停药 20 天后 FFA 显示,右眼周边部动脉管壁强荧光染色(A 造影早期,B 造影晚期);C. 恢复激素治疗后 1 个月,FFA 显示右眼周边受累动脉管壁恢复正常。

【关键词】

Susac 综合征	Susac syndrome
视网膜分支动脉阻塞	branch retinal artery occlusion,BRAO
荧光素眼底血管造影	fluorescein fundus angiography,FFA

【测试题】

1. Susac 综合征主要累及的器官有(　D　)

　　A. 脑　　　　　　　　B. 视网膜　　　　C. 内耳　　　　D. 以上都是

2. 视网膜血管阻塞最重要的检查方法是(　A　)

　　A. 荧光素眼底血管造影　　B. OCT　　　　C. 视野　　　　D. 视网膜电图(ERG)

参 考 文 献

1. SAUMA J,RIVERA D,WU A,et al. Susac's syndrome:an update. Br J Ophthalmol,2020,104(9):1190-1195.

2. EDLER Y,CHWALISZ BK. Neuro-ophthalmic manifestations of Susac syndrome. Curr Opin Ophthalmol,2020,31 (6):495-502.

3. KLEFFNER,J DÖRR,M RINGELSTEIN,et al. Diagnostic criteria for Susac syndrome. J Neurol Neurosurg Psychiatry,2016,87:1287-1295.

4. RENNEBOHM RM,ASDAGHI N,SRIVASTAVA S,et al. Guidelines for treatment of Susac syndrome-An update. Int J Stroke,2020,15(5):484-494.

5. REDLER Y,CHWALISZ BK. Neuro-ophthalmic manifestations of Susac syndrome. Curr Opin Ophthalmol, 2020,31(6):495-502.

(吕 林　李 梅　练 苹　陈 菁)

病例 7

年轻男性单眼进行性视力下降 3 个月

【病例简介】

患　者：男，24 岁；职业：教育机构辅导老师。

主　诉：右眼无痛性进行性视力下降 3 个月，无其他眼部症状。

既往史：发病初期曾在外院就诊，当时视力：右眼 0.3，左眼 0.6，未明确诊断，检查结果见下图（图 1-7-1~ 图 1-7-3），垂体 MRI（平扫 + 增强）见垂体后部短条状无强化低信号改变，神经科认为无特殊，可观察。为明确诊断，转诊我院门诊。否认家族史、全身病及用药史，否认特殊嗜好及毒物接触史。

基于上述资料，您觉得初步诊断是什么？

假设您在接诊，仔细分析患者提供的既往检查结果后，敏锐地给出疑似诊断，并进行针对性地进一步检查，这是需要具备一定临床功力的。也就是说，针对该病例的资料，相信经验丰富的医生已经可以给出基本倾向诊断了。如果您暂时还没有思路或头绪，我们看接下来接诊患者时的检查情况。

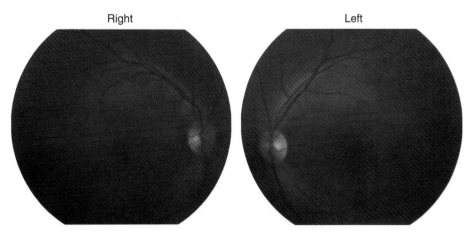

图 1-7-1　眼底照相未见明显异常

OD, IR 30° ART+OCT 30？（9.0mm）ART（96）Q: 33 [HS]

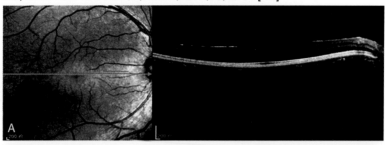

OS, IR 30° ART+OCT 30？（8.7mm）ART（100）Q: 35 [HS]

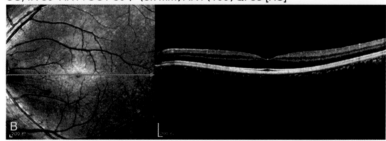

图 1-7-2 OCT 双眼（A 为右眼，B 为左眼）黄斑区神经纤维层变薄

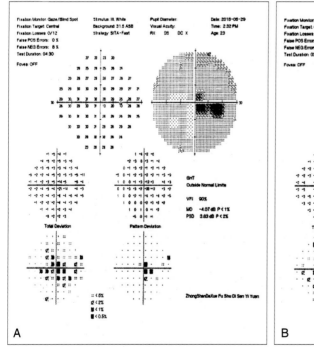
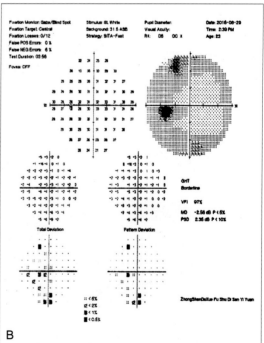

图 1-7-3 视野

右眼视野（A）中心暗点，左眼视野（B）未见明显异常。

【临床检查】

● 眼科检查

	OD	OS
视力（VA）	0.07	0.3
最佳矫正视力（BCVA）	0.1	0.6
眼压（IOP）	16mmHg	16mmHg
角膜	透明	透明
前房	房水清	房水清
晶状体	透明	透明
玻璃体	透明	透明
视网膜	平伏	平伏

注意：患者的右眼视力比外院初诊时进一步降低。

眼底照相请见图 1-7-4。

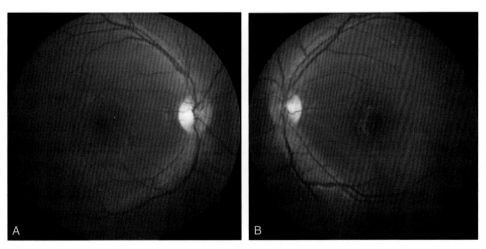

图 1-7-4　眼底照相

A. 右眼视盘颞侧稍白；B. 左眼未见明显异常。

还需要进一步完善哪些检查？

此时距离发病已经 3 个月，很多隐蔽的体征也逐渐清晰。作为接诊医生，您会首先考虑给患者做哪项针对性检查？

A. 颅脑 + 视神经 MRI　　　　　B. 线粒体基因检查

C. AQP4、MOG 抗体　　　　　D. mfERG

　　患者年轻男性,右眼视力无痛性渐进性下降。就诊我院门诊时,最明显的体征是右眼视盘颞侧颜色开始淡白。另外,我们还注意到,尽管患者左眼没有任何主诉,但是左眼的矫正视力低于正常,且与发病初期相比较,左眼的视盘颞侧颜色变淡。虽然患者以右眼就诊,但其实为双眼受累。

　　发病初期眼底照相显示双眼视盘颜色红润;发病3个月后,双眼视盘颞侧颜色变淡,而视盘鼻侧区域仍然颜色明显红润,与颞侧对比明显。如果认真读图,我们其实可以分辨这种视盘的红润,其实是视盘表面毛细血管扩张、视盘周围的神经纤维肿胀的表现。遗憾的是,视盘颜色的感觉比较主观,不能定量。所以,眼底照相方面我们获取的信息有限。

　　OCT检查结果可以提供大量客观定量的信息。发病初期的外院OCT检查图,仔细分析会发现中心凹的视网膜结构正常,但是在中心凹到视盘的扫描区域内(盘斑束区,papillomacular bundle,PMB),神经纤维层明显变薄。也就是说,双眼对称性盘斑束区视网膜神经纤维层(retinal nerve fiber layer thickness,RNFL)明显变薄,右眼更严重(见图1-7-2)。

　　发病初期的中心30°视野,显示右眼中心暗点(位于中央注视点的暗点)。中心暗点通常是由黄斑区或者盘斑束受损所致,如黄斑病变、乙胺丁醇中毒性视神经病变等。该患者发病初期OCT显示右眼盘斑束已明显损害,与典型中心暗点相符。

　　什么疾病会在发现视盘色泽红润或者轻度充血的情况下,就已经出现视野中心暗点和盘斑束区RNFL变薄呢?这个现象很有意思。

　　Leber遗传性视神经病变(Leber hereditary optic neuropathy,LHON)是线粒体基因(mitochondrial DNA,mtDNA)点突变导致的。线粒体的能量代谢异常,首先最容易受影响的就是筛板前的盘斑束。因为盘斑束的神经节细胞纤维相对较细,且为无髓鞘纤维,不能跳跃传导信息,因此对能量传递的要求更大;而其负责的黄斑区的能量代谢又最旺盛,需氧量大,所以盘斑束对能量要求高,对能量耗竭异常敏感。当能量供应出现问题时,盘斑束的神经纤维首先受累。因此在LHON的早期,会出现选择性的盘斑束损害的表现。LHON的视盘又往往出现视盘表面毛细血管扩张充血、视盘周围RNFL肿胀的表现。上述两方面导致了LHON患者视盘红润,而OCT却显示盘斑束萎缩的特殊表现。

　　颅脑+视神经的MRI检查对于分析视神经病变的原因非常重要。例如,在诊断脱髓鞘性视神经炎、压迫性视神经病变时,MRI是必不可少的。但是该患者表现为典型中心暗点,与常见压迫性视神经病变视野损害不同;而且当地医院已做垂体MRI未见占位。我们暂时不会再行颅脑+眼眶MRI检查(选项A)。

　　线粒体基因检查主要是针对Leber遗传性视神经病变。该患者为年轻男性,发病早期眼底照相视盘轻度充血时,已经发生选择性盘斑束神经纤维萎缩,视野表现中心暗点。我们应想到线粒体视神经病变(mitochondrial optic neuropathy,MON)可能。在排除全身病史及用药史后,首先怀疑LHON。但患者否认家族史,家中父亲已去世,母亲及姐姐视力正常。LHON为母系遗传,而且女性发病相比男性明显少见(1∶9),所以问不出家族史也是比较常见的。针对该患者,我们会首选线粒体基因检查(选项B)。

　　AQP4、MOG 抗体是针对视神经脊髓炎（脱髓鞘视神经炎类）的相关检查（选项 C）。该患者发病缓慢，明显不符合视神经炎视力急剧下降、1 周左右达到最低视力的特点。

　　mfERG 是针对黄斑区视网膜的功能检查。该患者右眼的中心暗点，是源于盘斑束的 RNFL 损害，而非黄斑疾病，故不选 D。

　　但出乎意料的是，患者的 LHON 线粒体检查结果为阴性（表 1-7-1）。（注：LHON 的线粒体 DNA 有三个常见致病位点，门诊常用的基因检查通常只包含这三个位点。）

表 1-7-1　患者的 LHON 线粒体检查结果

项目	结果	参考区间	基因名称
mtDNA 3460	正常	G=G 正常；G>A 突变	*MT-ND1* 基因
mtDNA 11778	正常	G=G 正常；G>A 突变	*MT-DN4* 基因
mtDNA 14484	正常	T=T 正常；T>C 突变	*MT-DN6* 基因

👨‍⚕️ 接下来我们应该如何辨析？

　　针对患者的盘斑束损害，我们进一步复查 OCT 及视野，结果如下（图 1-7-5、图 1-7-6）。

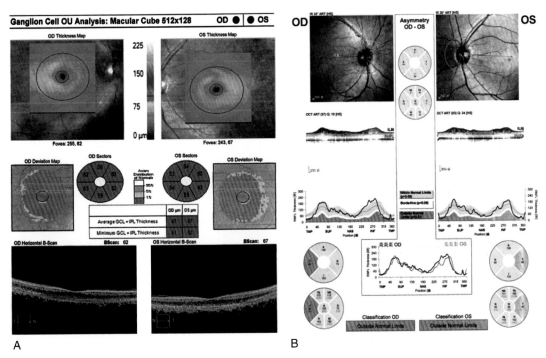

图 1-7-5　OCT

A. 提示双眼盘斑束 RNFL 显著变薄，黄斑区 GCL+IPL 明显变薄；B. 提示视盘周围 RNFL 分析显示双眼对称性视盘颞侧（对应盘斑束）RNFL 明显变薄。（GCL：ganglion cell layer，神经节细胞层；IPL：inner plexiform layer，内丛状层）

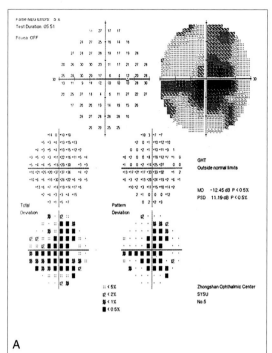
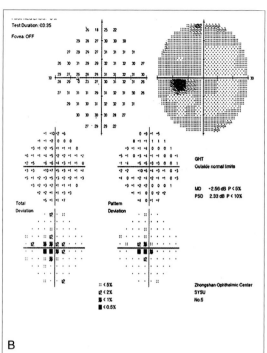

图 1-7-6　发病 3 个月视野

A. 右眼视野中心暗点相比发病初期明显加重;B. 左眼出现中心暗点(此时患者并无左眼主诉)。

　　我们建议患者进行更全面的线粒体基因分析,但患者拒绝,后辗转多家医院甚至住院检查,依然没有得到明确诊断。下面我们分析一下这些检查结果,包括 VEP、ERG 从功能上,FFA 从形态上帮助疾病定位的检查(图 1-7-7~ 图 1-7-9)。VEP 的结果明显异常,而 ERG 基本正常,疾病定位在视神经。颅脑 MRI 未见异常,血清检测 AQP4-IgG(−)、MOG-IgG(−)。

　　考虑盘斑束 RNFL 损害明确,复诊时我们再次追问用药、疾病史,进一步排除了药物(如乙胺丁醇)、营养缺乏(如素食维生素 B_{12} 缺乏)、中毒(如烟酒)导致的线粒体视神经病变。因此我们再次建议患者扩大 mtDNA 的致病突变检查范围,结果证实(表 1-7-2)如下。

表 1-7-2　该患者扩大 mtDNA 的基因检测结果

项目	结果	参考区间	基因名称
mtDNA 3635	G>A 突变	G=G 正常;G>A 突变	MT-DN1 基因

注:MT-DN1 基因的 mtDNA3635 位点存在 G>A 突变。

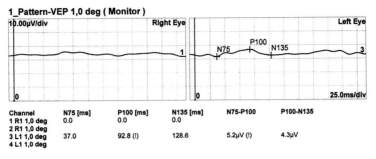

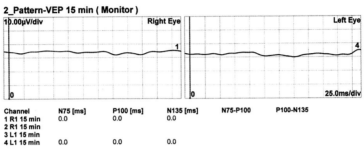

PVEP 检查报告

	右眼（P100 波）		左眼（P100 波）	
	隐含期	振幅	隐含期	振幅
60′ 方格	记录不到波形	记录不到波形	正常	降低
15′ 方格	记录不到波形	记录不到波形	记录不到波形	记录不到波形

图 1-7-7　VEP

右眼 VEP 各方格反应重度异常；左眼 VEP 大方格反应轻度异常，小方格反应重度异常。

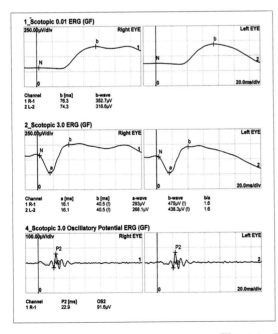

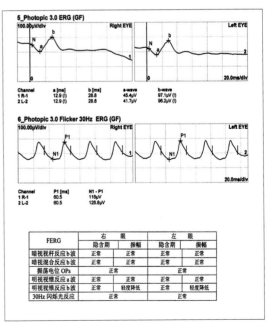

FERG	右　眼		左　眼	
	隐含期	振幅	隐含期	振幅
暗视视杆反应b波	正常	正常	正常	正常
暗视混合反应b波	正常	正常	正常	正常
振荡电位 OPs	正常		正常	
明视视锥反应 a 波	正常	正常	正常	正常
明视视锥反应 b 波	正常	轻度降低	正常	轻度降低
30Hz 闪烁光反应	正常		正常	

图 1-7-8　双眼 ERG 正常

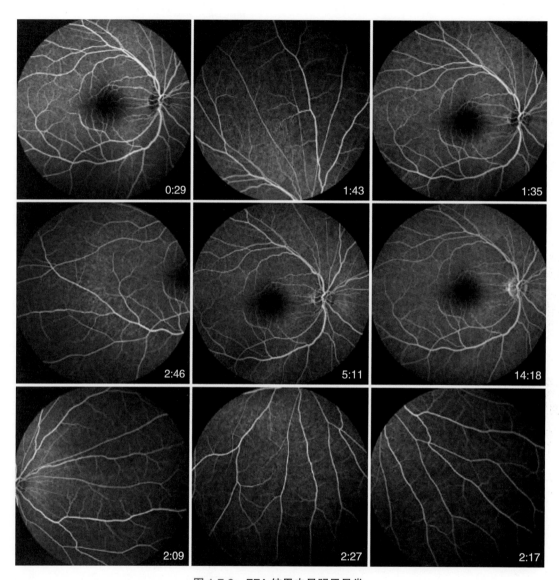

图 1-7-9 FFA 结果未见明显异常

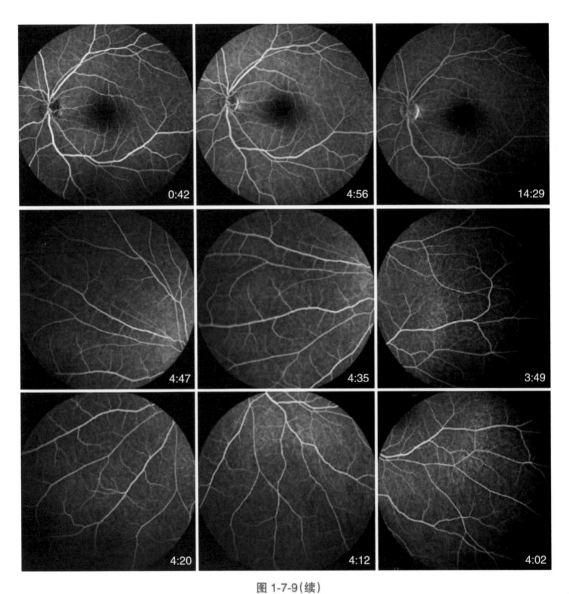

图 1-7-9（续）

（注：LHON 的 FFA 特点为视盘表面毛细血管扩张充血，但是 FFA 无荧光渗漏。）

🧑‍⚕️ 基于上述检查结果,您认为该患者的诊断是什么?

🧑‍⚕️ 您认为下一步的治疗方案是什么?

【诊断】

◆ Leber 遗传性视神经病变(Leber hereditary optic neuropathy,LHON)

【诊断思辨】

该例特点为青年男性,发病初期唯一的眼部症状为单眼亚急性、无痛性、进行性视力下降,眼底视盘色泽正常或偏充血状态,视野中心暗点,OCT 显示双眼盘斑束 RNFL 萎缩明显。当出现与 OCT 盘斑束神经纤维萎缩对应的视野中心暗点时,我们要高度怀疑线粒体功能异常相关的视神经病变可能。询问病史非常重要,注意排除药物性、中毒性及营养缺乏性等病因,注意询问家族史,重点为母系。该患者之所以诊断一波三折,主要是其线粒体基因突变并非常见类型,为 *MT-DN1* 基因的 mtDNA3635 位点存在 G>A 突变。

该病例提示我们,对于高度可疑的遗传性线粒体视神经病变,最好选择更全面的线粒体基因检测,以免延误诊断。同时,我们也应该吸取教训,对于临床高度怀疑的遗传性疾病,在基因检查结果阴性的情况下,要考虑到基因检测的局限性。

【疾病特点】

(1) LHON 是最常见的线粒体遗传病之一,既往报道有 30 多种基因突变可导致此病,但>95% 病例由 3 种原发性线粒体基因突变导致(mt11778G>A、mt3460G>A、mt14484T>C)。本病例中的 *MT-ND1* 基因 mt3635G>A 突变曾在俄罗斯和中国的 LHON 家族谱系中有过报道。*MT-ND1* 等基因突变可导致线粒体功能异常,ATP 合成障碍与氧自由基堆积,引起视网膜神经节细胞变性与凋亡,从而导致视神经萎缩。

(2) LHON 80% 患者为男性,常于 15~35 岁发病,双眼先后急性或亚急性无痛性视力减退,双眼平均间隔 1.8 个月发病,最终视力逐渐降至 0.1 甚至更低。急性期可见视盘周围毛细血管扩张与神经纤维层水肿,随着病程进展,盘斑束轴突损失,可见视盘颞侧苍白,最终视神经萎缩,中心视野缺失,部分患者色觉异常。

(3) LHON 为母系遗传,多数突变基因携带者可不出现临床症状,男性的发病率明显高于女性,该患者的家族成员(母亲及姐姐)均有该位点突变,但未发病。除基因与性别外,年龄、环境(如吸烟、饮酒、长期精神紧张等)等因素也参与疾病的发生。特征性视神经萎缩(早期盘斑束 RNFL 萎缩及中心暗点)及基因检测为该病重要确诊依据。

【鉴别诊断】

（1）缺血性视神经病变：高血压、糖尿病、小视杯小视盘等为危险因素，多见于 50 岁以上人群，表现为单眼或双眼视力急性下降，早期视盘水肿，视盘周围可伴有少量神经纤维层出血，在 1~2 周内自行消退，1~2 个月后发生视神经萎缩。视野检查多见其生理盲点经一弧形缺损区与周围视野缺损相连，FFA 可见早期视盘弱荧光，晚期荧光素渗漏。

（2）占位性病变引起的视神经萎缩：肿瘤、感染、炎症等可引起眼眶或颅内病变压迫视神经，表现为进行性视力减退，晚期视神经萎缩。病史、颅脑 MRI 有助于鉴别。

（3）视神经脊髓炎（NMO）：是一种主要累及视神经和脊髓的中枢神经系统炎性脱髓鞘疾病，多见于 30~40 岁的女性，特征性眼部表现为双侧或相继发生的视神经炎，视力急剧下降，通常视野损害广泛且严重；血清 AQP4-IgG、MOG-IgG 与颅脑 MRI 检测有助于该病诊断。

【治疗】

LHON 急性期可使用血管扩张剂、维生素 B 族药物改善微循环，慢性进展期使用艾地苯醌可能具有潜在保护作用。为减少对视神经的进一步毒性损害，应告诫患者戒烟、戒酒等。基因治疗与线粒体靶向药物 MTP-131 的治疗效果未来可期。

【关键词】

Leber 遗传性视神经病变	Leber hereditary optic neuropathy，LHON
线粒体视神经病变	mitochondrial optic neuropathy，MON
盘斑束	papillomacular bundle，PMB

【测试题】

1. Leber 遗传性视神经病变的遗传方式（　B　）
　　A. 常染色体显性遗传　　　　　　　B. 母系遗传
　　C. 伴 X 染色体遗传　　　　　　　　D. 常染色体隐性遗传
2. Leber 遗传性视神经病变的常见原发突变有（　D　）
　　A. 11778G>A　　　　　　　　　　B. 14484T>C
　　C. 3460G>A　　　　　　　　　　　D. 以上都是

参 考 文 献

1. SHEMESH A，SOOD G，MARGOLIN E. Leber hereditary optic neuropathy（LHON）. 2020. //StatPearls［Internet］. Treasure Island（FL）：StatPearls Publishing，2021. PMID：29494105.
2. THEODOROU-KANAKARI A，KARAMPITIANIS S，KARAGEORGOU V，et al. Current and emerging treatment modalities for Leber's hereditary optic neuropathy：a review of the literature［J］. Adv Ther，2018，35（10）：1510-1518.

3. JURKUTE N,HARVEY J,YU-WAI-MAN P. Treatment strategies for Leber hereditary optic neuropathy［J］. Curr Opin Neurol,2019,32(1):99-104.

4. KARAARSLAN C. Leber's hereditary optic neuropathy as a promising disease for gene therapy development［J］. Adv Ther,2019,36(12):3299-3307.

5. ZHANG A-MEI,ZOU YANG,GUO XIANGMING,et al. Mitochondrial DNA mutation m.3635G>A may be associated with Leber hereditary optic neuropathy in Chinese［J］. Biochem Biophys Res Commun,2009, 386(2):392-395.

（吕　林　练　苹　李霁竹　蔡晨希）

患儿发病年龄小（6 岁），体检发现双眼视神经萎缩，无急性视力下降过程。临床表现提示 DOA。对于鉴别 DOA 和 LHON，家族史是简单重要的线索。我们详细追问患儿家族史，原来患儿母亲双眼最佳矫正视力只有 0.5，绘制家系图（图 1-8-4）。家系图提示遗传方式为常染色体显性遗传。嘱患儿及其母亲进行基因检测，证实为 *OPA1* 基因突变（c.2855de1T，p.Phe952Serfs*16，图 1-8-5），诊断为常染色体显性视神经萎缩。

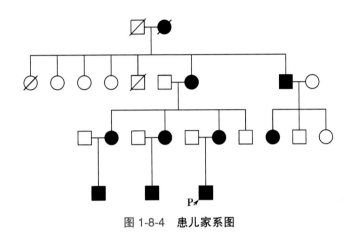

图 1-8-4　患儿家系图

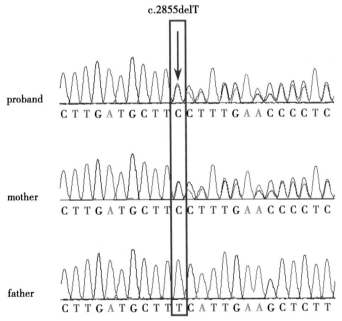

基因名称	相关疾病名称	MIM	遗传模式	本次发现变异			
				位置	变异	合子模式	突变来源
OPA1	视神经病变	165500	AD	Chr3：193409886	c. 2855delT p. Phe952Serfs*16	杂合	来源于母亲
	视神经病变相关综合征	125250	AD				

图 1-8-5　基因结果显示患儿 *OPA1* 基因异常

【诊断】

◆ 常染色体显性视神经萎缩（autosomal dominant optic atrophy，ADOA）

【诊断思辨】

该例特点为儿童，体检发现双眼视神经萎缩，颅脑 MRI 排除压迫性视神经病变。视野呈周边回避的中心暗点或旁中心暗点，OCT 显示盘斑束 RNFL 萎缩明显，考虑为线粒体功能异常相关的视神经萎缩 MON。排除后天获得性 MON 后，先天基因性 MON 中，ADOA 和 LHON 最常见，但两者的遗传方式不同，前者为常染色体显性遗传，后者为线粒体遗传且男性发病率明显高于女性。患儿家族史提示 ADOA。最终基因检测结果也证实为 *OPA1* 基因突变（c.2855de1T，p.Phe952Serfs*16，见图 1-8-4），诊断为 ADOA。

在儿童视神经萎缩的病因诊断中，完整采集病史非常重要。临床医生往往可以通过完整详细的病史采集获得线索，进行有针对性的辅助检查。该患儿门诊发现双眼视神经萎缩，如果详细完整采集病史，不难发现其特殊家族史，可帮助快速锁定疾病的诊断。

【疾病特点】

（1）常染色体显性视神经萎缩（ADOA）为遗传性视神经萎缩最常见的类型，多于儿童期起病，发病率约为 1/35 000，为常染色体显性遗传，外显率 40%~90%。*OPA1*，*OPA3*，*OPA7* 是目前已经明确的致病基因，其中 90% 的 ADOA 是由于 *OPA1* 基因突变导致的。*OPA1* 基因编码线粒体内膜蛋白，突变可导致线粒体功能异常，造成选择性的视网膜神经节细胞凋亡，从而导致特征性的视神经萎缩。

（2）症状：多见于 4~6 岁儿童，双眼对称性视力下降缓慢进展，大多稳定在 0.2~0.6。眼部体征为双眼对称性视盘颞侧苍白，晚期整个视神经弥漫萎缩。视野缺损呈中心、旁中心暗点，周边视野不受累。色觉检查主要表现为蓝黄色觉障碍。20% 患者可进展出现眼外症状，如感觉神经听力障碍、慢性进行性眼外肌麻痹、共济失调、肌病。耳聋是儿童最常见的系统性并发症，需要引起眼科医生重视，予以提醒。

（3）视神经萎缩的家族史及基因检测为该病重要确诊依据。

【鉴别诊断】

（1）Leber 遗传性视神经萎缩（LHON）：是由 mtDNA 突变导致，呈现母系遗传特点。相比 ADOA，患者发病较晚，多在十几至二十几岁，男性发病率远高于女性，最终视力相对更差。临床表现为双眼同时或先后无痛性视力下降，急性期表现为视盘充血水肿，随后颞侧视盘萎缩，最终整个视盘萎缩。

（2）Wolfram 综合征（DIDMOAD）：是由 *WFS1* 基因突变导致的尿崩症、糖尿病、视神经萎缩和耳聋的常染色体隐性遗传综合征。根据病史及基因检测有助于鉴别。

（3）正常眼压性青光眼（NTG）：多有开角型青光眼家族史，起病年龄一般较 ADOA 更大，眼底可同样表现为 C/D 增大，颞侧苍白，但 NTG 颞侧苍白的程度不及 ADOA 明显，且剩余的盘沿颜色正常。此外，NTG 视野表现为周边视野损伤，而 ADOA 则表现为中心或旁中心视野损害。发病年龄、家族史、色觉异常、视野缺损特点及视盘形态有助于鉴别。

【治疗】

作为视神经萎缩，目前尚无明确有效的治疗方法。临床医生需对患儿父母进行科普，对患儿低视力辅助治疗，尽量为患儿接受教育创造条件。每年进行眼科检查（包括视力、视野和相干光断层扫描）和听力评估。此外，需避免不良刺激因素，如吸烟、饮酒、干扰线粒体代谢的药物（抗生素、抗病毒药物）等。鉴于艾地苯醌在治疗 LHON 的有效性，也有报道在 DOA 中使用艾地苯醌（270~675mg/d）至少 1 年，部分患者视功能改善。未来，DOA 和 LHON 的基因治疗很有希望普遍应用于临床。

该病的遗传方式为常染色体显性遗传，无性别差异，子女患病概率高达 50%，对于确诊患者需要优生优育和遗传咨询，必要时进行羊水穿刺检查。

【关键词】

常染色体显性视神经萎缩　　autosomal dominant optic atrophy，ADOA

【测试题】

常染色体显性视神经萎缩（ADOA）最常见的突变基因为（　B　）

A. *ABCA4* 基因　　　　　　　　　B. *OPA1* 基因

C. *RP1* 基因　　　　　　　　　　D. *FZD4* 基因

E. *RS1* 基因

参 考 文 献

1. YU-WAI-MAN P，GRIFFITHS P G，BURKE A，et al. The prevalence and natural history of dominant optic atrophy due to *OPA1* mutations［J］. Ophthalmology，2010，117（8）：1538-1546.

2. STROM TM，HORTNAGEL K，HOFMANN S，et al. Diabetes insipidus，diabetes mellitus，optic atrophy and deafness（DIDMOAD）caused by mutations in a novel gene（wolframin）coding for a predicted transmembrane protein［J］. Hum Mol Genet，1998，7（13）：2021-2028.

3. FOURNIER A V，DAMJI K F，EPSTEIN D L，et al. Disc excavation in dominant optic atrophy：differentiation from normal tension glaucoma［J］. Ophthalmology，2001，108（9）：1595-1602.

4. VOTRUBA M，THISELTON D，BHATTACHARYA S S. Optic disc morphology of patients with *OPA1* autosomal dominant optic atrophy［J］. Br J Ophthalmol，2003，87（1）：48-53.

（吕　林　练　苹　郑文斌）

双眼闪光感伴眼前黑影飘动半年余

【病例简介】

患　者:女,44岁。

主　诉:双眼闪光感伴眼前黑影飘动半年余。

既往史:自幼双眼高度近视。否认全身疾病史、外伤史、药物过敏史。

【临床检查】

● 入院检查

	OD	OS
视力(VA)	0.02	0.02
最佳矫正视力(BCVA)	0.4	0.4
眼压(IOP)	16mmHg	17mmHg
眼轴	29.76mm	29.04mm
眼前节	正常	正常
玻璃体	液化	液化
眼底	豹纹状,视盘颞侧萎缩弧;颞下周边部视网膜格子样变性	豹纹状,视盘颞侧萎缩弧;鼻侧周边部视网膜格子样变性
眼球运动	自如	自如
其他	双肘关节外翻	

● 临床眼科检查结果

该患者验光结果:右眼　球镜 −16.00DS 柱镜 −2.00DC 轴位 35,

左眼　球镜 −14.00DS 柱镜 −2.50DC 轴位 150。

眼底照相请见图 1-9-1,自发荧光见图 1-9-2。

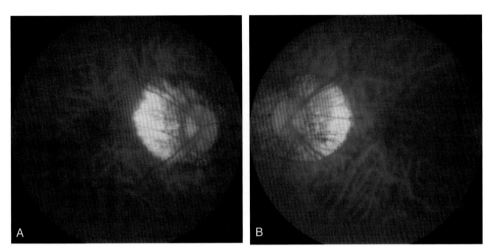

图 1-9-1 眼底照相

双眼(A 为右眼,B 为左眼)豹纹状眼底,视盘颞侧萎缩弧。

OD BAF 55° ART(HS)   OS BAF 55° ART(HS)

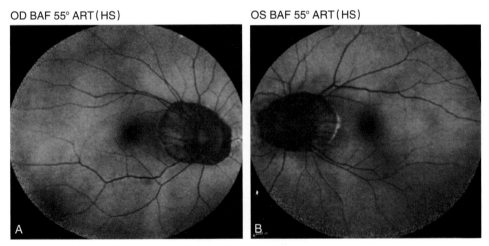

图 1-9-2 眼底自发荧光

双眼(A 为右眼,B 为左眼)黄斑区荧光正常,盘周低荧光,玻璃体混浊,不规则遮蔽荧光。

基于上述资料,您觉得初步诊断是什么?

◆ 双眼玻璃体混浊

◆ 双眼视网膜格子样变性

◆ 双眼高度近视

还需要进一步完善哪些检查?

患者为高度近视,周边部视网膜格子样变性,玻璃体混浊,可以解释主诉。但其矫正视力欠佳值得关注。分析原因,可能自幼(3 岁前)存在高度近视且未配戴矫正眼镜引起的弱视;或高度近视合并黄斑视锥细胞功能异常。这两点都指向早发性高度近视(early onset high myopia,eoHM)的可能。询问家族史,否认近亲结婚史,家系内自幼高度近视者多发,其中有一位发生视网膜脱离;患者育有一女,已 20 岁,自幼双眼高度近视。家系图见图 1-9-3。

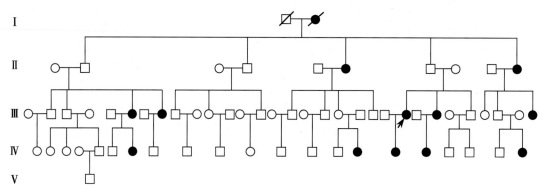

图 1-9-3　患者家系图

● 完善患者女儿的眼科检查

	OD	OS
视力(VA)	0.1	0.1
最佳矫正视力(BCVA)	0.9	0.9
眼压(IOP)	14mmHg	18mmHg
眼轴	28.22mm	28.73mm
眼前节	正常	正常
视网膜	豹纹状眼底改变	豹纹状眼底改变

验光结果:右眼　球镜 –8.25DS 柱镜 –3.00DC 轴位 180,

左眼　球镜 –9.50DS 柱镜 –2.25DC 轴位 175。

眼底照相请见图 1-9-4,OCT 请见图 1-9-5,视野请见图 1-9-6。

对患者进行基因检测,发现 *ARR3* 基因杂合变异 c.149T>C。其女证实 *ARR3* 基因存在相同变异。

【诊断】

◆ 双眼仅限于女性发病的早发性高度近视(female-limited eoHM,Myopia-26)

【诊断思辨】

患者双眼高度近视(眼轴 >29mm),伴有玻璃体混浊和周边部视网膜格子样变性,对症处理即可。但其矫正视力欠佳值得探究。分析原因,可能是自幼高度近视未得到屈光矫正(弱

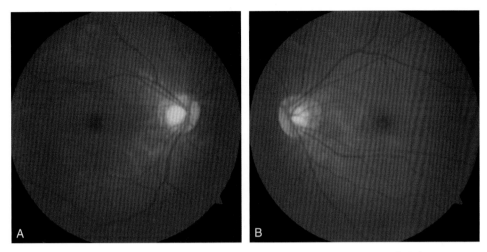

图 1-9-4 双眼（A 为右眼，B 为左眼）眼底照相显示双眼豹纹状眼底改变

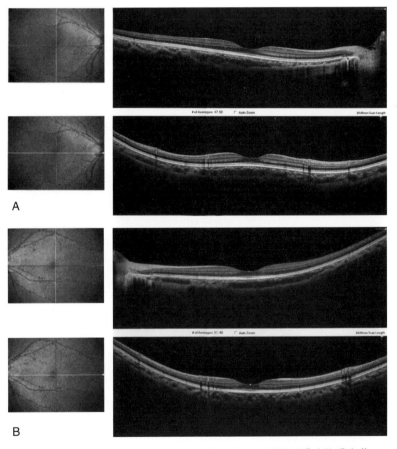

图 1-9-5 双眼（A 为右眼，B 为左眼）OCT 示双眼视网膜脉络膜变薄

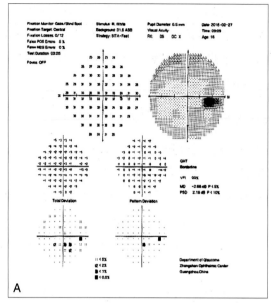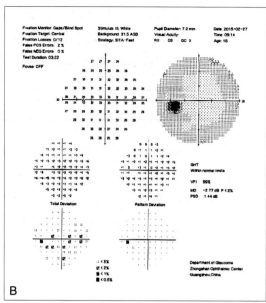

图 1-9-6　双眼视野未见明显异常（A 为右眼，B 为左眼）

视）或高度近视合并视锥细胞功能异常，这都指向早发性高度近视的诊断。询问患者家族史，家系内多发自幼高度近视，绘制家系图。基因检查显示患者及其女 *ARR3* 基因杂合变异 c.149T>C。两人均诊断为双眼早发型高度近视（early onset high myopia，eoHM）。

　　患者提出生育二胎计划，询问优生优育的遗传咨询。为此，我们需要对 *ARR3* 基因突变引起的 eoHM 有更深入的了解。

【疾病特点】

　　（1）早发型高度近视定义为：排除其他已知的眼部或相关全身疾病，在学龄（6 岁）前近视度数高于 -6.00D 或眼轴 >26mm。临床上，眼底改变及并发症同迟发性高度近视表现相似，如玻璃体变性、周边部视网膜变性、近视弧形斑、豹纹状眼底、后巩膜葡萄肿、高度近视黄斑病变和视网膜脱离等。本例患者主诉黑影飘动，系玻璃体液化混浊所致，玻璃体后脱离时可出现闪光感。

　　（2）遗传变异是 eoHM 的主要患病因素，环境因素对其影响较小。但是 eoHM 的遗传发病机制并不明确。虽然目前确定的 eoHM 突变基因较多，包括常染色体显性基因（如 *ZNF644*、*SCO2*、*P4HA2*、*SLC39A5*、*BSG*、*CPSF1*）、常染色体隐性基因（如 *LRPAP1*、*LEPREL*、*LOXL3*）、X 连锁基因（*ARR3*、*OPN1LW*），但这些只能解释不到 10% 的 eoHM 患者，绝大多数 eoHM 的致病基因并未明确。

　　（3）eoHM 中最有意思的遗传方式之一，便是本例这种仅女性发病的早发性高度近视（female-limited eoHM），也称为近视 -26（Myopia-26）。该病为 X- 连锁突变，但临床上却表现为仅女性患病，男性为无症状携带者。这一点与标准的 X 连锁隐性遗传相反，非常奇怪。这是迄今为止人类第二个 X 连锁仅女性发病的疾病,Myopia-26 也是 *ARR3* 突变引起的唯一疾病。该病的致病基因 *ARR3* 位于 Xq13.1,有 17 个外显子,编码视锥抑制蛋白(cone arrestin),在视锥细胞的光转化过程中起关键作用,引起高度近视的机制尚不清楚,女性发病男性不发病的机制亦不明确。

【鉴别诊断】

(1) 迟发型高度近视(late onset high myopia,loHM):早发型高度近视和迟发型高度近视都属于高度近视的亚型。从病因看,早发型高度近视主要由遗传因素引起,而迟发型高度近视是由先天性因素和环境因素(如长时间近距离的工作)共同作用。临床表现上,eoHM 较 loHM 发病年龄早,近视度数更高,眼轴更长。

(2) 眼底血管样条纹(angioid streaks):是由于玻璃膜(Bruch 膜)的弹力层退行性变性破裂所致,可伴有全身其他系统的疾病。视盘周围可见放射状类似血管形态的不规则条纹,长短粗细不一。可出现黄斑部 CNV 及盘状瘢痕。病灶处在 FFA 及 ICGA 上常表现为强荧光,眼底自发荧光显示血管样条纹病变比 FFA 更清楚。

【治疗】

对于高度近视无明显眼底病变患者,验光配镜或屈光手术矫正。高度近视患者应定期检查眼底,对于周边部出现的视网膜变性及干孔,需尽早激光治疗,预防视网膜脱离。对于高度近视发生孔源性视网膜脱离患者,及时手术治疗。高度近视合并黄斑部视网膜劈裂者,可行后巩膜兜带术。高度近视合并黄斑区脉络膜新生血管者,应积极抗 VEGF 治疗。

对于早发型高度近视患者,应早期诊断,提供疾病自然病程和预后的信息,提供正确的康复和遗传咨询。

该患者的周边视网膜变性区周围予以激光光凝,嘱定期复查眼底。关于遗传咨询,告知该病的遗传方式,二胎无论男女都有 50% 的机会遗传该基因,男性不发病。

【关键词】

早发型高度近视　　early onset high myopia(eoHM)

迟发型高度近视　　late onset high myopia(loHM)

眼底血管样条纹　　angioid streaks

【测试题】

1. 关于早发型高度近视错误的是(　B　)

　　A. 定义为排除其他已知的眼部或相关全身疾病,在 7 岁前近视度数高于 –6.00D 或眼轴 >26mm

　　B. 其病因主要是日常长时间的近距离工作,与基因无关

C. 可能与 *ARR3* 基因突变有关

D. *ARR3* 中 X- 连锁杂合突变可引起仅女性患 eoHM，其遗传模式可能与常染色体隐性或 X- 连锁隐性遗传模式有所不同

2. 下列哪项疾病不会出现 CNV（ D ）

A. 湿性老年性黄斑变性　　　　　　B. 血管样条纹

C. 高度近视　　　　　　　　　　　D. 急性特发性脱髓鞘性视神经炎

参 考 文 献

1. WANG P, XIAO X, HUANG L, et al. Cone-rod dysfunction is a sign of early-onset high myopia ［J］. Optometry and Vision Science, 2013, 90 (11): 1327-1330.

2. XIAO X, LI S, JIA X, et al. X-linked heterozygous mutations in ARR3 cause female-limited early onset high myopia ［J］. Molecular vision, 2016, 22: 1257.

3. JIANG D, LI J, XIAO X, et al. Detection of mutations in LRPAP1, CTSH, LEPREL1, ZNF644, SLC39A5, and SCO2 in 298 families with early-onset high myopia by exome sequencing ［J］. Investigative ophthalmology & visual science, 2015, 56 (1): 339-345.

4. ZHANG Q, XIAO X, LI S, et al. Mutations in NYX of individuals with high myopia, but without night blindness ［J］. Molecular vision, 2007, 13: 330-336.

5. SZELL N, FEHER T, MAROTI Z, et al. Myopia-26, the female-limited form of early-onset high myopia, occurring in a European family ［J］. Orphanet J Rare Dis, 2021, 16 (1): 45.

6. OUYANG J, SUN W, ZHANG Q, et al. CPSF1 mutations are associated with early-onset high myopia and involved in retinal ganglion cell axon projection ［J］. Hum Mol Genet, 2019, 28 (12): 1959-1970.

7. JIN ZB, WU J, QU J, et al. Trio-based exome sequencing arrests de novo mutations in early-onset high myopia ［J］. Proc Natl Acad Sci U S A, 2017, 114 (16): 4219-4224.

（吕 林　练 苒　陈 菁　王 安）

年轻男性换眼镜时发现双眼视力不能提高

【病例简介】

患　　者:男,29 岁

主　　诉:换眼镜时发现双眼视力不能提高 3 个月。

既往史:多年前曾有一年焊接工作史,有防护,在此期间并无不适。无夜盲。无药物过敏史及家族史。无药物、毒物及强光或激光接触史。

【临床检查】

● 眼科基本检查

	OD	OS
裸眼视力	0.03	0.05
屈光	−5D	−4.5D
最佳矫正视(BCVA)	0.1	0.1
眼压(IOP)	13mmHg	13mmHg
角膜	透明	透明
前房	房水清	房水清
晶状体	透明	透明
玻璃体	透明	透明
眼底	中心凹反光消失	中心凹反光消失

● 眼底相关检查

眼底照相见图 1-10-1,OCT 见图 1-10-2。

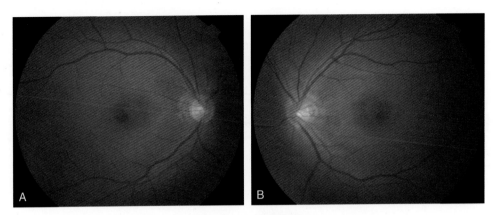

图 1-10-1　眼底照相

双眼（A 为右眼,B 为左眼）黄斑中心凹反光消失,中心凹呈圆形深红色,似黄斑孔外观。

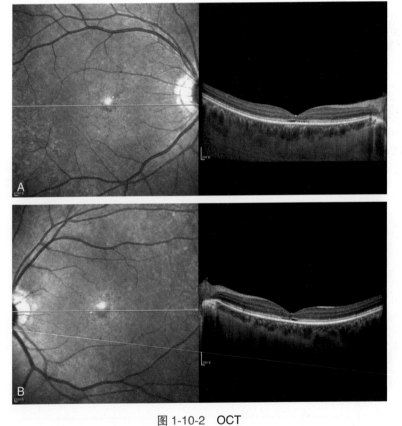

图 1-10-2　OCT

双眼（A 为右眼,B 为左眼）对称性黄斑中心凹椭圆体带（EZ）呈虫蚀或空洞样缺失。

检测结果										
基因	参考序列	核苷酸变化 / 突变名称	氨基酸变化	基因亚区	杂合性	染色体位置	参考文献	OR 值	变异类型
ABCA4	NM_000350	c.2720C>T	p.Pro907Leu	EX18/CDS18	Het	chr1:94514447	—	—	VUS
ABCA4	NM_000350	c.847A>G	p.Arg283Gly	EX7/CDS7	Het	chr1:94548919	—	—	VUS
ABCA4	NM_000350	c.203C>T	p.Pro68Leu	EX3/CDS3	Het	chr1:94577093	[1]	—	VUS

结果说明
本次检测,未发现受检者在产品检测范围内存在已知或疑似致病突变或风险位点。结合疾病的发病率、位点在各数据库中的频率及受检者临床主述,检出 3 个与老年黄斑病变相关的临床意义未明位点。 　　位点详情: 　　1. *ABCA4*;NM_000350;c.2720C>T;p.Pro907Leu|p.P907L;CDS18;Het:错义突变,暂无该位点致病性的相关文献报道,临床意义未明。该位点在人群中发生频率极低。经 Mutation Taster 和 Polyphen2 对其进行蛋白质功能预测,Mutation Taster 结果为有害,Polyphen2 结果为无害。 　　2. *ABCA4*;NM_000350;c.847A>G;p.Arg283Gly|p.R283G;CDS7;Het:错义突变,暂无该位点致病性的相关文献报道,临床意义未明。该位点在人群中发生频率较低。经 Mutation Taster 和 Polyphen2 对其进行蛋白质功能预测,结果均为无害。 　　3. *ABCA4*;NM_000350;c.203C>T;p.Pro68Leu|p.P68L;CDS3;Het:错义突变,有文献报道该突变,但未对其致病性作进一步研究。该位点在人群中发生频率极低。经 Mutation Taster 和 Polyphen2 对其进行蛋白质功能预测,结果均为有害。

图 1-10-9　基因检测结果

【诊断】

◆ 双眼 *ABCA4* 相关性视网膜病变(*ABCA4*-associated retinopathy)

【诊断思辨】

　　患者为年轻男性,更换眼镜时发现双眼视力非常差,微视野检查时非中心注视形成,说明发病较缓慢隐匿。虽然患者双眼视力差(BCVA0.1),但眼底改变轻微,仅 OCT 表现为双眼对称的中心凹椭圆体带"虫蚀"或"空洞样"缺失,而这种情况通常提示损伤(激光 / 强光 / 药物 / 毒物)或基因变异。患者 AF 显示牛眼样黄斑病变(BEM);BEM 主要见于氯喹中毒性视网膜病变和遗传性视网膜病变。结合 OCT 和 AF 两个结果,我们认为基因检查为关注重点。

　　ABCA4 基因相关的视网膜变性类疾病表型变异多,有 Stargardt 病(Stargardt disease,STGD)、视锥细胞营养不良(cone dystrophy,COD)、视锥视杆细胞营养不良(cone-rod dystrophy,CRD)和视网膜色素变性(retinitis pigmentosa,RP)等。临床表现取决于 *ABCA4* 基因的突变程度。但该患者的临床表现不同于上述疾病的典型临床表现,所以我们按照基因突变给予

双眼 *ABCA4* 相关性视网膜病变的诊断。

　　ABCA4 相关性视网膜病变有三大诊断性临床特点。当患者同时具备时,高度提示此病。①黄斑受累:起源于中心凹的细胞层进行性退化是 *ABCA4* 相关性视网膜病变的重要特征。首先 RPE 和光感受器层受累,晚期不同程度累及脉络膜毛细血管层。②眼底斑点:脂褐素堆积可以形成典型的黄斑区黄白色斑点,晚期可扩展至后极部,在眼底自发荧光中表现更清晰。但斑点随病程变化较快。③视盘周围区域不受累:原因不明,有很多假说,如神经营养因子假说、光负荷假说等;该特征长期存在,随病情进展,不受累范围越接近盘缘。但是出现上述三联征,并不一定是 *ABCA4* 相关性视网膜病变,*PRPH2* 基因(常染色体显性遗传)也会表现上述三联征。反之亦然,并不是所有 *ABCA4* 相关性视网膜病变一定表现为上述三联征。有 20% 患者疾病早期表现为牛眼样黄斑病变(BEM),先于三联征出现,此时易造成误诊和延迟诊断。*ABCA4* 相关性视网膜病变视功能损害早于眼底改变,此阶段易漏诊。部分 *ABCA4* 相关性视网膜病变患者,最早期的改变可表现为外界膜(external limiting membrane,ELM)增厚。我们仔细回看本例患者 OCT,发现 EZ 缺失区域的 ELM 增厚,但如此细微的改变不容易辨认。

　　该患者的诊断中,OCT 和 AF 两项检查给诊断提供了主要线索。OCT 显示中心凹 EZ 缺失,光感受器凋亡。此时我们需要了解与光感受器相邻的 RPE 功能,AF 无疑是简单而又关键的检查。AF 显示中心凹低荧光周围环形高荧光的牛眼样改变,在受累范围和形态上为我们提供了重要的诊断线索。

【疾病特点】

　　(1) ABCA4 蛋白(当时被称为边缘蛋白 rim protein)于 1978 年首次在光感受器细胞的边缘被发现。相应的基因 *ABCA4* 于 1997 年被克隆,其变异被认为是常染色体隐性遗传 STGD 的病因。

　　(2) *ABCA4* 基因定位于 1 号染色体 p22.1-p21,包含 50 个外显子,突变位点多;编译视网膜特异性 ATP 结合核转运蛋白,该蛋白位于视锥视杆细胞外节膜盘,将视网膜光化学循环的反应产物从光感受器转运至 RPE。当 *ABCA4* 基因突变时,光感受器和 RPE 的代谢产物不能及时清除,堆积于视网膜色素上皮,致光感受器细胞不可逆地变性和坏死,多首发于黄斑,引起视力下降。

　　(3) *ABCA4* 基因有 1 200 种以上的致病突变,可引起多种常染色体隐性遗传的视网膜退行性疾病,临床表现不一。

【鉴别诊断】

　　(1) Stargardt 病:STGD 的 5 个突变基因中最常见的 *ABCA4* 为常染色体隐性遗传,也称为 STGD1;其余四个为常染色体显性遗传。临床表现与基因型相关。典型临床表现为 8~15 岁发病(部分成年后发病),中心凹被捶击过的"青铜片样"外观,部分患者后极部散在黄白色斑点。半数以上患者 FFA 出现脉络膜"湮没征"和"牛眼征"。

（2）视锥视杆细胞营养不良（CRD）：早期临床表现为视力下降，眼底接近正常，但 ERG 显示视锥细胞功能严重受损。随病情进展，夜间视力下降，黄斑区呈靶心样改变、周边视网膜色素变性样改变，ERG 显示视锥视杆细胞功能丧失。

【治疗及预后】

目前尚无明确治疗方案。未来可期待基因治疗和细胞替代治疗。细胞替代治疗采用干细胞或体外已经分化的 RPE 细胞，来弥补变性的视网膜细胞，可用于治疗视网膜退行性病变。近期，美国食品药品监督管理局授予化学诱导的光感受器细胞治疗视网膜色素变性的资格。

ABCA4 相关性视网膜病变，疾病的进展与发病年龄相关，通常发病越早，进展越快，预后越差，迟发型患者预后相对良好。该患者就诊年龄 29 岁，5 年后随访，视力和 OCT 检查无明显变化。

【关键词】

ABCA4 相关性视网膜病变　　　*ABCA4* related retinopathy disease

Stargardt 病　　　　　　　　　Stargardt disease

ABCA4 基因　　　　　　　　　*ABCA4* gene

【测试题】

1. 下面体征中，哪个不是 Stargardt 病的表现（　C　）

　　A. 脉络膜湮没征　　　　　　　　B. ERG 视锥细胞振幅明显下降

　　C. EOG 明显异常　　　　　　　　D. 黄斑区青铜样外观

2. *ABCA4* 基因突变导致的疾病不包括（　D　）

　　A. Stargardt 病　　　　　　　　　B. 视锥细胞营养不良

　　C. 视锥视杆细胞营养不良　　　　　D. 黄斑卵黄样变

参 考 文 献

1. TANNA P，STRAUSS RW，FUJINAMI K，et al. Stargardt disease：clinical features，molecular genetics，animal models and therapeutic options［J］. Br J Ophthalmol，2017，101（1）：25-30.

2. MOLDAY RS. Insights into the molecular properties of ABCA4 and its role in the visual cycle and stargardt disease［J］. Prog Mol Biol Transl Sci，2015，134：415-431.

3. CREMERS FPM，LEE W，COLLIN RWJ，et al. Clinical spectrum，genetic complexity and therapeutic approaches for retinal disease caused by ABCA4 mutations［J］. Prog Retin Eye Res，2020，79：100861.

4. MULLER PL，PFAU M，TREIS T，et al. Progression of ABCA4 related retinopathy：prognostic value of demographic，functional，genetic，and imaging parameters［J］. Retina，2020，40（12）：2343-2356.

（吕　林　练　苒）

病例 11

中年男性右眼无痛性视力严重下降 1 个月

【病例简介】

患　者:男,36 岁。

主　诉:右眼无痛性视力严重下降 1 个月。

既往史:否认全身病、家族史、过敏史。门诊拟诊右眼视神经病变,予以视野、VEP、OCT
检查,转诊我科。

【临床检查】

● 入院检查

	OD	OS
视力(VA)	0.05	1.0
最佳矫正视力(BCVA)	0.05	1.0
眼压(IOP)	21mmHg	21mmHg
眼前节	正常	正常
眼底	视盘淡白,动脉细,视盘颞上方片状出血	正常
眼球运动	自如	自如

● 临床眼科检查结果

眼底照相请见图 1-11-1,FVEP 请见图 1-11-2,视野请见图 1-11-3,OCT 请见图 1-11-4。

首先,观察眼底。视盘颜色淡白,是视神经萎缩的表现,但并不代表是视神经病变的结局,也可能是严重视网膜病变的晚期表现。视盘与视网膜密切相关。视盘动脉血供,主要来源为后短睫状动脉(posterior ciliary artery,PCA)外,其表面由视网膜中央动脉供血;而视盘静脉回流,除邻近筛板部分由盘周脉络膜静脉完成,主要通过视网膜中央静脉回流。同时,视盘为视神经节细胞轴突汇聚处,视网膜大范围节细胞损伤也可导致视神经萎缩,视盘苍白,

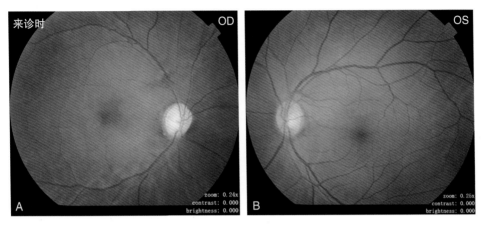

图 1-11-1　眼底照相

A. 右眼视盘颜色淡白,动脉细,动静脉比 1:2,颞上方动静脉交叉处片状出血;B. 左眼视网膜结构正常。

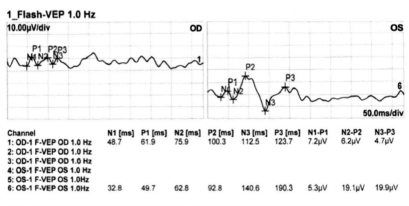

Channel	N1 [ms]	P1 [ms]	N2 [ms]	P2 [ms]	N3 [ms]	P3 [ms]	N1-P1	N2-P2	N3-P3
1: OD-1 F-VEP OD 1.0 Hz	48.7	61.9	75.9	100.3	112.5	123.7	7.2μV	6.2μV	4.7μV
2: OD-1 F-VEP OD 1.0 Hz									
3: OD-1 F-VEP OD 1.0 Hz									
4: OS-1 F-VEP OS 1.0 Hz									
5: OS-1 F-VEP OS 1.0Hz									
6: OS-1 F-VEP OS 1.0Hz	32.8	49.7	62.8	92.8	140.6	190.3	5.3μV	19.1μV	19.9μV

右眼 FVEP		左眼 FVEP	
P2 波隐含期	P2 波振幅	P2 波隐含期	P2 波振幅
正常	较对侧眼中度降低	正常	正常

图 1-11-2　FVEP 结果

右眼 FVEP 反应中度异常,左眼 FVEP 反应正常。

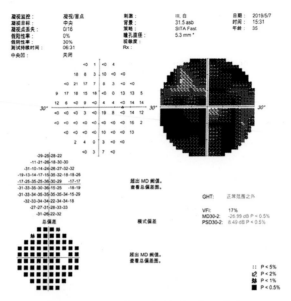

图 1-11-3　右眼视野结果显示视野全盲

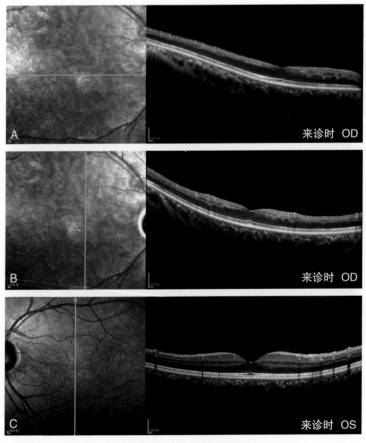

图 1-11-4　双眼 OCT

A、B. 右眼黄斑区视网膜内层萎缩变薄;C. 左眼正常。

3. PARCHAND SM, VIJITHA VS, MISRA DP. Combined central retinal artery and vein occlusion in lupus [J]. BMJ Case Rep, 2017, 2017: bcr2016218848.

4. NISHIGUCHI KM, ITO Y, TERASAKI H. Bilateral central retinal artery occlusion and vein occlusion complicated by severe choroidopathy in systemic lupus erythematosus [J]. Lupus, 2013, 22 (7): 733-735.

5. KAHLOUN R, JELLITI B, ABROUG N, et al. Occlusion combinée de l'artère centrale de la rétine et de la veine centrale de la rétine révélant une maladie de Behçet [Combined central retinal artery occlusion and central retinal vein occlusion secondary to Behçet's disease][J]. J Fr Ophtalmol, 2016, 39 (7): e191-e192.

6. SANCHEZ-TOCINO H, GARCIA-LAYANA A, SALINAS-ALAMAN A, et al. Central retinal vascular occlusion by orbital pseudotumor [J]. Retina, 2004, 24 (3): 455-458.

7. BOURAOUI R, MGHAIETH F, BOULADI M, et al. Combined central retinal arterial and venous occlusion after ocular contusion [J]. J Fr Ophtalmol, 2016, 39 (10): e287-e289.

8. PARCHAND SM. Combined central retinal vein and branch retinal artery occlusion in hyperhomocysteinaemia [J]. BMJ Case Rep, 2016, 2016: bcr2016218379.

9. BROWN GC, DUKER JS, LEHMAN R, et al. Combined central retinal artery-central vein obstruction [J]. Int Ophthalmol, 1993, 17 (1): 9-17.

（吕　林　练　苹　李霁竹　玄　猛）

病例 12

右眼无痛性视力下降 1 年余加重 2 个月

【病例简介】

患 者:女,23 岁。

职 业:自由职业者。

主 诉:右眼无痛性视力下降 1 年余,加重 2 个月。

既往史:发病初期曾在外院就诊,诊断为:右眼视网膜中央静脉阻塞(central retinal vein occlusion,CRVO),患者有双眼近视,当时矫正视力右眼 0.4,左眼 1.0;外院予以右眼玻璃体腔注射(intravitreal injection,IVI)抗新生血管药物治疗(2017 年 11 月第一针,2018 年 1 月第二针),注射 2 针后右眼视力提高到 0.5,第 3 针(2018 年 5 月 10 日)治疗后 1 周出现右眼眼红眼痛伴视力急剧下降到 0.2,外院检查发现右眼出现前房积脓(2018 年 5 月 19 日),予以抗细菌抗真菌药物全身治疗 2 周,房水取材检测病原体为阴性,加用糖皮质激素治疗 1 周后(2018 年 6 月 18 日)前房积脓消失,然而 2 周后(2018 年 7 月)视力进一步下降到 0.01,遂来我院就诊。否认家族史及全身病史,否认外伤史及接触镜配戴,否认特殊嗜好及毒物接触史。

【临床检查】

● 此次就诊眼科检查

	OD	OS
视力(VA)	0.01	0.2
最佳矫正视力(BCVA)	0.01	1.0
眼压(IOP)	15.7mmHg	13mmHg
结膜	未见明显充血、水肿	未见明显充血、水肿
角膜	透明,KP(+)	透明,KP(−)
前房	细胞(++),Tyn(++)	细胞(−),Tyn(−)
晶状体	后囊膜面灰白色雪花状混浊	透明
玻璃体	混浊(+++)	透明
视网膜	视盘界欠清,血管迂曲扩张	平伏

● 既往诊治过程的眼底检查

既往诊治过程的眼底照相及 OCT 检查系列结果见图 1-12-1。

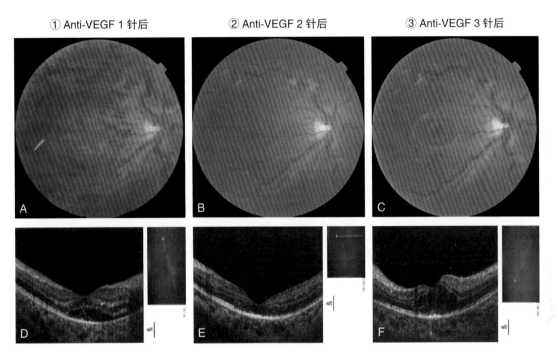

图 1-12-1　右眼眼底照相及 OCT 检查系列

①右眼玻璃体腔注射 Anti-VEGF 1 针后 2 周：A. 视盘水肿，视盘及视网膜血管迂曲扩张，火焰状出血，典型的视网膜中央静脉阻塞表现；D. 黄斑水肿；②玻璃体腔注射抗 VEGF 2 针后 2 周：B. 视网膜静脉血管迂曲扩张，视网膜出血较前明显吸收；E. 黄斑水肿明显吸收；③玻璃体腔注射抗 VEGF 3 针后 1 周：C. 视网膜静脉血管迂曲扩张，视网膜出血吸收；F. 黄斑水肿（患者第 3 针注射较第 2 针间隔 4 个月，在外院检查结果无术前 OCT）。

● 此次就诊眼科影像学检查

眼前段照相见图 1-12-2，眼底照相见图 1-12-3，OCT 请见图 1-12-4，FFA 请见图 1-12-5，B 超请见图 1-12-6。

　基于上述资料，您觉得初步诊断是什么？

假设您正在接诊，在仔细分析患者病史和目前检查结果后，可以敏锐地给出初步诊断：右眼感染性眼内炎，但病原学检查阴性，糖皮质激素治疗 1 周后患者病情好转，前房积脓消失，两周后玻璃体腔混浊却进一步加重，视力下降，病情反复，体现了激素早期治疗有效但仍无法控制病情的特点，值得我们深入思考。

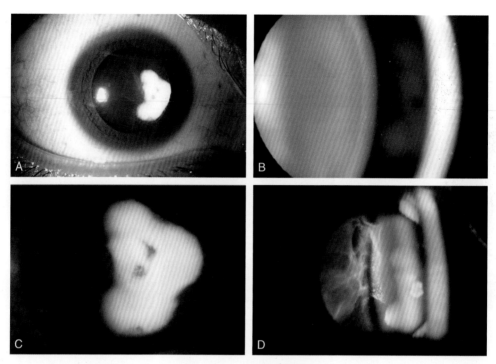

图 1-12-2　右眼眼前段照相

A、B.右眼前房闪辉++,浮游细胞++;C、D.右眼晶状体后囊膜面雪花状混浊。

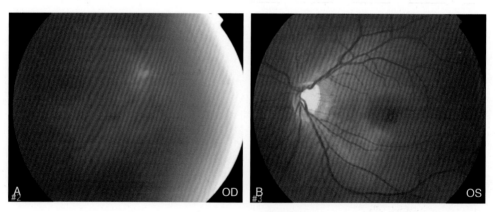

图 1-12-3　眼底照相

玻璃体腔注射抗 VEGF 第 3 针 2 个月后眼底改变,A.右眼玻璃体黄白色混浊,隐约见视盘充血、水肿,视网膜血管迂曲扩张,余细节窥不清;B.左眼未见明显异常。

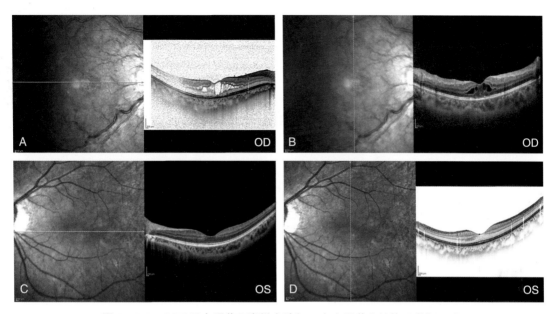

图 1-12-4　OCT 示右眼黄斑囊样水肿（A、B），左眼黄斑结构正常（C、D）

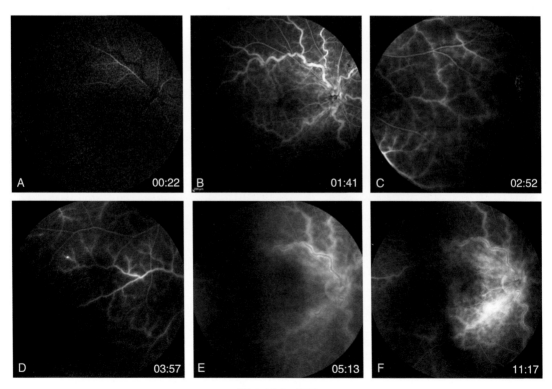

图 1-12-5　FFA

A~F. 右眼屈光间质混浊，视网膜静脉回流时间显著延迟，视网膜静脉明显迂曲扩张，广泛渗漏，黄斑区晚期荧光呈囊样外观，视盘血管扩张伴渗漏，晚期强荧光，边界模糊

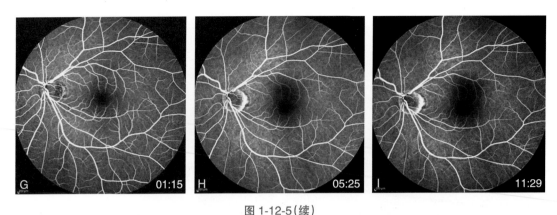

图 1-12-5（续）

G~I. 左眼视网膜血管走行未见明显异常，视盘及黄斑区未见异常荧光。

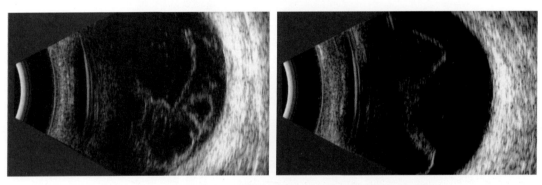

图 1-12-6　B 超示右眼玻璃体腔串珠样混浊，视网膜未见明显脱离

还需要进一步完善哪些检查？

患者此时距离第三次注药术后已经 2 个多月，经过当地医院的治疗，使用激素 1 周后急性期眼内炎的表现前房积脓体征消失，然而治疗两周后，患者玻璃体腔的混浊并未减轻，视力还在进一步下降，说明患者的眼内炎并未控制。此前患者已在当地医院进行了房水检测，培养结果却是阴性。作为接诊医生，接下来您会给患者哪些针对性地检查和治疗呢？

A. 保守治疗：广谱抗生素 + 激素治疗

B. 玻璃体取材 + 注药 + 保守治疗

C. 玻璃体切除（PPV）手术 + 玻璃体取材

患者为年轻女性，第一次外院就诊的发病特点为单眼无痛性视力下降，根据病史和当地的检查资料，提示右眼视网膜中央静脉阻塞合并黄斑水肿的诊断是明确的，予以右眼的抗 VEGF 治疗两次后，患者眼底改变和视力提高，这些提示治疗是有效的。然而在第三次注药后却出现了右眼急剧的视力下降，根据患者右眼前房积脓和玻璃体混浊的体征，提示眼内炎，患者无其他特殊病史，只有眼内注药史，因此需要考虑是否为注药引起的眼内炎。

玻璃体腔注药引起的眼内炎分为感染性眼内炎（infectious endophthalmitis）和无菌性眼

内炎（sterile endophthalmitis）。二者都表现为视力下降，急性期眼红眼痛、前房积脓和玻璃体混浊。无菌性眼内炎主要是免疫原性的炎症反应，病原体检查阴性，病程短，对激素效果好。如本例患者注射抗 VEGF 药物，生物制剂药物本身会有免疫原性，同时当地医院房水检测病原体阴性，早期治疗中患者对广谱抗真菌抗细菌均不敏感，使用激素后前房积脓消失，视网膜无明显细菌毒力反应，这些特点支持无菌性眼内炎的可能，然而一般不会出现玻璃体混浊再次加重的情况。感染性眼内炎是微生物相关的炎症反应，常见引起感染的病原体是葡萄球菌，其次是链球菌。辅助检查中病原体培养结果阳性支持感染诊断，由于检测手段特异性和灵敏度的问题，如文献报道玻璃体病原体培养的阳性率为 40%~69%，房水的培养阳性率为 22%~30%，总体灵敏度为 38.21%，特异度为 75.51%，因此培养阴性结果也不能排除感染，需要选择更灵敏的检测手段。此外感染性眼内炎的病程长，激素早期治疗有效，但无法控制病情。根据本例患者的病史、体征和治疗后反应均支持感染性眼内炎的诊断。然而患者是什么病原体导致感染？房水培养为什么查不到病原体？广谱抗真菌抗细菌治疗为什么不能控制病情？回答这些问题需要采取有效的诊疗措施来帮我们寻找答案。

　　A 选项的保守治疗：广谱抗生素＋激素治疗，由于患者在当地医院已经采用了此治疗方案，结果是眼内炎症无法控制，玻璃体混浊加重，视力继续下降，提示此方案不能解决问题。

　　B 选项的玻璃体取材＋注药＋保守治疗，此方案提供了多一条寻找答案和局部给药的途径，玻璃体取材＋注药，房水取材培养结果阴性，玻璃体取材培养阴性结果可能性大，阴性结果不利于后续治疗方案制定。局部注药对于严重的眼内感染需多次进行，并可能无法控制感染，感染持续导致视网膜进一步损害，视功能进一步损伤，终行 PPV 手术。

　　C 选项的 PPV 手术＋玻璃体取材，玻璃体切除手术不仅直接清除感染的炎性物质和病原体，而且清除了作为培养基的玻璃体，含抗生素的灌注液也起着抗菌作用，成为治疗持续和严重感染性眼内炎的有效方法。目前国际上眼内炎行 PPV 手术的指征主要有三点：一是玻璃体出现炎性混浊，二是视力光感、更差或进行性视力下降，三是玻璃体腔注射无法有效控制病情。因为目前微创玻璃体切除手术广泛开展且手术创伤小，部分患者可疑低毒力病原体感染所致眼内炎可适当拓宽手术适应证。本例患者右眼玻璃体炎性混浊明显，晶状体后囊病灶浓厚，严重影响视力和眼底观察，且患者眼内感染后视力进行性下降到 0.01，感染病程长达 2 个月余未能控制，具有 PPV 手术指征。PPV 手术可切除眼内感染性病灶，减少病原体对视网膜的损伤，最大程度地保护视网膜，减少视功能的进一步损伤，同时进一步取材进行培养和采取更灵敏的病原体检测方法，可以同时完成治疗和明确诊断两个任务，因此，此时患者最好的诊疗手段应选 C。

　　PPV 手术中发现患者晶状体后囊膜的混浊斑块与囊膜粘连紧密，无法分离，遂同时进行晶状体咬切术，保留前囊膜，减少因病原体残留导致眼内炎复发可能。切除玻璃体并取材送检病理、培养及药物敏感试验、病原体基因芯片检测。术中视网膜平伏，未见出血及新生血管，周边部分血管闭塞，予以激光封闭，予以抗生素灌注液灌洗后气体填充，手术顺利。术后玻璃体取材的病理检查和病原体培养的结果阴性（图 1-12-7）。是真阴性吗？

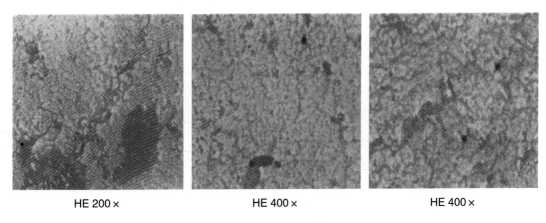

HE 200×　　　　　　HE 400×　　　　　　HE 400×

图 1-12-7　病理检查结果

送检液体涂片见一些蛋白样物、少许淋巴细胞、单核细胞及变性的细胞;特殊染色:革兰氏染色未见细菌,GMS、PAS 染色未见真菌。

接下来我们应该如何辨析?

　　结合患者的注药病史和体征,以及诊断性治疗中激素有效但无法控制病情的特点,感染性眼内炎的诊断是可以成立的,但找不到病原体对于这个诊断是不利的,并且患者感染前期对广谱抗真菌抗细菌药物的治疗反应不佳,效果不好,病原体的明确对于患者后续的药物治疗方案和复发的监控也是必要的。通过再次分析病史,提示病原体具有低毒力、反复发作、激素敏感、培养阴性率高的特点,B 超有典型的膜样改变,要考虑厌氧性痤疮丙酸杆菌的可能。此时取材玻璃体的炎症因子分析和病原体基因芯片检测结果出来,炎症因子检测结果提示:细胞因子 VEGF 40.9pg/mL(0~40),BFGF 57.1pg/mL(<1.0),IL-6 827.4pg/mL(1.0~50),IL-10 7.7pg/mL(0~5.0),VCAM 3 614.5pg/mL(200~1 000),IL-8 4 204.1pg/mL(0~20)。提示:眼内液 VEGF 值轻升高,眼内新生血管化倾向弱;BFGF 值升高,眼内活动性纤维增生倾向;IL-6 显著升高,IL-8 显著升高,眼内活动性炎症明显;IL-10/IL-6<1,不支持 B 细胞来源淋巴瘤诊断;VCAM 显著升高,提示眼内组织水肿明显。病原体基因芯片检测结果提示:大肠杆菌、铜绿假单胞菌、金黄色葡萄球菌、肺炎克雷伯菌、酿脓链球菌、表皮葡萄球菌、鲍曼不动杆菌、屎肠球菌、粪肠球菌、白色念珠菌、烟曲霉菌、弓形虫、梅毒螺旋体、伯氏疏螺旋体、巨细胞病毒、EB 病毒、水痘带状疱疹病毒、单纯疱疹病毒Ⅰ型、单纯疱疹病毒Ⅱ型均为阴性,(1-3)-β-D 葡聚糖检测(G 实验,真菌相关抗原检测)阴性(29.7pg/ml)、结核 TB-DNA 阴性,痤疮丙酸杆菌阳性,提示:眼内厌氧菌痤疮丙酸杆菌感染。

【诊断】

◆ 右眼感染性眼内炎(痤疮丙酸杆菌)
◆ 右眼视网膜中央静脉阻塞

◆ 双眼屈光不正

【诊断思辨】

该患者疾病特点是年轻女性患者的单眼 CRVO 在多次玻璃体腔注射抗 VEGF 后出现了视力下降、前房积脓和玻璃体混浊。抗 VEGF 是目前常见眼底疾病黄斑水肿或新生血管的首选治疗方法,如湿性年龄相关性黄斑变性、糖尿病视网膜病变、视网膜静脉阻塞、脉络膜新生血管等。本病例患者是右眼视网膜中央静脉阻塞合并黄斑囊样水肿,在当地进行了眼内注药治疗,2 次注药后患者视网膜静脉阻塞的出血和黄斑水肿均得到有效控制,然而却在第 3 次注药后发生了眼内炎。针对眼内炎首先要考虑是感染性还是非感染性,通过分析患者病史,结合当地的诊断性治疗反馈,诊断患者为右眼感染性眼内炎。

然而当地房水检测和后续的玻璃体取材培养结果均为阴性,这对感染性眼内炎的诊断和后续治疗都极为不利,为了进一步明确病原体,进行了玻璃体取材的基因芯片病原体检测,查出痤疮丙酸杆菌阳性,到此才明确了眼内炎的病原体。为什么常规的房水和玻璃体培养都查不出痤疮丙酸杆菌? 原来痤疮丙酸杆菌是典型 G^+ 厌氧菌(无芽孢多形杆菌)、生长相对缓慢,数量少、毒力低,属于皮肤和眼睑的正常菌群,寄居皮肤毛囊及皮脂腺,在 43.8% 正常结膜可培养出,但它的培养条件比较特殊,需在厌氧条件下用血琼脂或硫乙醇酚钠液体培养基培养,平均培养时间为 8~10 天,因此常规的培养条件和时间容易得出假阴性结果,这时通过病原体基因芯片检测,是提高病原体检测灵敏度的重要手段。

痤疮丙酸杆菌是厌氧菌性眼内炎中最常见的一种慢性眼内炎,在白内障术后比较常见,感染后典型临床特征为晶状体后囊白色斑块,并且类固醇反应良好,造成炎症消退假象,繁殖到一定程度炎症又可复发,这两点在本病例中均有表现,进一步佐证了痤疮丙酸杆菌的感染。既然是 G^+ 菌,为什么广谱抗生素不敏感? 这与痤疮丙酸杆菌的耐药性有关,药敏试验证实痤疮丙酸杆菌对甲硝唑、复方新诺明、克拉霉素、阿奇霉素、克林霉素、左氧氟沙星均存在多重耐药,对四环素、多西环素、米诺环素较敏感。

玻璃体腔注药作为侵入性的手术操作具有一定的感染风险,其中对视力威胁最大、最严重且紧急的并发症是感染性眼内炎。玻璃体腔注药后眼内炎的发生率非常低(0.02%~0.08%),一旦发生视力预后通常较差,因此在进行手术操作前要做好术前排查,如睑缘炎和泪囊炎需排除。本例患者有皮肤痤疮和睑板腺功能障碍,可能成为病原体的来源,应该在术前做好睑缘清洁和睑板腺分泌物处理。注药过程时严格遵循手术操作规范,如聚维酮碘消毒是降低感染风险最有力的支持证据;使用开睑器防止针头被眼睑或睫毛的细菌、分泌物污染;预充式注射装置简化过程,减少准备步骤和潜在污染机会;术前术后抗生素的预防性使用。痤疮丙酸杆菌感染导致的眼内炎容易迁延成慢性感染,病程长,对常规抗生素不敏感,激素有效却容易反复,导致易被误诊为无菌性眼内炎而耽误治疗,因此眼内炎准确、及时的病因诊断是开展正确治疗策略、长期预防反复发作的关键。

【疾病特点】

(1) 眼内炎(endophthalmitis)是眼内细菌等微生物感染引起的眼内炎症反应。眼内炎是眼科临床中最严重和最紧急的急症之一,诊治不当往往会带来灾难性的后果,轻者丧失视力,重者摘除眼球甚至波及颅内,危及生命。临床体征和症状包括视力下降、轻至中度疼痛、眼红、前房积脓和玻璃体混浊。尽管抗 VEGF 眼内注射后眼内炎的发病率非常低,发生率从 0.02%~0.08% 不等,但视觉预后通常很差,主要取决于治疗的时间窗,感染病原体的毒性,治疗方案的选择。及时的诊断和治疗可挽救眼球,恢复较好的视觉质量。

(2) 临床表现:早期眼内炎表现为不明原因的患眼畏光、疼痛、流泪;视物模糊,视力迅速下降至手动、光感;眼压正常或降低;角膜后弹力层皱褶,KP 明显;前房浮游细胞增多,房水闪辉明显,前房纤维素性渗出,前房积脓;眼底红光反射消失,玻璃体混浊,间接检眼镜下不能辨认视盘。B 超检查可见均匀一致的致密玻璃体混浊物;房水或玻璃体的微生物学检查病原体阳性,个别培养阴性不能排除,需进一步采取灵敏度高的手段提高检出阳性率,如基因芯片或 PCR 检测。

(3) 痤疮丙酸杆菌(*Propionibacterium acnes*,*P·acnes*):*P·acnes* 是一种生长相对缓慢的典型革兰氏阳性厌氧菌(多形杆菌),是导致白内障术后慢性眼内炎的常见病原体。 *P·acnes* 通常存在于毛囊、眼睑、泪小管及结膜囊内,厌氧但能耐受微量氧气,可发酵产生乳酸,乙醇和醋类使之成为丙酸,能适应多种复杂环境使慢性感染不受免疫系统的攻击。*P·acnes* 生长缓慢并需最适宜的厌氧条件,用常规的房水及玻璃体培养方法通常培养不出,需用血琼脂或硫乙醇酚钠液体培养基在厌氧条件下培养,平均培养时间为 8~10 天,一般需 14 天左右。*P·acnes* 嗜好晶状体囊,因晶状体囊与外界隔绝,具有厌氧菌生长所需的乏氧环境,适宜其缓慢生长。因此其临床特征为在晶状体周边囊袋内可见白色斑块。其他临床表现有结膜充血、角膜后沉着物及玻璃体炎性混浊。在白内障术后发生表现为:典型的迟发发作、肉芽肿性葡萄膜炎、人工晶状体囊袋内白色斑块、慢性病程及反复发作等特征。早期对类固醇反应良好,常造成炎症消退的假象,需与无菌性眼内炎鉴别。

(4) 玻璃体腔注射是眼科医生最常规手术操作之一,应严格遵循手术消毒制度和规范使用药物,避免因不规范操作导致医源性的眼内感染。追溯本例患者诊治过程,存在多次分针注射操作,存在操作不规范导致感染的可能。此外眼内炎发病率与注射药物类型具有相关性,如糖皮质激素,尤其是地塞米松玻璃体内植入剂,发生眼内炎的风险是抗 VEGF 药物的 3 倍以上,其原因与激素的免疫抑制特性,导致细菌性眼内炎的易感性,其次注射针径大导致较大的巩膜伤口,使玻璃体内细菌感染的风险增加。临床研究显示抗 VEGF 制剂类型与眼内炎发病也有一定相关性,与非预充式注射剂相比预充式注射剂降低 40% 眼内炎风险,其原因可能与预充式注射剂在可控条件下减少操作和专业准备步骤,获得更好的安全性和准确性。

【鉴别诊断】

(1) 无菌性眼内炎:无菌性眼内炎临床表现有起病急、不同程度视力下降、疼痛不明显、睫状充血、角膜后沉着物、前房炎症细胞、前房积脓、玻璃体混浊、眼底窥不清、眼压正常。眼前节炎症重于后节炎症,细菌培养为阴性,激素治疗效果好等。手术相关的无菌性眼内炎可能与以下因素有关:聚维酮碘或局麻药等残留进入前房引起免疫反应;抗 VEGF 药品在储存、冷藏运输过程中易发生活性降低,免疫原性增强导致无菌性眼内炎。

(2) 真菌性眼内炎:真菌性眼内炎是由于致病真菌引起的感染性眼内炎。临床表现为患者症状与眼部体征不一致,眼红眼痛等症状轻,前房、玻璃体内"珍珠样""菌落样"混浊,视网膜表面散发小棉球样病灶等体征相对重且典型,抗菌及激素治疗病情加重。玻璃体液真菌培养是诊断真菌感染的金标准,培养所需的时间较长。G 试验[检测真菌的细胞壁成分 -(1,3)-β-D- 葡聚糖,主要用于念珠菌和曲霉菌的早期诊断]和 GM 试验(检测半乳甘露聚糖,主要用于侵袭性曲霉菌感染的早期诊断)是辅助真菌早期诊断的重要手段。

(3) 内源性眼内炎:一种眼外感染通过血源性播散引起的严重致盲性眼内感染,占所有眼内炎总数的 2%~8%。与长期静脉插管、应用免疫抑制剂、抗生素及糖皮质激素、糖尿病、肾衰竭以及静脉注射毒品等高危因素有关。早期诊断困难、预后较差和视力受损严重等特点成为致盲杀手。眼部表现为脉络膜视网膜浸润灶和玻璃体炎,治疗关键是寻找全身原发感染病灶。

【治疗】

本例患者采取了玻璃体切除手术,术中观察到感染病灶累及晶状体后囊膜,粘连紧密,联合晶状体咬切,保留前囊膜,术中观察到视网膜平伏,表面未见感染病灶,周边部分血管闭塞,予以激光封闭,术毕予以气体填充。全身联合口服米诺环素,局部使用抗生素滴眼液预防感染。术后 1 个月复查,患者视力提高到 0.2,眼部炎症控制,感染无复发,仍有黄斑水肿,予以规范的玻璃体腔注射抗 VEGF 治疗后 1 个月,黄斑水肿吸收,矫正视力提高到 0.4。持续随访 1 年右眼矫正视力 0.4,感染无复发,黄斑水肿无复发。

【关键词】

视网膜中央静脉阻塞	central retinal vein occlusion,CRVO
感染性眼内炎	infectious endophthalmitis
玻璃体腔注射	intravitreal injection,IVI
无菌性眼内炎	sterile endophthalmitis
痤疮丙酸杆菌	*Propionibacterium acnes*,*P·acnes*

【测试题】

1. 玻璃体腔注射导致眼内感染的常见病原体有（　E　）
   A. 葡萄球菌　　　　　　　　　　B. 链球菌
   C. 芽孢杆菌　　　　　　　　　　D. 痤疮丙酸杆菌
   E. 以上都是

2. 细菌性眼内炎的治疗方法有（　D　）
   A. 玻璃体腔取材联合注药　　　　B. 全身广谱抗生素治疗
   C. PPV 手术 + 取材　　　　　　　D. 以上都是

<h1 style="text-align:center">参 考 文 献</h1>

1. XU K，CHIN EK，BENNETT SR，et al . Endophthalmitis after intravitreal injection of vascular endothelial growth factor inhibitors：management and visual outcomes［J］. Ophthalmology，2018，125（8）：1279-1286.

2. LABARDINI CP，BLUMENTHAL EZ. Causative pathogens in endophthalmitis after intravitreal injection of anti-vascular endothelial growth factor agents［J］. Rambam Maimonides Med J，2018，9（4）：e0032.

3. AUBIN GG，PORTILLO ME，TRAMPUZ A，et al. Propionibacterium acnes，an emerging pathogen：from acne to implant-infections，from phylotype to resistance［J］. Med Mal Infect，2014，44（6）：241-250.

4. MCCANNEL CA. Meta-analysis of endophthalmitis after intravitreal injection of anti-vascular endothelial growth factor agents：causative organisms and possible prevention strategies［J］. Retina，2011，31（4）：654-661.

5. MUKHERJEE A，PRAMANIK S，DAS D，et al. Polymicrobial chronic endophthalmitis diagnosed by culture and molecular technique［J］. Indian J Med Microbiol，2014，32（3）：331-332.

6. STOREY PP，TAUQEER Z，YONEKAWA Y，et al. The impact of prefilled syringes on endophthalmitis following intravitreal Injection of Ranibizumab［J］. Am J Ophthalmol，2019，199：200-208.

7. ALDAVE AJ，STEIN JD，DERAMO VA，et al. Treatment strategies for postoperative propionibacterium acnes endophthalmitis［J］. Ophthalmology，1999，106（12）：2395-2401.

8. KOSACKI JULIE，BOISSET SANDRINE，MAURIN MAX，et al. Specific PCR and quantitative real-time PCR in ocular samples from acute and delayed-onset postoperative endophthalmitis［J］. Am J Ophthalmol，2020，212：34-42.

9. SJOHOLM-GOMEZ DE LIANO CARL，SOBERON-VENTURA VIDAL F，SALCEDO-VILLANUEVA GUILLERMO，et al. Sensitivity，specificity and predictive values of anterior chamber tap in cases of bacterial endophthalmitis［J］. Eye Vis（Lond），2017，4：18.

（朱晓波　黄海香）

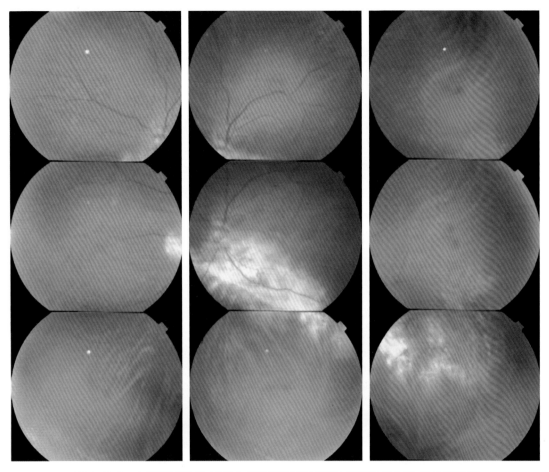

图 1-13-8 左眼眼底照相,可见左眼脉络膜病灶稳定,呈纤维化改变,伴少许增殖

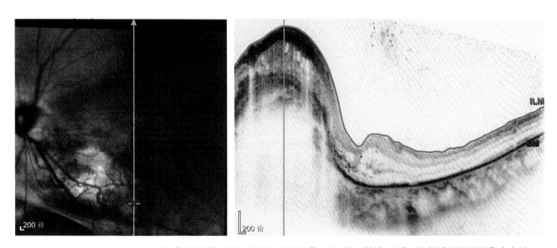

图 1-13-9 左眼 OCT,脉络膜病灶较前明显缩小,视网膜下积液已基本吸收,病灶表面视网膜稍水肿

【关键词】

脉络膜结核瘤　　　choroidal tuberculoma

赫氏反应　　　　　Jarisch-Herxheimer reaction, JHR

【测试题】

1. 脉络膜结核瘤的治疗方案不包括（　B　）

　　A. 标准化抗结核杆菌治疗　　　　B. 单独使用系统性激素治疗

　　C. 抗结核治疗联合口服激素治疗　D. 抗 VEGF 注药术

2. 抗结核治疗后出现眼部赫氏反应时首选治疗方案为（　C　）

　　A. 立即停用抗结核治疗用药　　　B. 局部使用含激素滴眼液

　　C. 加用系统性激素治疗　　　　　D. 眼内注射激素缓释制剂

参 考 文 献

1. CHEUNG C M G, CHEE S P. Jarisch-Herxheimer reaction: paradoxical worsening of tuberculosis chorioretinitis following initiation of antituberculous therapy [J]. Eye (Lond), 2009, 23 (6): 1472-1473.

2. HASANREISEGLU MURAT, GULPINAR IKIZ GOKCEN, AKTAS ZEYNEP, et al. Intravitreal dexamethasone implant as an option for anti-inflammatory therapy of tuberculosis uveitis [J]. Int Ophthalmol, 2019, 39 (2): 485-490.

3. NEUNHOFFER HENRIKE, GOLD ANNIKA, HOERAUF HANS, et al. Isolated ocular Jarisch-Herxheimer reaction after initiating tuberculostatic therapy in a child [J]. Int Ophthalmol, 2014, 34 (3): 675-677.

4. GUPTA V, GUPTA A, RAO NA . Intraocular tuberculo-sis—an update [J]. Surv Ophthalmol, 2007, 52 (6): 561-587.

5. GUPTA VISHALI, GUPTA AMOD, ARORA SUNIL, et al. Simultaneous choroidal tuberculoma and epididymo-orchitis caused by mycobacterium tuberculosis [J]. Am J Ophthalmol, 2005, 140 (2): 310-312.

6. JAIN SAHIL, AGARWAL ANIRUDDHA, GUPTA VISHALI. Resolution of large choroidal tuberculoma following monotherapy with intravitreal ranibizumab [J]. Ocul Immunol Inflamm, 2020, 28 (3): 494-497.

7. GUPTA V, GUPTA A, RAO NA. Intraocular tuberculosis—an update [J]. Surv Ophthalmol, 2007, 52 (6): 561-587.

（李　涛　袁敏而　李霁竹）

中青年男性单眼视物遮挡 2 周

【病例简介】

患　者：男,32 岁,公司职员。

主　诉：右眼无痛性视物遮挡 2 周。

既往史：起病前有疲劳感,无发热,无咳嗽,一周前外院诊断"右眼玻璃体积血",未予治疗。否认外伤史、感染史、家族史,否认全身病史,无冶游史,不吸烟,无药物嗜好。

【临床检查】

● 眼科检查

	OD	OS
视力（VA）	指数 /10cm	0.6
眼压（IOP）	18mmHg	18mmHg
角膜	透明	透明
前房	房水清	房水清
晶状体	透明	透明
玻璃体	血性混浊	透明
视网膜	窥不见	平伏,未见明显异常

右眼 B 超请见图 1-14-1。

基于上述资料,您觉得初步诊断是什么？

还需要进一步完善哪些检查？

患者年轻男性,单眼视物遮挡 2 周,最明显的眼部体征是右眼玻璃体积血,无视网膜脱离,对侧眼未见明显异常。考虑肿瘤、息肉状脉络膜血管病变、视网膜静脉周围炎、感染或自

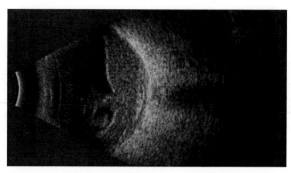

图 1-14-1　右眼 B 超示玻璃体中～重度积血混浊,不全
后脱离声像,后界膜下积血

身免疫性疾病等都有可能导致眼内出血,因此进一步完善检查如下:

颅脑 MRI(-),胸片未见明显异常,血常规(-),术前 4 项(HIV、TP、HBV、HCV)(-),ANA
定量抗核抗体 Ig46.55AU/ml(参考范围 0~40AU/ml),抗核抗体 17 项(-),ANCA(-),抗肾小球
基底膜抗体(-)、免疫球蛋白测定(-)、风湿 3 项(-)。

颅脑 MRI 排除占位性病变,胸片正常排除了肺结核感染,外周血检测排除了常见感染
性与自身免疫性疾病。考虑患者眼内出血已 2 周,玻璃体积血厚重难以自行吸收,为了清除
玻璃体积血并明确出血原因,建议患者行右眼玻璃体切除术,术前 1 周预防性行右眼玻璃体
腔抗 VEGF 药物注射。

术中清除玻璃体积血后,见黄斑区大量渗出,网膜下陈旧积血,视网膜静脉迂曲扩张,局
部血管白鞘改变。术毕予以硅油填充。

术后眼底照相见图 1-14-2,FFA 见图 1-14-3,ICGA 见图 1-14-4,OCT 见图 1-14-5。

👨‍⚕️ 接下来我们应该如何辨析?

结合患者检查结果,右眼视网膜血管炎明确,之前已排除了常见感染与自身免疫性疾
病,结合对侧眼 FFA 周边视网膜未见明显渗漏与无灌注区,也初步排除了视网膜静脉周围
炎的猜测,因此针对少见的感染性疾病作进一步排查。

复测外周血梅毒抗体(-)、结核抗体(-),γ 干扰素释放实验(ELISPOT):IFN-γ=78(参考
值 0~40),IFN-γ(PB+P8.10)=21(参考值 0~30),IFN-γ(P8.10)=21(参考值 0~30)。

👨‍⚕️ 基于上述检查结果,您认为该患者的诊断是什么?

👨‍⚕️ 您认为下一步的治疗方案是什么?

【诊断】

◆ 右眼结核性视网膜血管炎(tubercular retinal vasculitis)

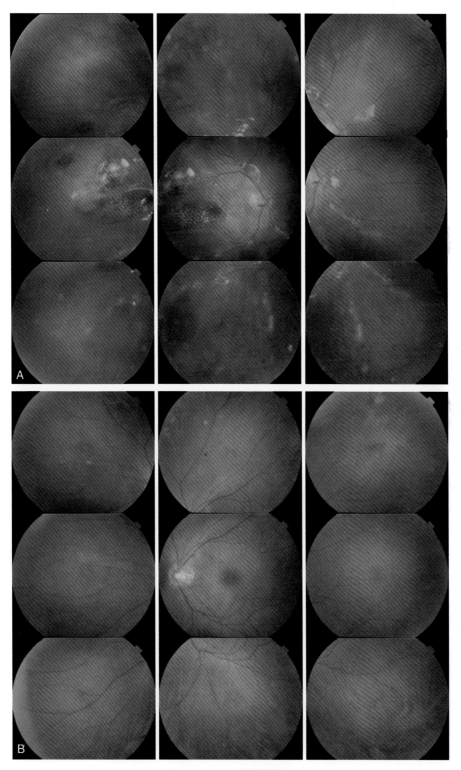

图 1-14-2　眼底照相

A. 右眼黄斑区大片渗出,网膜下少量陈旧积血,视网膜静脉迂曲扩张,鼻下方血管白鞘;

B. 左眼未见明显异常。

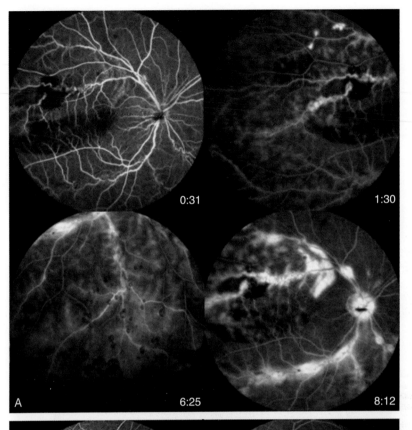

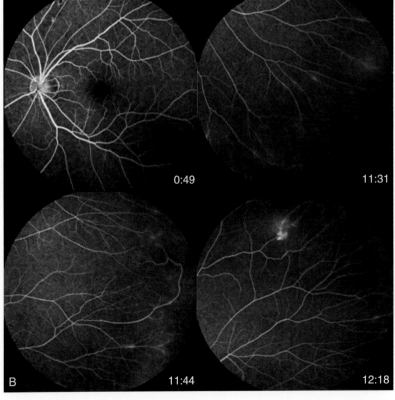

图 1-14-3 FFA 结果

A. 右眼视网膜静脉迂曲
扩张,管壁荧光染色,中周
至周边毛细血管通透性增
加,颞侧及下方视网膜血
管渗漏明显,鼻下方血管
闭塞;B. 左眼周边部视网
膜小静脉血管扭曲,部分
管壁染色。

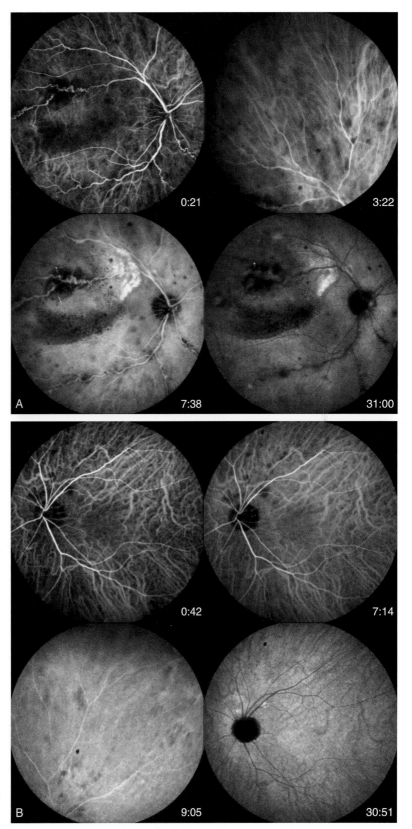

图 1-14-4　ICGA 结果

A. 右眼黄斑区荧光遮挡（出血）；B. 左眼大致正常。

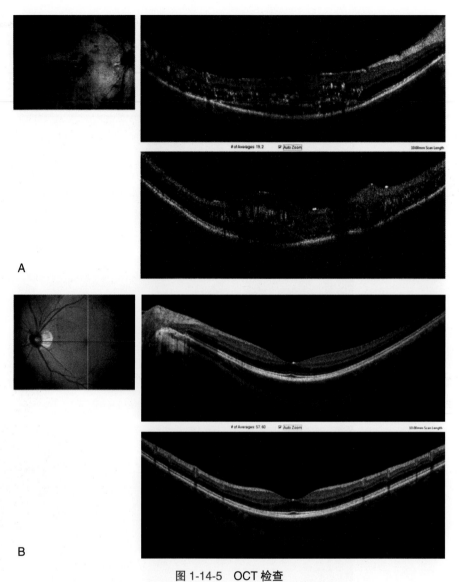

图 1-14-5   OCT 检查

A. 右眼黄斑区水肿,层间高反射沉积,神经上皮层浆液性脱离;B. 左眼未见明显异常。

【诊断思辨】

该患者疾病特点为青年男性,不明原因出现单眼玻璃体积血,对侧眼正常,经手术清除玻璃体积血后发现视网膜血管白鞘改变,后极部网膜下大量渗出与陈旧积血,初步考虑诊断为单眼视网膜血管炎。FFA 提示患眼局部血管闭塞、渗漏,符合视网膜血管炎改变,OCT 显示黄斑水肿考虑为炎症累及导致。排查可导致视网膜血管炎的常见感染性与自身免疫性疾病,最终发现该患者干扰素释放实验结果中 IFN-γ 值高于参考范围近 2 倍,最终诊断为结核性视网膜血管炎。建议复测更具针对性地干扰素释放试验 QFT-GIT 定量检测(ESAT-6,

CFP-10 与 TB7.7)或 T-SPOT 检测(ESAT-6 与 CFP-10)以及 PPD 皮试,以提高结核感染诊断的可信性,并开展后续抗结核治疗。

【疾病特点】

(1)结核性视网膜血管炎是眼内结核感染的重要表现形式,可继发于全身结核感染,也可作为原发灶孤立性存在。据统计世界范围内有 1/3 的人都存在结核的潜伏感染,作为空气传播的常见传染性疾病,结核的原发病灶通常累及肺部,但是有 60% 的肺外结核感染患者都无肺结核感染证据。

(2)症状:多见于 40 岁以下青年男性,单眼或双眼发病,多伴中度的玻璃体炎性反应、闭塞性视网膜血管炎、继发性视网膜新生血管与玻璃体积血。活动性或稳定的斑片状脉络膜视网膜炎性病灶也是常见眼底伴发体征,葡萄膜炎症活动或继发性 BRVO 可导致黄斑水肿。

(3)眼内液结核杆菌的涂片、培养与组织病理学结果是诊断金标准,但结核杆菌生长缓慢,培养耗时长,敏感性较低;PPD 皮试平价简易,但主观性强,特异性和敏感性较低,且受既往卡介苗接种影响;γ 干扰素释放实验(QFT-GIT 与 T-SPOT)更客观准确,不受卡介苗接种影响,是目前公认的结核感染的诊断标准之一,但不能区分结核潜伏感染与活动性结核病;胸片有助于肺结核的诊断。临床上对于不典型的肺外结核感染建议综合患者临床表现,排除常见感染性疾病后,结合实验室检查明确最终诊断。

【鉴别诊断】

(1)梅毒性视网膜血管炎(syphilitica retinitis):多见于男性,临床表现与多种葡萄膜炎类似,又被称为"伟大的伪装者",多伴有脉络膜炎症,也可单独累及视网膜,病变主要集中在后极部,可表现为局部视网膜水肿、血管炎、视盘炎等,也可表现为周边坏死性视网膜炎。血清检测有助于该病的鉴别。

(2)系统性红斑狼疮(systemic lupus erythematosus,SLE):多见于 20~50 岁女性,因免疫复合物沉积于血管壁导致视网膜血管炎症与闭塞,初期可表现为视网膜水肿、散在棉绒斑,随着病情进展可发生视网膜出血与血管炎性阻塞,大部分患者存在视神经受累。ANA 抗体检测等有助于该病的鉴别。

(3)视网膜静脉周围炎(Eales disease):多发生于 20~40 岁男性,双眼反复发生视网膜出血是其主要特征,病变位于视网膜周边部,活动期可见视网膜血管白鞘、周围视网膜出血灶,反复发生的玻璃体积血机化牵拉可导致视网膜脱离。绝大部分患者 PPD 阳性,荧光造影检测双眼视网膜周边血管渗漏、无灌注区存在时应高度怀疑此病。

【治疗】

眼结核的治疗与全身活动性肺结核一样都遵循标准化抗结核指南(standard anti-TB treatment,ATT),根据 WHO 的建议对于新发结核感染患者前 8 周联合使用利福平、异烟肼、乙胺丁醇、吡嗪酰胺,后 16 周使用利福平与异烟肼。糖皮质激素的联合使用(局部或口服)有助于眼部炎症的缓解,在用药 6~12 周内应逐渐减量。如患者在开始 ATT 治疗后,因为结核分枝杆菌大量死亡释放内毒素等抗原物质导致赫氏反应(Jarisch-Herxheimer reaction,JHR),可加用全身糖皮质激素控制炎症。

【关键词】

结核性视网膜血管炎   tubercular retinal vasculitis

【测试题】

结核性视网膜血管炎的诊断要求不包括(　D　)

A. 视网膜血管白鞘、渗漏或闭塞等炎症改变

B. PPD 强阳性或 γ 干扰素释放实验阳性

C. 除外感染性与自身免疫性疾病导致的视网膜血管炎

D. 肺结核病史

参 考 文 献

1. AGRAWAL R,GUNASEKERAN D V,GONZALEZ-LOPEZ J J,et al. Peripheral retinalvasculitis:analysis of 110 consecutive cases and a contemporary reappraisal of tubercular etiology[J]. Retina(Philadelphia,Pa.),2016,37(1):112.

2. AGRAWAL R,GUNASEKERAN DV,GRANT R,et al. Clinical features and outcomes of patients with tubercular uveitis treated with antitubercular therapy in the collaborative ocular tuberculosis study(COTS)-1[J]. Jama Ophthalmol,2017,135(12):1318-1327.

3. WAN QIJUN,et al. A qualitative,enzyme-linked immunospot assay is a promising diagnostic method for tuberculous peritonitis among continuous ambulatory peritoneal dialysis patients:asingle-center experience[J]. 2017.

4. MAZUREK G H,JEREB J,VERNON A,et al. Updated guidelines for using interferon gamma release assays to detect Mycobacterium tuberculosis infection--United States,2010[J]. MMWR Recomm Rep,2010,59(RR-5):1-25.

5. LAWN S D,A I ZUMLA. Tuberculosis[J]. Lancet,2011,378(9785):57-72.

(吕 林　李霁竹)

病例 15

左眼视物模糊伴眼前黑影飘动 2 个月余

【病例简介】

患　者：男,36 岁。

主　诉：左眼视物模糊伴眼前黑影飘动 2 个月余。

既往史：双眼中度近视,复发性生殖器溃疡,2~3 个月发作一次;2 年前有一过性耳鸣。胃炎病史,否认眼部外伤及手术史,否认家族史,否认猫狗接触史。

【临床检查】

● 眼科检查

	OD	OS
最佳矫正视力	1.0	0.8
眼压(IOP)	13.5mmHg	14.7mmHg
角膜	透明,KP(−)	透明,KP(−)
前房	清,细胞(−),Tyn(−)	清,细胞(−),Tyn(−)
晶状体	透明	透明
玻璃体	轻度混浊	炎性混浊(++)
视网膜	无明显异常	颞上血管弓旁约 1.5PD 黄白色病灶

双眼眼底照相请见图 1-15-1。

基于上述资料,您觉得初步诊断是什么?

根据患者复发性生殖器溃疡与左眼视力缓慢下降 2 个月的病史,首先不难让人想到白塞综合征的可能,但眼底照相提示左眼玻璃体炎症明显,不太支持白塞综合征的诊断。患者左眼玻璃体炎,坏死性视网膜炎,但因患者病程已有 2 个月余,病情发展缓慢,排除病毒性视网膜炎。需进一步排查真菌性眼内炎和眼弓形虫病。

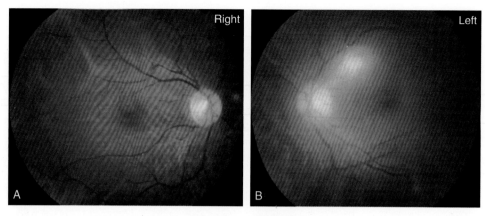

图 1-15-1　眼底照相

A. 右眼玻璃体轻度絮状混浊,眼底无明显异常;B. 左眼玻璃体炎性混浊(++),颞上血管弓旁、黄斑鼻上方约 1.5PD 黄白色病灶,边界不清,周围血管可见白鞘。

 还需要进一步完善哪些检查?

我们应该进一步完善哪些检查?

A. OCT　　　　　　　　B. B 超　　　　　　　　C. FFA

D. 术前四项　　　　　　E. 血培养

眼底照相提示左眼玻璃体炎症明显,不太支持白塞综合征的诊断,而更像内源性真菌感染等感染性疾病的表现,需做进一步排查。

首先应该完善眼部相关检查,明确病灶的病变性质,其次需要进一步排查感染相关性疾病,术前四项:HBV(−),HCV(−),HIV(−),TP(−);结核检测:胸片(−),TB-Ab(−),T-Spot(−);病毒血清学检测:EBV-IgM 和 IgG(−),HSV-IgM 和 IgG(−)、VZV-IgM(−)、IgG(+)、CMV-IgM(−)、IgG(+)、Tox-IgM(−)、IgG(+)、风疹病毒 -IgG(−);血培养(−)。

双眼 OCT 结果见图 1-15-2,左眼 B 超结果见图 1-15-3,双眼 FFA 结果见图 1-15-4,双眼 ICGA 结果见图 1-15-5。

接下来我们应该如何辨析?

结合患者病史、体征、辅助检查结果,即使血培养阴性,仍然无法完全排除真菌感染,需要鉴别内源性真菌感染和眼弓形虫感染,此时最好的检测方法为取眼内液送检。患者因检测有创暂拒绝,予局部妥布霉素滴眼液联合 0.1% 双氯芬酸钠滴眼液治疗。2 周后复查左眼最佳矫正视力下降至 0.5,左眼角膜后出现尘状 KP,前房 Tyn(±),细胞(+),眼底黄白色病灶较前有所扩大。

眼前段照相请见图 1-15-6,左眼眼底照相见图 1-15-7。

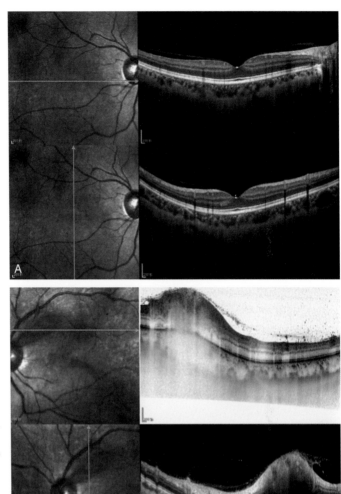

图 1-15-2　双眼 OCT 结果

A. 右眼黄斑区视网膜及脉络膜结构未见明显异常,玻璃体不全后脱离;

B. 左眼颞上血管弓旁、黄斑鼻上方可见累及视网膜全层病灶,病灶区域反射增强、肿胀隆起,外层结构消失,RPE- 脉络膜光带不连续(遮蔽可能),病灶位置对应脉络膜厚度增加,病灶位置玻璃体后界膜粘连紧密,较多高反射点状混浊。

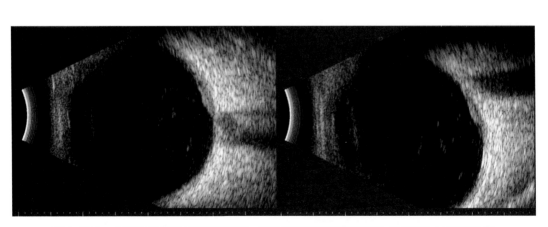

图 1-15-3　左眼 B 超结果示玻璃体混浊,视神经旁不规则球壁增厚,类似"火山口"样凸起

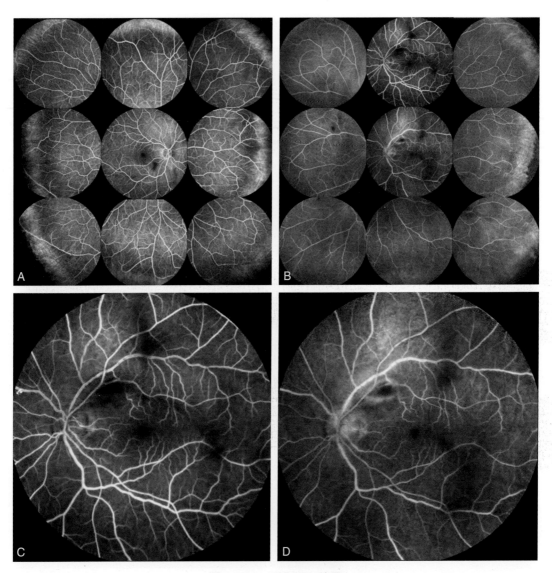

图 1-15-4　双眼 FFA 结果

A. 右眼未见明显异常,玻璃体后脱离 Weiss 环遮蔽荧光;B~D. 左眼可见玻璃体絮状混浊,造影早期,视盘颞上方、颞上血管弓旁不规则片状弱荧光病灶,渗漏不明显,晚期仍呈弱荧光,周围略染色,病灶周围视网膜血管轻度渗漏,颞上分支静脉管径不均伴晚期管壁染色,视盘毛细血管渗漏,晚期染色,中周部未见明显异常。

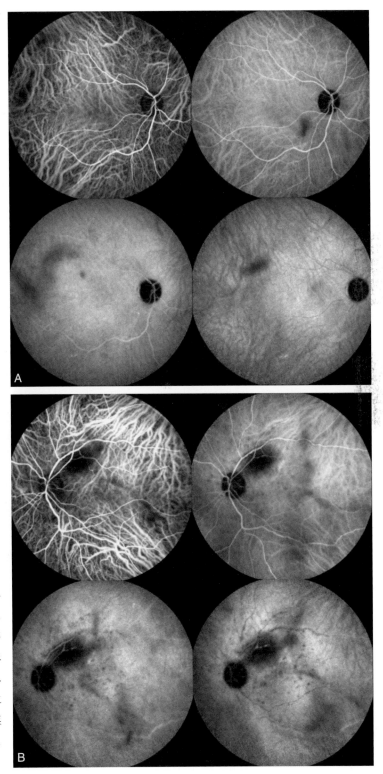

图 1-15-5　双眼 ICGA 结果

A. 右眼未见明显异常,玻璃体后脱离 Weiss 环遮蔽荧光;B. 左眼可见玻璃体絮状混浊,后极部脉络膜血管略扩张,造影全过程后极部散在弱荧光点,视盘颞上方、颞上血管弓旁病灶造影全过程始终呈弱荧光,所累及视网膜颞上分支静脉节段性管径不均,中周部未见明显异常。

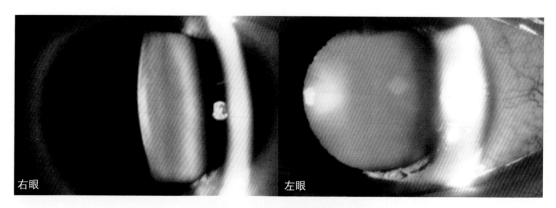

图 1-15-6　眼前段照相

示右眼未见明显异常；左眼角膜透明，尘状 KP（+），前房深，Tyn（±），细胞（+）。

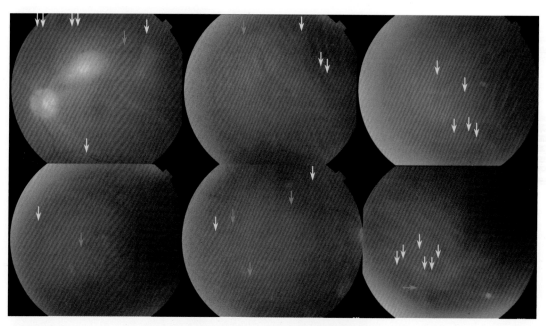

图 1-15-7　左眼眼底照相

左眼脉络膜视网膜黄白色病灶较 2 周前范围有所扩大，边界模糊，颞上分支血管白鞘（绿色箭头），玻璃体混浊加重，后极部及中周部可见散在视网膜表面细小灰白色绒球状混浊物沉积（黄色箭头），中周部亦见节段性视网膜中小血管白鞘（绿色箭头）。

患者局部抗炎治疗无效果，病灶范围进一步扩大，血管炎症加重，再次建议患者左眼房水取材送检，结果如下。

（1）弓形虫相关检测：房水 Tox-IgG=45.72IU/ml（↑），血清 Tox-IgG=67.96IU/ml（↑），GW 系数 78.87（↑）；

（2）真菌相关检测：26sRNA（−），曲霉菌半乳甘露聚糖（−），（1,3）-β-D 葡聚糖（−）；

（3）病毒相关检测：CMV-IgG 10.71U/ml（↑）、VZV-IgG 31.82U/ml（↑）、HSV-IgG 6.94U/ml
（<9）、EBV-IgG 0.01ng/ml（<7.5）、风疹 -IgG 2.92IU/ml（<10），CMV、EBV、HSV、VZV 及 HIV-6 核
酸均为（–）；

（4）淋巴瘤相关炎症因子检测：IL-8=29.5pg/ml（↑），IL-6=70.4pg/ml（↑），IL-10=1.4pg/ml
（0~5），IL-10/IL-6=0.02（<1）。

本例患者无明确猫狗接触史，眼底表现不典型，结合左眼房水检测结果，拟诊"左眼弓
形虫感染所致脉络膜视网膜炎"，予诊断性抗弓形虫治疗：口服阿奇霉素 1.0g，每日一次；用
药一周后，联合 30mg 泼尼松每日一次口服。阿奇霉素治疗 2 周后患者左眼视力提高至 0.8，
前房与玻璃体炎症略有消退，继续抗弓形虫及糖皮质激素治疗 2 周后，左眼玻璃体混浊较前
明显吸收，视网膜脉络膜病灶也较前缩小。

治疗后左眼眼底照相请见图 1-15-8，左眼脉络膜视网膜病灶动态 OCT 改变请见图
1-15-9。

基于上述检查结果，您认为该患者的诊断是什么？

您认为下一步的治疗方案是什么？

【诊断】

◆ 左眼弓形虫病

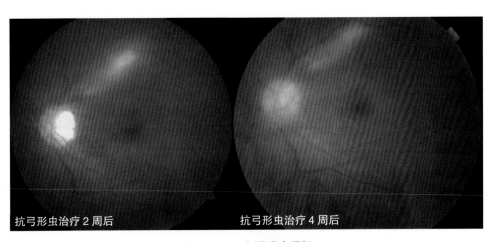

图 1-15-8 左眼眼底照相

抗弓形虫治疗 2 周后，患者左眼玻璃体混浊较前减轻，颞上血管弓旁病灶缩小，局部水肿消退、
视网膜前膜逐渐形成；抗弓形虫治疗 4 周后，左眼玻璃体混浊进一步吸收、消退，颞上血管弓旁
病灶继续缩小、水肿消退，未见明显隆起于视网膜，视网膜前及视盘表面玻璃体后界膜进一步增
厚、前膜形成。

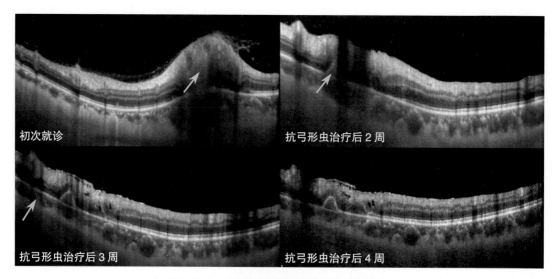

图 1-15-9　左眼脉络膜视网膜病灶动态 OCT

初诊时,左眼炎性病灶反射增强、隆起(箭头),累及视网膜全层,各层正常结构紊乱、消失,病灶位置对应脉络膜厚度增加,病灶位置玻璃体后界膜粘连紧密,较多高反射点;随着抗弓形虫药物逐渐起效(治疗后 2 周),肿胀病灶逐渐消退,病灶区域增厚的脉络膜逐渐恢复正常,但视网膜结构不清、反射仍增强,外层结构破坏,RPE 光带锥状突起(箭头);随着驱虫治疗的进程(治疗后 3、4 周),肿胀隆起的病灶进一步消退,视网膜内层结构呈相对高反射(较前略减轻),外层结构始终未恢复,RPE 光带局部隆起,对应脉络膜厚度变薄、萎缩(箭头),病灶表面视网膜前膜形成,玻璃体后皮质高反射点消失。

【诊断思辨】

该患者以"左眼视物模糊伴眼前黑影飘动"的视觉异常来诊,病程 2 个月,眼底病变主要特点为"黄白色奶油样脉络膜视网膜病灶,边界不清,伴较严重的玻璃体炎症"。FFA 检查全过程,病灶均呈弱荧光,周围视网膜血管呈反应性炎症改变,ICGA 尚可见后极部脉络膜大血管扩张,伴散在点状弱荧光,提示脉络膜炎症改变。OCT 特征为左眼累及视网膜全层的坏死性视网膜炎,内层视网膜正常结构消失、紊乱,局灶性或弥漫性高反射,病灶处脉络膜增厚、大血管扩张。B 超检查可见左眼不规则球壁增厚伴玻璃体混浊,提示脉络膜视网膜炎合并玻璃体炎。

眼部表现为玻璃体炎,坏死性视网膜炎,视网膜血管炎,行系统性检测初步排查常见感染性疾病,结果显示仅水痘 - 带状疱疹病毒(VZV)、巨细胞病毒(CMV)与 Tox 的 IgG(+)且 IgM(-),提示既往系统性带状疱疹、巨细胞病毒与弓形虫感染可能,而无新近感染。结合该患者病史无内源性真菌感染(全身其他部位真菌感染灶及长期免疫抑制)与眼部弓形虫感染(猫狗接触史)的易感因素,需对患者做进一步的眼内液取材送检,以鉴别不典型眼内疾病可能。

最终该患者左眼房水 Tox-IgG 阳性,GW 系数显著升高,支持左眼弓形虫感染的诊断。

后续给予阿奇霉素与激素治疗,也取得不错的疗效,眼部炎症逐渐消退、静止,最终诊断为"左眼弓形虫病"。

【疾病特点】

(1) 眼弓形虫病(ocular toxoplasma,OT)是由刚地弓形虫感染所致,猫科动物是其唯一终宿主,人和其他哺乳动物为中间宿主。人感染弓形虫的主要传播途径为摄入被弓形虫包囊污染的食物和水(粪口传播),另一重要途径为通过胎盘垂直传播,其他途径还包括飞沫、血液等体液传播。弓形虫侵入人体后可通过血液循环侵入各个器官,在细胞内以速殖子形式迅速增殖,随着机体特异性免疫的逐渐形成,血中弓形虫被清除,组织中弓形虫形成包囊在宿主体内可长期存在(包囊最常见于脑、心肌、骨骼肌与视网膜中),当宿主免疫力下降时,包囊破裂释放缓殖子可继续播散或引起局部组织坏死与炎症反应,视网膜中缓殖子的频繁重激活可导致复发性视网膜脉络膜炎。弓形虫病在欧美地区高发,超过 30% 的人感染此病,其中约 2% 伴有眼部表现。

(2) 症状:多因玻璃体炎性混浊引起视物模糊及眼前黑影飘动,累及黄斑时视力下降明显,视神经受累相对少见,陈旧性瘢痕可导致固定黑影。典型眼底改变为白色的绒毛状、局灶性坏死性视网膜炎或视网膜脉络膜炎,毗邻色素沉着的脉络膜视网膜瘢痕,伴有显著玻璃体炎症时呈"雾中头灯"表现。不典型改变包括多灶性脉络膜炎、玻璃体炎症表现轻微、不伴视网膜炎的脉络膜炎、出血性血管炎、浆液性视网膜脱离、视网膜新生血管等。OCT 检测有助于该病诊断,急性期可见病灶区视网膜全层增厚、结构紊乱,伴有较多玻璃体腔高反射点,慢性期视网膜神经感觉层变薄,色素上皮层抬高或萎缩,玻璃体高反射点逐渐减少,瘢痕区或活跃病灶处可形成视网膜前膜。

(3) 诊断主要依靠病史和典型、特征性眼后段改变,对不典型病例,常需结合血清学和眼内液检测。血清 Tox-IgM 在感染弓形虫后第一周显著升高,6~9 个月后常难以检测到,阳性提示新近感染,血清 Tox-IgG 阳性提示既往弓形虫感染,结合房水 Tox-IgG(+)、Goldmann-Witmer 系数 >2 和眼内液 PCR(*ToxoplasmaB1* 基因)的阳性结果可最终诊断眼内弓形虫感染。但应注意宿主免疫状态对结果的影响,Goldmann-Witmer 系数在免疫正常者中的灵敏度高达93%,但在免疫抑制者中仅为 57%;眼内液 PCR 的灵敏度略低,免疫正常者约 67%~75%,免疫抑制者为 30%~40%,但其特异度为 100%。

【鉴别诊断】

(1) 内源性真菌性眼内炎(endogenous fungal endophthalmitis,EFE):病灶亦表现为黄白色奶油样,边界不清,可累及脉络膜和视网膜全层,病灶内及周围视网膜血管反应性炎症。初始的玻璃体混浊同样是在视网膜表面、玻璃体后皮质呈散在细小灰白色绒球状;OCT 和FFA、ICGA 的改变,两者也具有较多的类似之处。所不同的是,内源性真菌性眼内炎常可找到身体其他组织器官真菌感染灶,且多有长时间应用糖皮质激素、免疫抑制剂或广谱抗生素、深静脉置管、全肠外营养、腹部大手术、泌尿系结石、心脏瓣膜置换等危险因素。对难以鉴别的病例,需结合病史、临床表现和血清学、眼内液检测结果综合判断。

(2)巨细胞病毒性视网膜炎:沿视网膜大血管分布,白色病灶,常伴有视网膜出血和视网膜血管鞘。眼内液检测巨细胞病毒 IgM 抗体阳性有助于诊断。

【治疗】

对于免疫功能正常的患者,眼弓形虫病具有自限性,4~8 周可自行缓解,故当病灶在中周部不影响视力时常难以察觉且亦无需治疗。对于免疫抑制的患者,或病灶在血管弓内、视盘或黄斑旁、大小超过 2PD 时,可采用经典三联疗法(乙胺嘧啶 + 磺胺嘧啶 + 糖皮质激素)进行 4~6 周的抗虫治疗,用药时需注意全血细胞减少(口服叶酸可改善)和肝肾功能损害等并发症。阿奇霉素(500mg/d)对于眼弓形虫病也有一定疗效且患者耐受性更高,但较经典三联疗法病灶消退所需时间更长,使用乙胺嘧啶联合阿奇霉素治疗可提高治疗效率。

机体对于视网膜中弓形虫速殖子的宿主免疫反应会加重眼内炎症,口服激素可有效抑制眼内炎症,减轻视网膜脉络膜的进一步损伤,但必须在有效抗虫治疗后开始(抗生素使用后 1~7 天内),首选泼尼松 0.5~1mg/(kg·d)。文献报道玻璃体腔注药也可获得较好疗效并能显著降低药物全身副作用,常用克林霉素 1mg 联合地塞米松 0.4mg。

孕期弓形虫感染必须使用药物治疗,因为弓形虫包囊可通过胎盘传播,风险随孕周增加而升高,由孕 13 周内的 6% 可升至孕 36 周时的 72%。因此,怀孕前半年内至孕 18 周患者需口服螺旋霉素治疗,孕 18 周后可采用经典三联疗法(有致畸风险,孕早期禁止使用)。在动物模型中,阿奇霉素的使用可有效减少弓形虫病垂直传播造成的先天性眼部感染。

目前尚没有根除包囊中缓殖子的治疗方法,现有药物只对弓形虫速殖子有效,在抗虫治疗后,约有 12.8% 的患者会在 1 年内出现眼弓形虫病的复发,使用甲氧苄啶联合磺胺甲噁唑(160~800mg)进行维持治疗可降低复发率,对于频繁复发或容易导致严重视力损害患者(脉络膜视网膜瘢痕在中心凹附近),建议给予至少 1 年的维持治疗。

【关键词】

眼弓形虫病	ocular toxoplasma,OT
内源性真菌性眼内炎	endogenous fungal endophthalmitis,EFE
脉络膜视网膜炎	chorioretinitis

【测试题】

1. 眼弓形虫病的诊断不包括(D)

　　A. 不同程度的玻璃体炎症改变

　　B. 黄白色边界模糊的脉络膜视网膜炎性浸润灶

　　C. 血清与房水抗弓形虫抗体阳性

D. 房水 IL-10/IL-6>1

2. 关于弓形虫病的感染途径错误的是（　C　）

　　A. 食用被污染的未煮熟的食物和水可导致感染

　　B. 免疫功能下降患者（HIV 或接受免疫抑制治疗）的感染风险增加

　　C. 随孕周增加，垂直传播的风险下降

　　D. 可能通过破损的皮肤黏膜或输血途径感染

参 考 文 献

1. DUNAY ILDIKO RITA, GAJUREL KIRAN, DHAKAL RESHIKA, et al. Treatment of toxoplasmosis: historical perspective, animal models, and current clinical practice[J]. Clin Microbiol Rev, 2018, 31 (4): e00057-17.

2. OZGONUL CEM, BESIRLI CAGRI GIRAY. Recent developments in the diagnosis and treatment of ocular toxoplasmosis[J]. Ophthalmic Res, 2017, 57 (1): 1-12.

3. PARK JOONG HYUN, LEE SANG-YOON, LEE EUN KYOUNG. Morphological characteristics of ocular toxoplasmosis and its regression pattern on swept-source optical coherence tomography angiography: a case report[J]. BMC Ophthalmol, 2019, 19 (1): 199.

4. LOPES CARLA D, SILVA NEIDE M, FERRO ELOISA A V, et al. Azithromycin reduces ocular infection during congenital transmission of toxoplasmosis in the Calomys callosus model[J]. J Parasitol, 2009, 95 (4): 1005-1010.

5. PARK SUNG WHO, KIM SO HEE, KWON HAN JO, et al. Diagnostic value of positive findings of Toxoplasma gondii-specific immunoglobulin M serum antibody in Uveitis patients to confirm ocular toxoplasmosis[J]. Ocul Immunol Inflamm, 2019, 27 (4): 583-590.

6. DURAND MARLENE L. Bacterial and fungal endophthalmitis[J]. Clin Microbiol Rev, 2017, 30 (3): 597-613.

7. RELHAN NIDJI, SCHWARTZ STEPHEN G, FLYNN HARRY W. Endogenous fungal endophthalmitis: an increasing problem among intravenous drug users[J]. JAMA, 2017, 318 (8): 741-742.

8. ADAM MURTAZA K, RAHIMY EHSAN. Enhanced depth imaging optical coherence tomography of endogenous fungal chorioretinitis[J]. JAMA Ophthalmol, 2015, 133 (11): e151931.

9. OREFICE JULIANA L, COSTA ROGERIO A, SCOTT INGRID U, et al. Spectral optical coherence tomography findings in patients with ocular toxoplasmosis and active satellite lesions (MINAS Report 1)[J]. Acta Ophthalmol, 2013, 91 (1): e41-47.

（李加青　袁敏而　李霁竹）

第二章

眼底病罕见典型病例

近视矫正术前检查发现黄斑神经上皮层脱离

【病例简介】

患　者:女,20 岁。

主　诉:准分子激光矫正手术术前发现右眼眼底异常来诊。

既往史:双眼高度近视。

家族史:患者两个弟弟近视(-3D),父亲及叔叔高度近视(-8D),母亲无近视,外祖母高度近视(-18D)。

【病例简介】

● 眼科基本检查

	OD	OS
最佳矫正视力(BCVA)	0.5	0.8
屈光	-17D	-17D
眼轴	29.68mm	30.34mm
眼压(IOP)	13mmHg	13mmHg
角膜	透明	透明
前房	房水清	房水清
晶状体	透明	透明
玻璃体	液化	液化
视网膜	视盘倾斜,近视弧形斑,豹纹状眼底,视网膜平伏	近视弧形斑,豹纹状眼底,视网膜平伏

● 眼底相关检查

眼底彩照见图 2-1-1,OCT 检查见图 2-1-2。

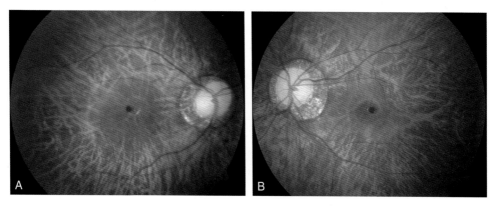

图 2-1-1　眼底彩照

A、B. 双眼高度近视眼底改变（豹纹状眼底、视盘旁视网膜脉络膜萎缩弧）；A 为右眼眼底像，视盘稍倾斜，黄斑区可见圆形晕环反光。

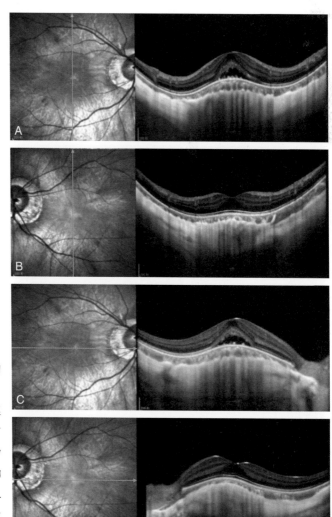

图 2-1-2　OCT 检查，双眼的纵向和横向扫描

A~D. 双眼黄斑区巩膜脉络膜向球内方向隆起，黄斑呈现穹顶状；A、C 示右眼中心凹处神经上皮脱离，此处的脉络膜相比左眼更厚，脱离区 RPE 上方有高反射颗粒，椭圆体带中断呈现模糊、锯齿样改变。

👨‍⚕️ 基于上述资料,您觉得初步诊断是什么?

该患者右眼黄斑区神经上皮脱离,给人第一印象就是右眼中心性浆液性视网膜脉络膜病变,需进一步完善 FFA(图 2-1-3,图 2-1-4)。双眼黄斑区呈现穹顶状隆起,该现象是否为病理改变?

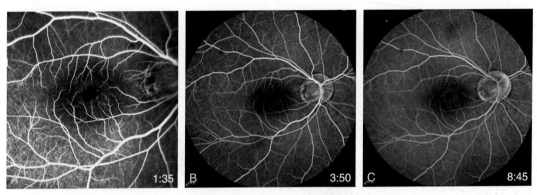

图 2-1-3　右眼 FFA 早中晚期

右眼黄斑区始终圆形弱背景荧光(神经上皮脱离区液体遮蔽),黄斑无血管区边缘早期点状强荧光(A),中期环状强荧光(B),晚期黄斑区环形稍强荧光(C)。

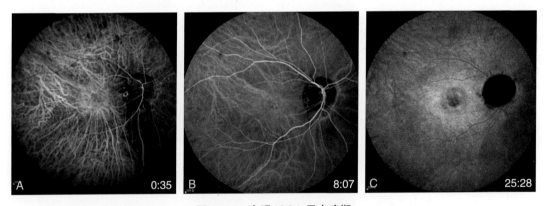

图 2-1-4　右眼 ICGA 早中晚期

A、B.黄斑区脉络膜血管密集,稍扩张;C.晚期黄斑区强荧光,中心凹周围弱荧光。

【诊断】

◆ 双眼圆顶状黄斑

◆ 右眼中心凹神经上皮脱离

【诊断思辨】

该患者为年轻女性,右眼黄斑区神经上皮脱离,无眼部不适症状,矫正视力为 0.5,我们很容易想到中浆(CSC)的可能。但是中浆患者一般有脉络膜高灌注,而该患者为极高度近视,脉络膜明显变薄,如果不进一步完善 FFA 检查就极易误诊为中浆。FFA 或 FFA+ICGA 在中浆的诊断和治疗中具有重要价值。该患者 FFA 检查未见渗漏点,可排除中浆,结合 OCT 的特征性改变,可明确诊断。

【疾病特点】

(1) 圆顶状黄斑(dome-shaped macula,DSM)是指高度近视眼在 OCT 上表现出特征性的黄斑区隆起,黄斑区的巩膜增厚。在高度近视中的发生率约为 9.3%~20.1%。此外,在低度近视眼,正视眼和远视眼中也可出现。DSM 的形态可分为横椭圆形,竖椭圆形和圆形。其中横椭圆形最常见,约占 DSM 的 2/3。在行 OCT 扫描时,如果仅使用水平扫描会漏诊横椭圆形 DSM。DSM 的形成可能为眼球不均匀扩张所致,黄斑周围巩膜的扩张较黄斑区巩膜扩张更甚,该患者右眼眼球形态呈现水桶样扩张(图 2-1-5)。具有 DSM 的高度近视患者,不容易发生黄斑中心凹劈裂,该类患者的视网膜劈裂通常发生在 DSM 的底部。

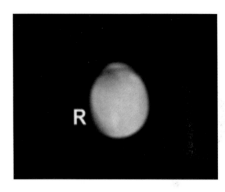

图 2-1-5　右眼眼球 MRI 显示眼球形态为水桶样,无后巩膜葡萄肿

(2) 浆液性视网膜脱离(serous retinal detachment,SRD)是 DSM 常见的并发症,其发生率为 28.5%~66.6%。SRD 的原因目前尚不清楚,推测是继发于 DSM 眼的黄斑区巩膜增厚,从而影响脉络膜液体的流动,脉络膜厚度的突然变化可能导致 SRD 的出现。

(3) 大多数合并 SRD 的 DSM,视网膜下液体长期存在;有些可自发缓解。目前尚无有效治疗。预后同中浆相似,即便无治疗,视功能也长期保持稳定。

【鉴别诊断】

中心性浆液性视网膜病变:

相似点:黄斑区神经上皮脱离,视力影响不大。

鉴别:中浆的 FFA 多呈典型的墨迹样或炊烟样 RPE 损害表现;OCT 中 DSM 呈现典型的穹窿形态。

【治疗】

目前尚无明确治疗方案。该患者尝试了右眼黄斑区的微脉冲治疗三次,每月 1 次共 3 个月。随访,患者的视力、微视野及神经上皮脱离范围未见变化。

【关键词】

圆顶状（dome-shaped）黄斑	dome-shaped macula（DSM）
中心性浆液性视网膜病变	central serous chorioretinopathy（CSC）
浆液性视网膜脱离	serous retinal detachment（SRD）

【测试题】

1. 圆顶状黄斑的诊断中不可缺少的检查是（　C　）
   A. 眼底彩照　　　　　　　　B. FFA+ICGA
   C. OCT　　　　　　　　　　D. 视野
2. 圆顶状黄斑的治疗（　D　）
   A. 光动力治疗　　　　　　　B. 激光
   C. 微脉冲　　　　　　　　　D. 观察

参 考 文 献

1.　LORENZO D, ARIAS L, CHOUDHRY N, et al. Dome-shaped macula in myopic eyes: twelve-month follow-up [J]. Retina, 2017, 37(4): 680-686.

2.　GARCIA-BEN A, GARCIA-BASTERRA I, GONZALEZ-GOMEZ A, et al. Comparison of long-term clinical evolution in highly myopic eyes with vertical oval-shaped dome with or without untreated serous retinal detachment [J]. Br J Ophthalmol, 2019, 103(3): 385-389.

（吕　林　练　苹）

病例 2

双眼视力下降 8 天,眼底盛开两朵"花"

【病例简介】

患　者:男,45 岁。

主　诉:双眼视力下降 8 天。

既往史:发病前因感冒咳嗽,诊断为急性支气管炎入院,予以抗生素治疗。治疗过程中患者出现皮肤红疹瘙痒,诊断为过敏性皮炎,予以治疗,但皮肤红疹瘙痒反复发作;又出现双下肢水肿,予以利尿治疗,无改善。在治疗过程中开始出现双眼视力下降。

【临床检查】

● 入院检查

	OD	OS
最佳矫正视力(BCVA)	0.1	0.2
眼压(IOP)	13mmHg	14mmHg
眼前节	正常	正常

● 临床眼科检查结果

眼底照相请见图 2-2-1,自发荧光请见图 2-2-2,OCT 检查请见图 2-2-3,FFA 请见图 2-2-4。

图 2-2-1　眼底照相双眼(A 为右眼,B 为左眼)眼底呈"花朵样"外观,视盘周围视网膜大片灰白色棉绒斑,视网膜浅层线、片状出血。

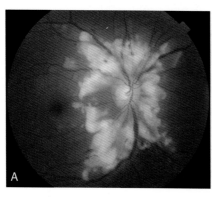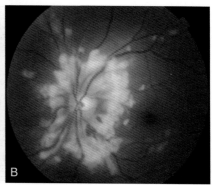

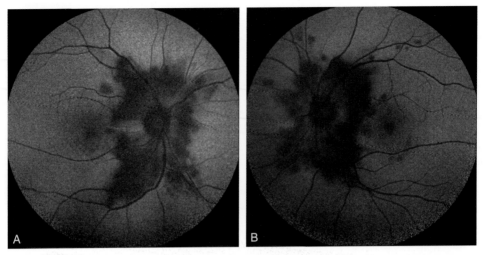

图 2-2-2　眼底自发荧光

双眼视盘周围低荧光(A 为右眼,B 为左眼)。

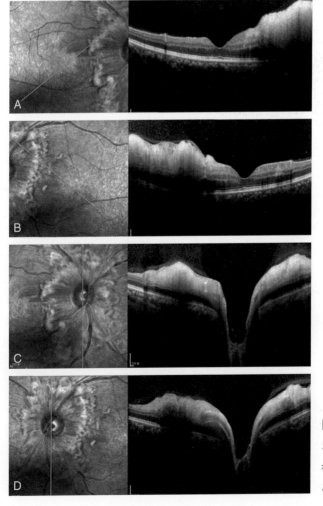

图 2-2-3　OCT

双眼(A、C 为右眼,B、D 为左眼)视盘周围内层视网膜增厚,层次结构不清,高反射。

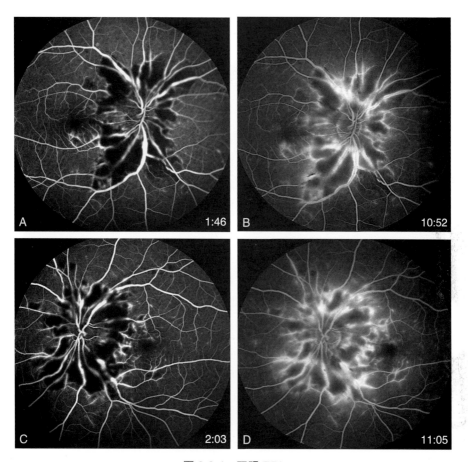

图 2-2-4　双眼 FFA

A、B 为右眼,C、D 为左眼,早期(A、C)可见视盘周围血管间片状无灌注区,晚期(B、D)可见病灶区血管管壁染色。

● 实验室检验结果

	测量值	正常范围(单位)
白细胞	20.31↑	4~10(10^9/L)
CRP	19.2↑	0~3(mg/L)
血清淀粉样蛋白 A	28.7↑	0~6.4(mg/L)
血沉	42↑	<20(mm/h)
乳酸脱氢酶	828↑	109~225(U/L)
α-羟丁酸脱氢酶	640↑	6~182(U/L)
总蛋白	58.8↓	64~87(g/L)
谷草转氨酶	64↑	0~40(U/L)

备注:血常规、尿常规、肾功能、ACNCA 组合、抗心磷脂综合征组合、SLE3 项、风湿病组合、HLA-27、免疫球蛋白及补体等其他指标未见异常。

【诊断】

◆ 类远达性视网膜病变（类 Purtscher 视网膜病变，Purtscher-like retinopathy）

【诊断思辨】

患者男性，双眼眼底对称性"花朵样"外观，表现为视盘周围视网膜区域大量血管间区域棉绒斑，散在视网膜浅层线片状出血，眼底特征比较突出，也是远达性／类远达性视网膜病变的典型特征之一。棉绒斑其实为毛细血管前小动脉栓塞的表现。认识 Purtscher 视网膜病变，有助于在临床工作中及时识别和治疗该罕见疾病。

【疾病特点】

（1）Purtscher 视网膜病变（远达性视网膜病变）是 Otmar Purtscher 1910 年首次报道，记录一中年男性从树上跌落、头部外伤，导致双眼视力下降。现在泛指因头部外伤、胸腹挤压伤和长骨骨折等眼外的器官创伤导致的视网膜损害。类 Purtscher 视网膜病变与 Purtscher 视网膜病变表现相似，不同的是由非外伤性因素诱发，1975 年首次报道与急性胰腺炎相关，是一种罕见的血管病，始于全身性疾病发作后数小时至数天，如急性胰腺炎、脂肪栓塞、羊水栓塞（分娩）、慢性肾衰竭、自身免疫性疾病（如 SLE）、血栓性血小板减少性紫癜、整形外科手术等。

（2）双眼多见，视力多在 0.1 以下。Purtscher 及类 Purtscher 视网膜病变的发病机制尚不清楚。目前认为最可能是由栓塞（空气、白细胞聚集、脂肪、纤维蛋白和血小板）引起，导致视盘周围毛细血管前小动脉闭塞，引起缺血。胸部挤压伤多为空气栓塞，长骨骨折多为脂肪栓塞。其临床表现及辅助检查结果都是毛细血管前小动脉栓塞的结局。眼底：视盘周围棉绒斑（视网膜毛细血管前小动脉梗阻导致细胞内水肿），视网膜浅层少量线片状出血，黄斑Purtscher 斑，周边大致正常。OCT：视网膜内层增厚水肿，层次不清，高反射。FFA：毛细血管前小动脉阻塞、斑片状毛细血管闭塞区，晚期病变周围静脉渗漏荧光。

（3）Purtscher 斑是特征性体征，为视网膜内层多边形苍白水肿病灶，为视网膜表面小动脉和小静脉之间离散的多发白斑。为什么病变发生于视盘周围？推测与视盘周围视网膜所特有的，位于神经纤维层的最浅层毛细血管网有关，这层毛细血管网的动脉供血和血管吻合都比较少，更容易发生栓塞。

（4）视力预后不良的因素包括脉络膜低灌注、视盘水肿、大范围 Purtscher 斑。最终，多数患者会遗留视神经萎缩和 RPE 改变。

【鉴别诊断】

高血压性视网膜病变（图 2-2-5）：

相似点：视网膜棉绒斑，浅层线片状出血、棉绒斑。

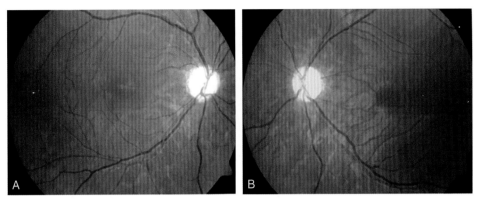

图 2-4-1　眼底照相

双眼(A 为右眼,B 为左眼)视盘苍白 。

👨‍⚕️ 基于上述资料,您觉得初步诊断是什么?

👨‍⚕️ 还需要进一步完善哪些检查?

眼轴:OD 24.30mm,OS 23.95mm;视盘 OCT 请见图 2-4-2;视野检查请见图 2-4-3;PVEP 请见图 2-4-4。

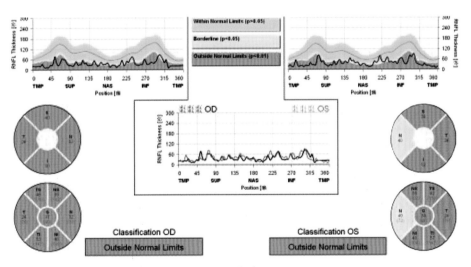

图 2-4-2　视盘 OCT

双眼神经纤维层显著变薄。

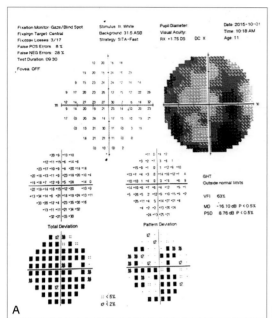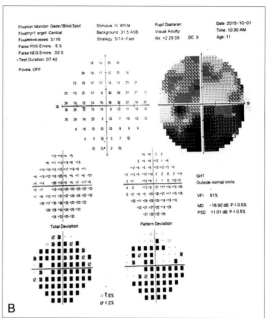

图 2-4-3 视野结果

右眼（A）旁中心暗点和生理盲点扩大；左眼（B）中心暗点，下方偏盲。

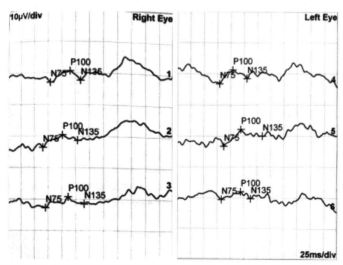

	右眼（P100 波）			左眼（P100 波）		
	波形	隐含期	振幅值	波形	隐含期	振幅值
60″（低空间）	低平	正常	下降	低平	正常	正常
30″（中空间）	低平	正常	正常	低平	延迟	正常
15″（高空间）	低平	正常	下降	低平	正常	下降

图 2-4-4 PVEP

检查显示双眼 P100 波形低平，振幅下降。

该患儿 12 岁,以上检查结果提示高度怀疑先天性遗传性疾病,首先需要排除 Leber 遗传性视神经病变,该病为母系遗传,早期视力下降时无明显的视神经萎缩,患者的线粒体 DNA 检测结果为阴性。mtDNA:m.3460G>A(MT-ND1),m.11778G>A(MT-ND4)和 m.14484T>C(MT-ND6)均为阴性,所以排除了 Leber 遗传性视神经病变,基因检测结果显示:*WFS1* 基因发现突变;核苷酸变化:纯和突变 c.1760G>A,患者父母皆为杂合突变;检测位置:chr4-6303282;检测方法:Sanger 测序。

👨‍⚕️ 基于上述检查结果,您认为该患者的诊断是什么?

👨‍⚕️ 您认为下一步的治疗方案是什么?

【诊断】

◆ Wolfram 综合征(不完全型)

【诊断思辨】

该患者为男性儿童,双眼无痛性缓慢视力下降,酮症酸中毒后视力显著下降,伴有显著视野缺损,双眼视神经萎缩,VEP 异常。发现 1 型糖尿病时双眼视神经已经萎缩。如果患者出现尿量增多,尿比重下降提示尿崩症可能。临床考虑 Wolfram 综合征。

【疾病特点】

(1) Wolfram 综合征又称 DIDMOAD 综合征,表现为尿崩症(diabetes insipidus),糖尿病(diabetes mellitus),视神经萎缩(optic atrophy),耳聋(deafness)。致病基因 *WFS1* 于 1998 年发现位于 4 号染色体上,为常染色体隐性遗传疾病。

(2) 典型临床表现:

1) 糖尿病:儿童期发病,平均诊断年龄为 9 岁,非自身免疫性丢失胰岛 β 细胞。

2) 眼部症状:多发于糖尿病诊断后 2~3 年,98% 伴有视神经萎缩,部分可伴有色盲、色素性视网膜炎、眼球震颤、白内障。

3) 尿崩症:发生率约 32%,为中枢性垂体性尿崩。

4) 耳聋:发生率约 70%,为神经性耳聋,以高频听力受损为特点。

5) 神经及精神系统表现:共济失调、肌痉挛、神经性膀胱、躁狂、抑郁、器质性脑部综合征。

6) 内分泌系统:垂体性侏儒、甲状腺功能减低、性发育迟缓等。

7) MRI:神经垂体正常高信号消失、视觉通路萎缩、脑干小脑萎缩及大脑皮质萎缩。

【鉴别诊断】

（1）Leber 遗传性视神经病变：多发于青年男性，呈母系遗传特点，双眼同时或先后急性或亚急性无痛性视力减退，双眼病变不对称者可出现 RAPD（+），眼底表现分为急性期、慢性期和萎缩期。基因检测可以诊断超过 90% 的病例。

（2）下行性视神经萎缩：眼眶及颅脑 MRI 提示相应的占位病变压迫视神经。

（3）视神经炎：急性视力下降，早期可伴或不伴视盘水肿，晚期视神经萎缩，VEP 的潜伏期延长，RAPD（+），排除感染、免疫、压迫性视神经病变。

【治疗】

Wolfram 综合征治疗效果差，患者的平均寿命只有 30 岁。可以采取以下对症治疗方法：

1. 胰岛素控制血糖。
2. 醋酸去氨加压素改善多尿症状。
3. 配戴助听器改善耳聋。
4. 神经营养药。

【关键词】

Wolfram 综合征　　Wolfram syndrome

【测试题】

Wolfram 综合征的临床特点有哪些（　D　）

A. 儿童期发生糖尿病　　　　　　B. 视神经萎缩

C. 尿崩症　　　　　　　　　　　D. 以上都是

参 考 文 献

1. 李凤鸣,谢立信 . 中华眼科学(中).3 版 . 北京：人民卫生出版社 .2014：2125.
2. T G BARRETT，SE BUNDEY，AF MACLEOD. Neurodegeneration and diabetes：UK nationwide study of Wolfram（DIDMOAD）syndrome［J］. The Lancet，1995，346（8988）：1458-1463.
3. T G BARRETT，S E BUNDEY. Wolfram（DIDMOAD）syndrome［J］. J Med Genet，1997，34（10）：838-841.

（吕　林　杨　晖　赵秀娟　陈士达）

病例 5

双眼视力下降 10 余年

【病例简介】

患　者:女,58 岁。

主　诉:双眼视力进行性下降 10 余年。

既往史:否认其他疾病。

【临床检查】

● 入院检查

	OD	OS
视力(VA)	0.1	0.12
最佳矫正视力(BCVA)	0.2	0.2
眼压(IOP)	14mmHg	13mmHg
角膜	透明	透明
前房	房水清	房水清
晶状体	混浊	混浊
玻璃体	透明	透明
视网膜	黄斑中心凹反光(−)	黄斑中心凹反光(−)
眼球运动	自如	自如

● 临床眼科检查结果

眼底照相请见图 2-5-1。

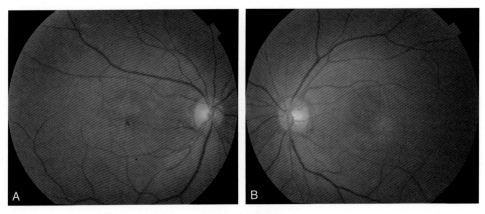

图 2-5-1　眼底照相

双眼(A 为右眼,B 为左眼)黄斑区中心凹反光消失,黄斑中心凹颞侧视网膜透明度下降,右眼中心凹颞侧可见直角转弯血管,周围伴有 RPE 增生及色素迁移。

基于上述资料,您觉得初步诊断是什么?

还需要进一步完善哪些检查?

自发荧光请见图 2-5-2,右眼 OCT 请见图 2-5-3,左眼 OCT 请见图 2-5-4,双眼 FFA 请见图 2-5-5,视野请见图 2-5-6,双眼 ERG 请见图 2-5-7。

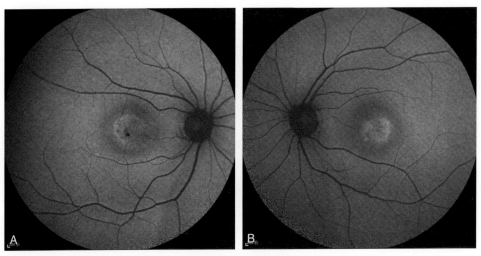

图 2-5-2　自发荧光

双眼(A 为右眼,B 为左眼)黄斑区类圆形高自发荧光周围低自发荧光。

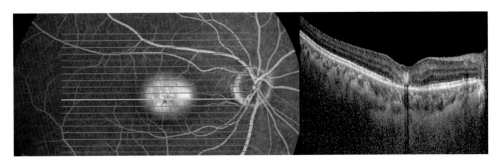

图 2-5-3　右眼 OCT

右眼黄斑中心凹椭圆体带不连续,局限性外核层萎缩塌陷,中心凹颞侧点状 RPE 增殖点状高反射。

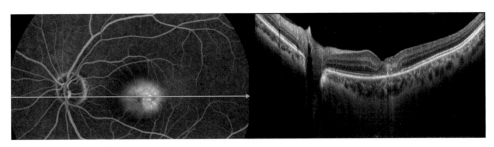

图 2-5-4　左眼 OCT

左眼黄斑中心凹椭圆体带不连续,局限性外核层萎缩塌陷。

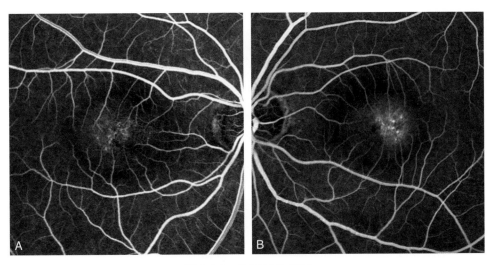

图 2-5-5　双眼 FFA 结果

①结合图 2-5-3,图 2-5-4,双眼(A 为右眼,B 为左眼)黄斑区毛细血管扩张伴渗漏,以颞侧为主;
②颞侧血管直角改变,黄斑区弥散性 RPE 色素脱失成透见荧光。

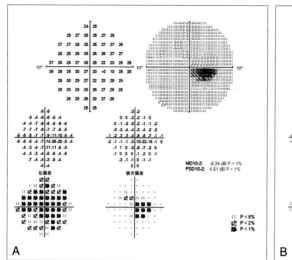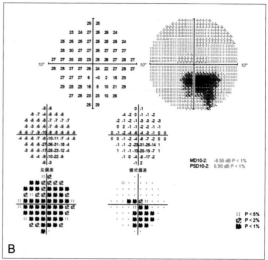

图 2-5-6　双眼视野结果

双眼（A 为右眼，B 为左眼）视野显示中心暗点。

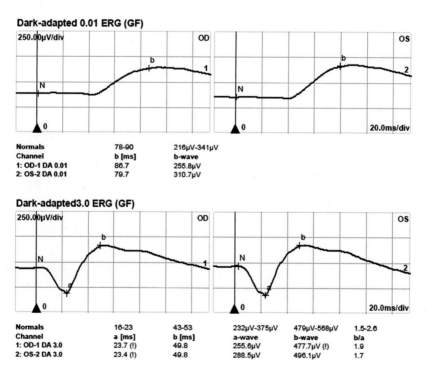

图 2-5-7　双眼 ERG 结果

双眼 ERG 视杆、视锥反应正常。

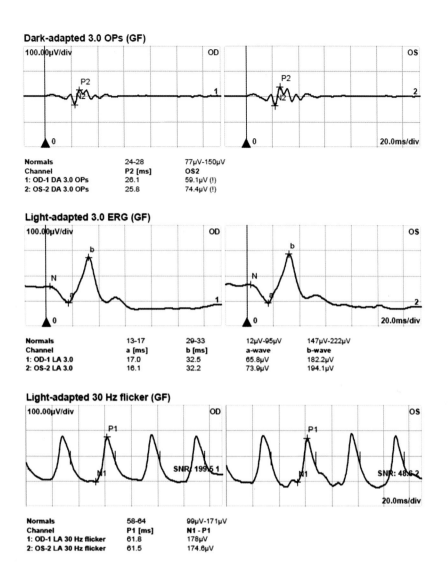

FERG	右眼		左眼	
	隐含期	振幅	隐含期	振幅
暗视视杆反应 b 波	正常	正常	正常	正常
暗视混合反应 a 波	正常	正常	正常	正常
振荡点位 OPs	正常		正常	
明视视锥反应 a 波	正常	正常	正常	正常
明视视锥反应 b 波	正常	正常	正常	正常
30Hz 闪烁光反应	正常		正常	

图 2-5-7(续)

基于上述检查结果,您认为该患者的诊断是什么?

您认为下一步的治疗方案是什么?

【诊断】

◆ 双眼黄斑旁毛细血管扩张Ⅱ型
◆ 双眼年龄相关性白内障

【诊断思辨】

该患者为 58 岁的老年女性,患者既往史无特殊,主诉是双眼视力下降 10 余年。眼底照相示双眼黄斑区中心凹反光消失,黄斑中心凹颞侧视网膜透明度下降,右眼中心凹颞侧可见直角转弯血管,周围伴有 RPE 增生及色素迁移。自发荧光示双眼黄斑区类圆形高自发荧光,周围低自发荧光。OCT 示双眼黄斑中心凹椭圆体带不连续,局限性外核层萎缩塌陷;右眼中心凹颞侧点状 RPE 增殖点状高反射。FFA 示双眼黄斑区毛细血管扩张伴渗漏,以颞侧为主,颞侧血管直角改变,黄斑区弥散性 RPE 色素脱失成透见荧光。双眼视野显示中心暗点。结合该患者的病史、症状体征及辅助检查,可诊断该患者为双眼黄斑旁毛细血管扩张Ⅱ型(macular telangiectasia type 2,MacTel type 2)。

【疾病特点】

(1) 黄斑旁毛细血管扩张症是一种以黄斑中心凹及中心凹旁毛细血管扩张为特点的视网膜血管异常性眼底疾病。Ⅰ型表现为黄斑区动脉瘤样毛细血管扩张,有研究认为这是黄斑区 Coats 病,多见于年轻人,Ⅱ型多见于中老年,Ⅲ型表现为毛细血管闭塞。

(2) 黄斑旁毛细血管扩张Ⅱ型好发于年龄在 50 至 60 岁的中老年人,常双眼发病,但双眼病变的严重程度可能不对称。患者表现为视物变形、视野中心暗点,阅读能力下降。疾病早期可出现黄斑区视网膜透明度下降,可见结晶样物质,黄斑区毛细血管扩张,直角潜入视网膜深层(文献报道:29% 患者可出现直角转弯血管),血管穿行区域常合并 RPE 增殖及色素迁移。随着疾病的进展,视网膜神经上皮层萎缩变薄,黄斑区可出现板层裂孔,视网膜色素沉着及视网膜下新生血管。晚期黄斑区出现盘状瘢痕。

(3) Amsler 表格检查出现鼻侧或鼻上中心视野损害。OCT 可表现为中心凹颞侧外核层变薄及结构紊乱,中心凹处可出现低反射空腔,类似黄斑孔。OCTA 发现病变先出现于视网膜深层血管,表现为黄斑颞侧毛细血管扩张;随病程进展,可扩展至黄斑全周并累及视网膜浅层血管,还可出现明显扩张的深浅血管层交通支。FFA 造影早期见中心凹颞侧毛细血管扩张,晚期这些扩张的血管渗漏形成弥漫强荧光。自发荧光表现为黄斑区正常的低荧光被高荧光取代,主要是由于病变的黄斑区色素缺乏,对蓝光吸收减少所致。视野早期可出现中心凹旁暗点,晚期由于光感受器的萎缩出现中心绝对暗点。

【鉴别诊断】

(1) 他莫昔芬中毒性视网膜病变:有乳腺癌病史,长期服用他莫昔芬。

(2) 黄斑旁毛细血管扩张Ⅰ型(macular telangiectasia type 1,Mac Tel type 1):Mac Tel Ⅰ型常单眼发病,眼底表现为黄斑旁毛细血管扩张、微动脉瘤、黄斑区黄白色的渗出,可合并渗出性神经上皮浅脱离,常被认为是Coats病的早期病变。Mac Tel Ⅱ型常为双眼发病,没有动脉瘤样扩张,有黄斑区结晶样物质沉着及色素沉着,有光感受器的萎缩及视网膜脉络膜新生血管的形成。在OCTA上主要表现为黄斑区椭圆体带(ellipsoid zone)受损、深层毛细血管扩张,随病情进展椭圆体带受损区域及深层毛细血管扩张区域逐渐扩大并部分重叠,晚期可伴有新生血管形成。

(3) 湿性年龄相关性黄斑变性(wet age-related macular degeneration,wAMD):与Mac TelⅡ型均可出现视网膜下新生血管,均在FFA可表现为黄斑区的早期强荧光状态。wAMD常可见玻璃膜疣、RPE及脉络膜的损害,也可出现黄斑囊样水肿。而Mac Tel Ⅱ型常表现为黄斑区视网膜毛细血管的扩张,光感受器层的中断及中心凹的囊样空腔形成。

【治疗】

目前认为黄斑旁毛细血管扩张Ⅱ型为神经血管退行性疾病,尚缺乏有效治疗方法。对其继发的黄斑裂孔,手术治疗对于裂孔解剖愈合和视力恢复效果不佳。对于Ⅱ型患者出现新生血管,目前小样本的临床研究显示使用抗VEGF、曲安奈德、光动力学疗法(PDT)治疗Ⅱ型黄斑旁毛细血管扩张症,部分患者的视力和血管渗漏情况有改善。睫状神经营养因子的临床研究显示治疗后视力没有提升。

【关键词】

黄斑旁毛细血管扩张症　　　macular telangiectasia(Mac Tel)

湿性年龄相关性黄斑变性　　wet age-related macular degeneration(wAMD)

【测试题】

1. 黄斑旁毛细血管扩张症Ⅱ型的特点(　B　)

 A. 黄斑颞侧毛细血管扩张

 B. 黄斑颞侧毛细血管扩张和神经视网膜萎缩

 C. 黄斑旁毛细血管瘤样扩张

 D. 血管闭塞

2. 黄斑旁毛细血管扩张症Ⅱ型的典型的主诉(　B　)

 A. 视力下降

B. 阅读困难

C. 视物变形

D. 眼前固定暗影

参 考 文 献

1. HUSSAIN N, DAS T, SUMASRI K, et al. Bilateral sequential photodynamic therapy for sub-retinal neovascularization with type 2A parafoveal telangiectasis [J]. Am J Ophthalmol, 2005, 140(2):333-335.

2. SALLO FB, LEUNG I, ZEIMER M, et al. Abnormal retinal reflectivity to short-wavelength light in type 2 idiopathic macular telangiectasia [J]. Retina, 2018, 38 Suppl 1 (Suppl 1):S79-S88.

3. WINDISCH R, KOZOUSEK V. Intravitreal bevacizumab compared with photodynamic therapy with verteporfin for group 2a parafoveal retinal telangiectasis [J]. Can J Ophthalmol. 2008, 43(4):489-490.

4. ROUVAS A, MALAMOS P, DOUVALI M, et al. Twelve months of follow-up after intravitreal injection of ranibizumab for the treatment of idiopathic parafoveal telangiectasia [J]. Clin Ophthalmol, 2013, 7:1357-1362.

5. WU L, EVANS T, AREVALO JF, et al. Long-term effect of intravitreal triamcinolone in the nonproliferative stage of type II idiopathic parafoveal telangiectasia [J]. Retina, 2008, 28(2):314-319.

6. CHEW EY, CLEMONS TE, JAFFE GJ, et al. Effect of ciliary neurotrophic factor on retinal neurodegeneration in patients with macular telangiectasia type 2:arandomized clinical trial [J]. Ophthalmology, 2019, 126(4):540-549.

7. DUNCAN JL. Ciliary neurotrophic factor treatment improves retinal structure and function in macular telangiectasia type 2 [J]. Ophthalmology, 2019, 126(4):550-551.

8. ISSA P C, GILLIES M C, CHEW E Y, et al. Macular telangiectasia type 2 [J]. Progress in retinal and eye research, 2013, 34:49-77.

9. WU L, EVANS T, AREVALE J F, et al. Long-term effect of intravitreal triamcinolone in the nonproliferative stage of type II idiopathic parafoveal telangiectasia [J]. Retina, 2008, 28(2):314-319.

10. SMITHEN L M, SPAIDE R F. Photodynamic therapy and intravitreal triamcinolone for a subretinal neovascularization in bilateral idiopathic juxtafoveal telangiectasis [J]. American journal of ophthalmology, 2004, 138(5):884-885.

11. CLEMONS TE, GILLIES MC, CHEW EY, et al. Baseline characteristics of participants in the natural history study of macular telangiectasia (Mac Tel) Mac Tel project, Report No. 2 [J]. Ophthalmic Epidemiol, 2010, 17(1):66-73.

（梁小玲　于珊珊　郑文斌）

白癜风双眼渐进性视力下降 3 年

【病例简介】

患　者：男,65 岁。

主　诉：双眼渐进性视力下降 3 年,否认眼红眼痛病史。白内障科检查眼底晚霞状改变转诊眼底病科。

既往史：双手及头面部皮肤白癜风。

【临床检查】

● 入院检查

	OD	OS
视力（VA）	0.4	0.3
最佳矫正视力（BCVA）	0.8	0.6
眼压（IOP）	Tn	Tn
角膜	透明	透明
前房	房水清	房水清
晶状体	混浊	混浊
玻璃体	透明	透明
视网膜	晚霞状眼底和片状色素斑块	晚霞状眼底和片状色素斑块
眼球运动	正常	正常

● 临床眼科检查结果

眼底照相请见图 2-6-1。

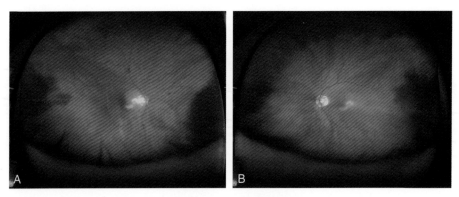

图 2-6-1　广域眼底成像

双眼(A 为右眼,B 为左眼)视网膜呈晚霞状改变,后极部及中周部视网膜背景脉络膜色素减少。

基于上述资料,您觉得初步诊断是什么?

还需要进一步完善哪些检查?

右眼 OCT 请见图 2-6-2,左眼 OCT 请见图 2-6-3。

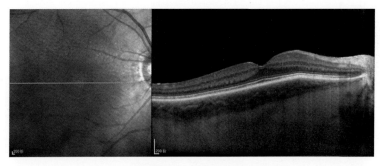

图 2-6-2　右眼 OCT

右眼视网膜各层结构正常,RPE 和脉络膜因色素减少出现透光现象。

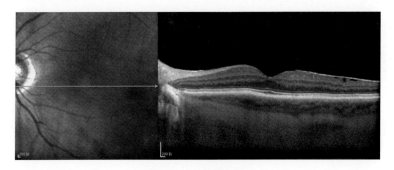

图 2-6-3　左眼 OCT

左眼黄斑中心凹颞侧视网膜前膜形成,左眼视网膜各层结构正常,RPE 和脉络膜因色素减少出现透光现象。

👤 基于上述检查结果,您认为该患者的诊断是什么?

👩‍⚕️ 您认为下一步的治疗方案是什么?

【诊断】

◆ 双眼脉络膜白癜风

◆ 双眼年龄相关性白内障

◆ 左眼黄斑前膜

【诊断思辨】

该患者疾病特点为男性,主诉视力下降病史与白内障相关,矫正视力可提高。病人眼科检查没有任何葡萄膜炎症的表现,眼底晚霞状改变与皮肤白癜风相关,周边视网膜有斑块状的色素实际为正常的眼底色素。晚霞状眼底类似皮肤白癜风在眼底的一种改变。OCT 检查也可以看到后极部因色素减少出现透光的高反射信号。

【疾病特点】

(1) 白癜风是一种后天色素性皮肤病,表现为部分皮肤黏膜色素完全脱失。全身各部位可发生,可见于颜面、颈项及手臂等。眼部白癜风表现为葡萄膜低色素和 RPE 的改变。

(2) 脉络膜白癜风可以是原发的,也可以是继发的。原发性指没有发生过炎症或者肿瘤的特发性脉络膜白癜风。继发性的主要是继发于 Vogt- 小柳 - 原田综合征。视力和视功能检查可以正常。

【鉴别诊断】

脉络膜色素痣:一般是良性,也有可能进展为葡萄膜黑色素瘤。位于黄斑区的会影响视力。此病容易与脉络膜白癜风相混淆,周边部的色素斑块容易误诊为脉络膜色素痣,尤其在眼底照片中容易混淆,结合临床眼底检查不难鉴别。

【治疗】

临床观察,有研究报道可以在数年内稳定不进展。

【关键词】

脉络膜白癜风	choroid vitiligo
脉络膜色素痣	choroid nevi
Vogt- 小柳 - 原田综合征	Vogt-Koyanagi-Harada syndrome(VKHS)

【测试题】

脉络膜白癜风的临床特点（ D ）

A. 分为原发性和继发性 　　　　　B. 表现为葡萄膜低色素

C. 可出现 RPE 的改变 　　　　　　D. 以上都是

参 考 文 献

1. DEMIRKAN S, ONARAN Z, SAMAV G, et al. Decreased choroidal thickness in vitiligo patients [J]. BMC Ophthalmol, 2018, 18(1): 126.

2. KIM M, KWON JW, PARK YH. Atypical pattern of choroidal hypopigmentation with cutaneous vitiligo [J]. Korean J Ophthalmol, 2019, 33(1): 99-100.

3. FLEISSIG E, PAVLOVKSY M, LOEWENSTEIN A, et al. Prevalence of choroidal nevus and retinal pigment epithelial alterations in vitiligo patients [J]. Graefes Arch Clin Exp Ophthalmol, 2018, 256(5): 927-933.

4. BOTSFORD B, MUAKKASSA NW, WITKIN AJ. Primary choroidal vitiligo mimicking multifocal choroiditis [J]. Can J Ophthalmol, 2015, 50(5): e65-66.

5. SHIELDS CL, RAMASUBRAMANIAN A, KUNZ WB, et al. Choroidal vitiligo masquerading as large choroidal nevus: a report of four cases [J]. Ophthalmology, 2010, 117(1): 109-113.

6. ALBERT DM, NORDLUND JJ, LERNER AB. Ocular abnormalities occurring with vitiligo [J]. Ophthalmology, 1979, 86(6): 1145-1160.

7. VINGERLING JR, OWENS S, VAN DER MEIJDEN WI, et al. Cutaneous vitiligo associated with choroidal hypopigmentation [J]. Eye (Lond), 2004, 18(9): 939-940.

8. GASS JD. Vitiliginous chorioretinitis [J]. Arch Ophthalmol, 1981, 99(10): 1778-1787.

9. VINGERLING JR, OWENS S, VAN DER MEIJDEN WI, et al. Hypopigmentary fundus changes with cutaneous vitiligo [J]. Arch Ophthalmol, 2008, 126(3): 439.

10. KEEL S, XIE J, FOREMAN J, et al. Prevalence and characteristics of choroidal nevi: the Australian National Eye Health Survey [J]. Clin Exp Ophthalmol, 2018, 46(7): 777-782.

11. NG SR, ZHAO W, MITCHELL P, et al. Choroidal nevi in the singapore epidemiology of eye disease study [J]. Ophthalmology, 2018, 125(5): 784-786.

12. CHIEN JL, SIOUFI K, SURAKIATCHANUKUL T, et al. Choroidal nevus: a review of prevalence, features, genetics, risks, and outcomes [J]. Curr Opin Ophthalmol, 2017, 28(3): 228-237.

（梁小玲　于珊珊）

小脑共济失调合并樱桃红斑

【病例简介】

患　者:男,36岁。

主　诉:双眼视力下降伴眼球震颤10余年。

既往史:小脑共济失调数年。

家族史:姐姐有癫痫病史,视力不好。

【临床检查】

● 入院检查

	OD	OS
视力(VA)	指数/30cm	指数/30cm
最佳矫正视力(BCVA)	无提高	无提高
眼压(IOP)	11mmHg	11mmHg
角膜	透明	透明
前房	房水清	房水清
晶状体	点状混浊	点状混浊
玻璃体	透明	透明
视网膜	樱桃红斑,视网膜平伏	樱桃红斑,视网膜平伏
眼球运动	自如	自如

● 临床眼科检查结果

眼底照相和OCT检查请见图2-7-1。

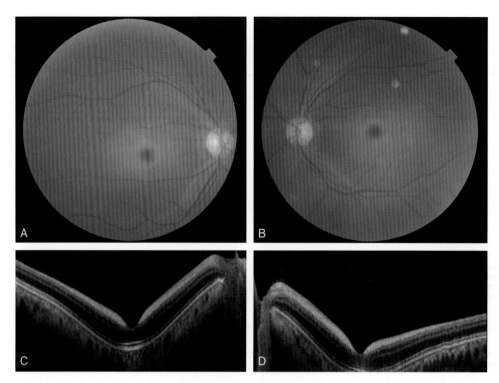

图 2-7-1   眼底照相和 OCT

双眼（A 为右眼，B 为左眼）后极部眼底照相，显示双眼中心凹位置的樱桃红斑，以及后极部视网膜的苍白，视盘及视网膜血管正常；OCT 显示双眼（C 为右眼，D 为左眼）神经纤维层增厚，反射增强，对下方组织反射遮挡，外层视网膜结构增宽。

基于上述资料，您觉得初步诊断是什么？

还需要进一步完善哪些检查？

VEP 检查结果请见图 2-7-2。基因检测结果请见图 2-7-3。

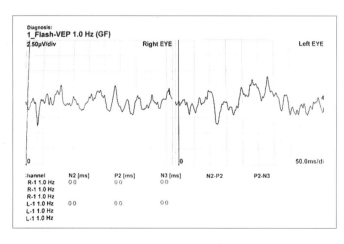

图 2-7-2   VEP 记录

不到波形

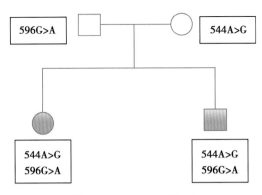

图 2-7-3　基因检测结果

患者的父亲发现 *NEU1* 基因 c.596G>A 突变,母亲有 c.544A>G 突变,患者和其姐同时有以上两个突变,这种情况我们称之为复合杂合突变,复合杂合突变就是同一个基因有两处位点突变,这两个突变不是在同一条链上,在常染色体隐性遗传疾病,只携带其中一个突变可能不发病,但是携带复合杂合突变可能会导致患者发病。

基于上述检查结果,您觉得该患者的诊断是什么?

您认为下一步的治疗方案是什么?

【诊断】

◆ 唾液酸贮积症 I 型

【诊断思辨】

看到眼底樱桃红斑,最常见的就是急性期的中央动脉阻塞(CRAO),但 CRAO 常见于老年人,多单眼突发视力下降;该患者疾病特点为年轻男性,双眼缓慢的视力下降,眼底出现对称的樱桃红斑表现,又伴有神经系统的疾病,合并有家族史,所以应考虑遗传性的疾病,尤其与遗传代谢性疾病相鉴别,因此需要遗传学检测来协助诊断,确诊疾病为唾液酸贮积症 I 型。

【疾病特点】

(1) 唾液酸贮积症是唾液酸苷酶基因缺陷引起的常染色体隐性遗传病,分为 I 型和 II 型。I 型又称樱桃红斑肌阵挛综合征,表现为视力下降、樱桃红斑、肌阵挛、癫痫、小脑性共济失调。II 型发病更早,临床表现更为严重,伴有肝脾大、智力缺陷。

(2) *NEU1* 位于 6p21.33 号染色体,编码唾液酸酶 1 或神经氨酸酶 1。

(3) 樱桃红斑在 I 型和 II 型都可以出现,病理机制推测为黄斑中心凹可透见深层的视网膜色素上皮及脉络膜的颜色而呈橘红色反光。OCT 检查显示神经纤维层增厚,推测可能是唾液酸化的寡糖或糖肽等代谢产物堆积引起。VEP在疾病早期的诊断尤为重要，因为在疾病早期，视力可以正常或轻度下降，但VEP已经显示了潜伏期的延迟和振幅的下降。

【鉴别诊断】

樱桃红斑首次在1881年由Warren Tay在Tay-Sachs病（神经节苷脂贮积症）的患者被记录描述的。樱桃红斑产生的原因为一些代谢性疾病导致的脂质、鞘脂类、寡糖类物质在黄斑区的神经节细胞内聚集使得黄斑区变得苍白，因中心凹缺少神经节细胞而保留了原有的红色。因此，如果见到了樱桃红斑的双眼对称的患者需要想到代谢性疾病或者药物中毒的可能。樱桃红的产生多为异常物质在神经节细胞内的聚集产生，因此，VEP的检查在疾病早期具有诊断学意义。可以出现VEP的波峰的延迟。

（1）视网膜中央动脉阻塞：多见于合并心血管疾病的老年人，出现单眼突发无痛性的视力下降，眼底检查可以发现在急性期视盘色淡，视网膜动脉变细，血栓可呈节段状或念珠状；视网膜后极部白色水肿，黄斑呈樱桃红色；发病数周后，视盘萎缩苍白，视网膜水肿及樱桃红消退，OCT检查视网膜内层结构变薄。

（2）其他代谢疾病：神经节苷脂贮积症Ⅰ型和Ⅱ型，Farber脂肪肉芽肿病，鞘磷脂贮积症，半乳糖唾液酸贮积，Goldberg综合征，异染性脑白质营养不良，多硫酸酯酶缺乏症，甲醇、氯喹、氨苯砜中毒和黏液酸贮积症Ⅰ型和Ⅱ型等，需要结合临床全身检查和基因遗传学检测方法进行鉴别。

【治疗】

目前缺乏有效治疗方法。

【关键词】

唾液酸贮积症	sialidosis
樱桃红斑	cherry-red spot
视网膜中央动脉阻塞	central retinal artery occlusion
Farber脂肪肉芽肿病	Farber lipogranulomatosis
半乳糖唾液酸贮积症	galactosialidosis
神经节苷脂贮积症Ⅰ型	GM1 gangliosidosis
Goldberg综合征	Goldberg syndrome
异染性脑白质营养不良	metachromatic leukodystropy
多硫酸酯酶缺乏症	multiple sulfatase deficiency
鞘磷脂贮积症类	Niemann-Pick disease
中毒（甲醇、氯喹、氨苯砜）	poisoning（methanol，quinine，dapsone）

【测试题】

唾液酸贮积症的临床特点包括（　D　）

A. 樱桃红斑　　　　　　　　　　　B. 共济失调

C. 常染色体隐性遗传　　　　　　　D. 以上都是

参 考 文 献

1. CANAFOGLIA L, ROBBIANO A, PAREYSON D, et al. Expanding sialidosis spectrum by genome-wide screening: NEU1 mutations in adult-onset myoclonus [J]. Neurology, 2014, 82 (22): 2003-2006.

2. SEYRANTEPE V, POUPETOVA H, FROISSART R, et al. Molecular pathology of NEU1 gene in sialidosis [J]. Hum Mutat, 2003, 22 (5): 343-352.

3. LIU SP, HSU YH, HUANG CY, et al. Generation of novel induced pluripotent stem cell (iPSC) line from a 16-year-old sialidosis patient with NEU-1 gene mutation [J]. Stem Cell Res, 2018, 28: 39-43.

4. AHN JH, KIM AR, LEE C, et al. Type 1 sialidosis patient with a novel deletion mutation in the NEU1 gene: case report and literature review [J]. Cerebellum, 2019, 18 (3): 659-664.

（梁小玲　于珊珊）

病例 8

右眼视力下降 4 年, 左眼视力下降 1 个月

【病例简介】

患　者: 女, 36 岁。

主　诉: 右眼视力下降 4 年, 左眼视力下降 1 个月。

既往史:

```
        4 年前
     双眼脉络膜骨瘤
     双眼视网膜光凝
      右眼抗 -VEGF 治疗              4 个月前复诊
                                    骨瘤进一步增大
  ●──────────────●──────────────●──────────────●────────▶
         2 年前复查                      1 个月前
       骨瘤进一步增大                  因体检发现慢性肾炎
       不影响视力未处理                肾穿刺后出血住院
                                    出院后发现左眼视力下降
```

【临床检查】

● 入院检查

	OD	OS
视力(VA)	0.1	1.0
角膜	透明	透明
前房	房水清	房水清
晶状体	混浊	混浊
玻璃体	透明	透明
视网膜	后极部视网膜下直径约 8PD 大小、不规则形状黄色病灶,边界清晰,病灶表面凹凸不平,黄斑区上方可见分枝状视网膜下新生血管	视盘上方约 3PD × 1PD 大小边界清晰、不规则形状的视网膜下黄色病灶
眼球运动	自如	自如

病例 9

白化病双眼视力下降 2 年余，左眼加重 2 个月

【病例简介】

患　者：男，58 岁。

主　诉：双眼渐进性视力下降 2 年余，左眼加重 2 个月。

既往史：自幼皮肤、毛发、虹膜无色素；双眼视力差、畏光。左眼白内障超声乳化术后。

【临床检查】

● **入院检查**

	OD	OS
视力（VA）	指数 /5cm	手动 /15cm
最佳矫正视力（BCVA）	无提高	无提高
眼压（IOP）	14mmHg	7.7mmHg
眼轴	32.8mm	28.9mm
角膜	透明	透明
虹膜	色淡	色淡
前房	房水清	房水清
晶状体	核性混浊	缺如，囊膜完整
玻璃体	轻度混浊	混浊
视网膜	陈旧性脱离	颞上方泡状隆起，伴下方脉络膜脱离
眼球运动	水平震颤	水平震颤

● **临床眼科检查结果**

术前双眼 B 超见图 2-9-1，左眼眼前段照相见图 2-9-2。

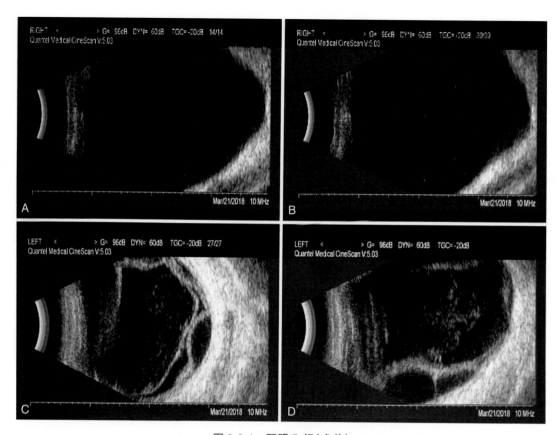

图 2-9-1　双眼 B 超（术前）

A、B. 右眼后巩膜葡萄肿；C、D. 左眼视网膜、脉络膜脱离声像。

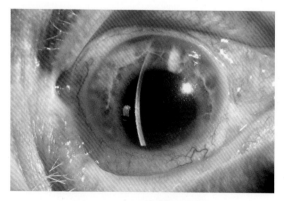

图 2-9-2　左眼眼前段照相

角膜透明，虹膜色淡，前房房水清、深度可。

👨‍⚕️ 基于上述检查结果,您认为该患者的诊断是什么?

👨‍⚕️ 您认为下一步的治疗方案是什么?

【诊断】

◆ 左眼孔源性视网膜脱离

◆ 左眼脉络膜脱离

◆ 左眼无晶状体眼

◆ 右眼年龄相关性白内障

◆ 双眼屈光不正

◆ 双眼眼球震颤

◆ 白化病

【疾病特点】

(1) 白化病是一组由黑色素合成相关基因突变导致的眼或眼、皮肤、毛发黑色素缺乏性遗传病,根据色素缺乏受累的部位分为三种类型,分别是仅有眼色素缺乏的眼白化病,眼、皮肤和毛发均呈色素缺乏的眼皮肤型白化病,以及既有眼皮肤型白化病表现又有其他系统症状的白化病相关综合征。

(2) 白化病的视觉症状包括畏光、视力下降、屈光不正、斜视及眼球震颤,眼部表现包括虹膜透照、黄斑半透明、黄斑中心凹无血管区的缺失或者不能完全形成、立体视觉丧失、视觉纤维异常投射。所有的白化病患者不能通过矫正获得良好的视力。

【治疗经过】

2018 年 3 月　左眼行环扎 + 玻璃体切除术 + 眼内激光光凝 + 硅油填充术 + 巩膜外冷凝,左眼硅油注入术后眼底彩照见图 2-9-3。

2019 年 11 月　左眼行硅油取出术,术后视网膜平伏,最佳矫正视力 0.1。

【诊疗思辨】

手术的难点和注意要点

1. 术前裂孔的寻找　由于视网膜色素上皮色素缺失,眼底检查呈暗红光反射,对比度差,视网膜裂孔不易被发现。因此术前应采用三面镜仔细寻找视网膜裂孔,同时可结合视网膜脱离范围、隆起最高处及玻璃体腔较多色素飘浮区域等可能存在裂孔的位置进行重点检查。

2. 术中裂孔的寻找和标记　视网膜裂孔是导致孔源性视网膜脱离的主要因素,手术中定位并封闭所有裂孔是手术成功的关键。术中可利用高倍手术显微镜和眼内照明系统,帮

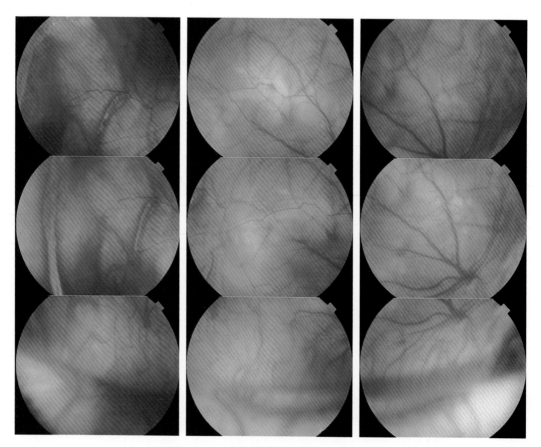

图 2-9-3   左眼眼底照相（硅油注入术后）

眼底色素少，通过视网膜透见脉络膜血管，手术嵴清楚，视网膜平伏。

助寻找术前未能发现或遗漏的裂孔。当术中视网膜复位后，由于缺乏黑色素的对比，视网膜裂孔难以辨认，造成术中完成激光光凝、彻底封闭裂孔的困难，因此可在视网膜复位之前对已发现的裂孔进行标记（如对孔缘进行电凝产生白色标记等）。

3. 裂孔的封闭　激光光凝封闭视网膜裂孔的原理在于通过视网膜色素上皮（RPE）细胞内的黑色素将光能转化为热能，从而在视网膜和脉络膜间产生凝结反应，使两者粘连，封闭裂孔；眼皮肤白化病患者由于 RPE 黑色素缺乏，光凝产生的凝结反应较差，不易封闭裂孔；另一方面，采用经巩膜冷冻法使视网膜及脉络膜形成瘢痕粘连而封闭裂孔的方法，由于白化病患者 RPE 黑色素的缺失，使裂孔不易准确寻找和定位、瘢痕粘连形成困难等因素，效果也不尽人意。

4. 手术方式及填充物的选择　鉴于白化病合并视网膜脱离患者视网膜裂孔难被发现、对激光和巩膜外冷凝反应欠佳等治疗的特点和难点，采用巩膜扣带术或玻璃体切除术这两种视网膜脱离复位常用的手术方式的选择和优劣尚无定论。选择的基本原则与常规的视网膜脱离相同：在单纯、不伴增生性玻璃体视网膜病变并找到周边裂孔的病例中可采用巩膜扣带术；复杂病例则行玻璃体切除术。由于此类患者视网膜下液不易吸收、视网膜脉络膜的瘢痕黏附不良,特别是常合并眼球震颤,增加了视网膜脉络膜形成牢固黏附的困难和裂孔再裂开的风险,因此,建议选择硅油填充,而不宜采用顶压时间有限的气体。

【关键词】

眼皮肤白化病　　　　oculocutaneous albinism
孔源性视网膜脱离　　rhegmatogenous retinal detachment,RRD
脉络膜脱离　　　　　choroidal detachment

【测试题】

1. 白化病的视觉症状包括(　D　)
   A. 畏光 　　　　　　　　　　　B. 屈光不正
   C. 眼球震颤 　　　　　　　　　D. 以上都是
2. 眼白化病合并孔源性视网膜脱离的手术注意要点不包括(　A　)
   A. 对光凝治疗反应较好
   B. 经巩膜冷冻法可使视网膜及脉络膜形成瘢痕粘连而封闭裂孔
   C. 定位并封闭所有裂孔是手术成功的关键
   D. 综合分析判断手术方式及填充物

参 考 文 献

1. MANSOUR AM,CHHABLANI J,AREVALO JF,et al. Retinal detachment in albinism［J］. Clin Ophthalmol, 2018,12:651-656.
2. FELFELI T,MANDELCORN MS,YAN P,et al. Failed pneumatic retinopexy for rhegmatogenous retinal detachment repair in ocular albinism:clues to the role of melanin in retinal pigment epithelium pump function［J］. Ophthalmic Surg Lasers Imaging Retina,2017,48(12):1016-1020.
3. SINHA MK,CHHABLANI J,SHAH BS,et al. Surgical challenges and outcomes of rhegmatogenous retinal detachment in albinism［J］. Eye(Lond),2016,30(3):422-425.
4. HUANG XY,WANG Y,WANG R,et al. Diagnostic and therapeutic challenges［J］. Retina,2012,32(2): 399-402.
5. MCDONALD HR. Diagnostic and therapeutic challenges. A 50-year-old woman with oculocutaneous albinism (OCA) and type II diabetes mellitus(DM)reported bilateral progressive visual loss,especially during the last month［J］. Retina,2001,21(4):367-370.
6. 曾运考,曹丹,杨大卫,等. 眼皮肤白化病合并孔源性视网膜脱离 1 例[J]. 中国眼耳鼻喉科杂志,2019, 19(5):359-360.
7. 顾瑞平,雷博雅,徐格致. 眼皮肤白化病合并孔源性视网膜脱离一例[J]. 中华眼底病杂志,2017,33(1): 77-78.
8. 焦明菲,程朝晖,李筱荣. 白化病合并复发性视网膜脱离一例[J]. 中华眼底病杂志,2017,53(7):215-216.

　　　　　　　　　　　　　　　　　　　　　　　　　　　　　　(胡　洁　玄　猛)

病例 10

单眼视力下降伴眼前黑影 1 年余

【病例简介】

患　者:男,已婚,53 岁。

主　诉:左眼视力下降伴眼前黑影 1 年余。

既往史:否认其他眼部疾病与全身病。

【临床检查】

● 眼部检查

	OD	OS
裸眼视力(VA)	1.0	0.3
眼压(IOP)	12mmHg	8mmHg
角膜	透明	透明
前房	房水清	房水清
晶状体	透明	透明
玻璃体	透明	透明
视网膜	平伏,未见明显异常	颞下周边部视网膜大片黄白色渗出,团状血管组织增生,玻璃体少量积血
眼球运动	自如	自如

● 临床眼科检查结果

该患者小瞳验光结果:右眼　球镜 –0.75DS 柱镜 –1.25DC 轴位 90,

左眼　球镜 –1.00DS 柱镜 –1.25DC 轴位 80,矫正无提高。

左眼眼底照相请见图 2-10-1。

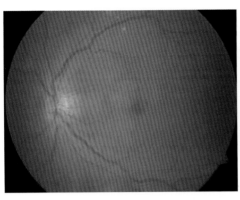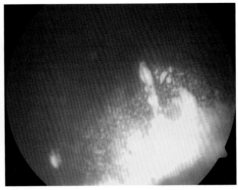

图 2-10-1　左眼眼底照相

患者左眼眼底可见颞下周边部视网膜大片黄白色渗出，团状血管组织增生。

👨‍⚕️ 基于上述资料，您觉得初步诊断是什么？

👨‍⚕️ 还需要进一步完善哪些检查？

左眼 FFA+ICG 请见图 2-10-2，OCT 结果请见图 2-10-3，UBM 结果请见 2-10-4，B 超结果请见图 2-10-5。

👨‍⚕️ 基于上述检查结果，您认为患者的诊断是什么？

👨‍⚕️ 您认为下一步的治疗方案是什么？

【诊断】

◆　左眼视网膜血管增生性肿瘤（retinal vasoproliferative tumor，RVPT）
◆　左眼继发性黄斑前膜
◆　左眼继发性黄斑水肿
◆　双眼屈光不正

【诊断思辨】

　　该患者疾病特点为男性，单眼发病，左眼颞下周边部视网膜单发橘粉色实性肿物伴大片黄白色渗出，"Coats' like"表现，不排除成人 Coats 病的可能。但该患者病灶局限于视网膜颞下方，FFA 和 ICGA 造影显示瘤体晚期明显渗漏，团状血管迂曲扩张，结合 UBM 及 B 超结果，且患者不伴眼部其他疾病，故考虑为"原发性视网膜血管增生性肿瘤"。

早期	中期	晚期

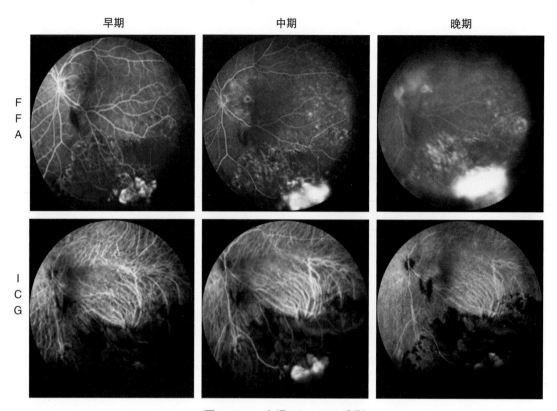

图 2-10-2　左眼 FFA+ICG 造影

见颞下周边部视网膜毛细血管扩张、片状强荧光,随造影时间延长,荧光渐渗漏;多发微血管瘤及大量渗出性遮蔽荧光,黄斑囊样水肿。

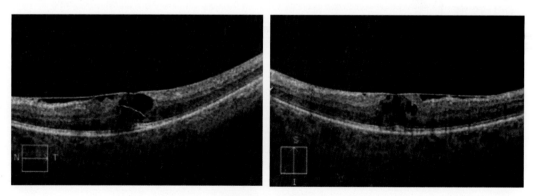

图 2-10-3　OCT

患者左眼黄斑区可见黄斑前膜形成伴囊样水肿。

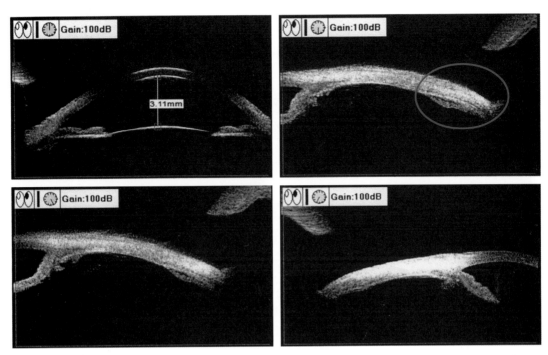

图 2-10-4　左眼 UBM（2016 年 12 月）

UBM 结果提示：左眼 5 点至 6 点周边部视网膜可见增殖物附着。

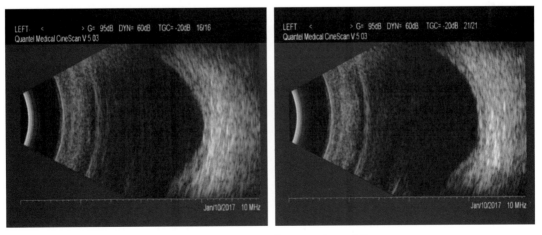

图 2-10-5　左眼 B 超（2016 年 12 月）

B 超结果示：左眼颞下方球壁增厚约 1.2mm。

【疾病特点】

(1) 最早于 1995 年 Shields 报道了 103 例周边视网膜血管肿瘤并首次提出视网膜血管增生性肿瘤(retinal vasoproliferative tumor, RVPT),又称为"周边部视网膜血管瘤样病变""视网膜血管增生性肿瘤";本质是血管组织与神经胶质细胞增生。

(2) 罕见且原因不明,50 岁以上多发,多单眼发病。临床表现为单眼视力下降伴眼前漂浮物、变形;周边部视网膜单发粉红色或橘色实性肿物伴大片黄白色渗出,"Coats' like"表现,有细小滋养血管,黄斑受累(黄斑前膜及黄斑水肿)。FFA:团状血管迂曲,晚期荧光素明显渗漏。ICGA 见晚期明显渗漏,团状血管迂曲扩张。B 超:球壁增厚。

【鉴别诊断】

(1) 成年型 Coats 病:多见于成人男性,眼底视网膜局限或广泛黄白色渗出,伴胆固醇结晶沉着、点片状出血;可引起渗出性 RD,黄斑受累(囊样水肿/前膜);FFA:小动脉为主的迂曲扩张,呈囊样、梭形或串珠状瘤样改变。

支持点:视力下降,视网膜黄白色渗出;病灶可伴点片状出血,视网膜毛细血管迂曲扩张;FFA:晚期荧光渗漏,新生血管性团状强荧光。

不支持点:本病例周边部视网膜血管组织团状增生;B 超显示颞下方球壁增厚约 1.2mm。

(2) 视网膜毛细血管瘤(retinal capillary hemangioma, RCH):多见于 10~30 岁,可孤立或多发,80% 伴有脑视网膜血管瘤病,视力下降或变形,视网膜周边部橘红色肿物,显著迂曲扩张的滋养动脉和引流静脉;FFA:晚期明显荧光渗漏,界清的视网膜内病变。

支持点:视力下降,视网膜血管迂曲扩张,周边部橘红色组织增生伴黄白色渗出,黄斑受累;FFA:晚期明显渗漏;B 超显示颞下方球壁增厚。

不支持点:本病例周边部病灶边界模糊,而非显著迂曲扩张的滋养动脉和引流静脉。

【治疗】

发病早期激光治疗封闭滋养血管已经取得比较好的临床效果。手术治疗处理继发性黄斑前膜,随后定期观察随访。

【关键词】

视网膜血管增生性肿瘤　　retinal vasoproliferative tumor, RVPT

【测试题】

1. retinal vasoproliferative tumor 称为(　D　)

　　A. 视网膜血管增生性肿瘤　　　　B. "Coats' like"疾病

　　C. 周边部视网膜血管瘤样病变　　D. 以上都是

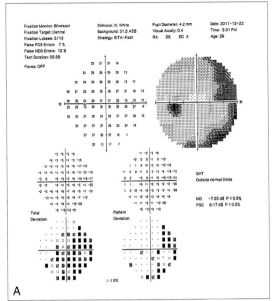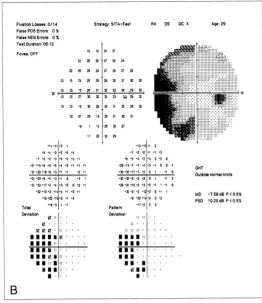

图 2-11-6　双眼视野结果

双眼(A 为左眼,B 为右眼)对称性鼻侧视野缺损。

基于上述检查结果,您认为该患者的诊断是什么?

您认为下一步的治疗方案是什么?

【诊断】

◆ 双眼视盘玻璃膜疣

◆ 左眼继发性黄斑前膜

【诊断思辨】

该患者疾病特点为年轻女性,OCT 显示左眼黄斑前膜,进行眼底检查的时候我们已经注意到视盘的隆起,结合自发荧光和 OCT 可以确诊视盘玻璃膜疣。

【疾病特点】

(1) 视盘玻璃膜疣是一种先天性视神经异常,通常无明显症状,大部分患者双眼发病。60% 的玻璃膜疣生长在视盘浅层,称为浅表型,直接检眼镜下呈小颗粒或大分叶状外观,较易诊断,而埋藏型玻璃膜疣表现不典型,外观介于正常视盘与稍抬高或水肿之间,常被误诊为视盘水肿。

(2) B 超、自发荧光、OCT 与视野检查有助于该病诊断。钙化的玻璃膜疣在 B 超上显示为视盘处的高回声,但埋藏型玻璃膜疣多尚未钙化,B超检出率较低。自发荧光可见视盘高荧光,病灶表现为圆形的边界不清的隆起。OCT检查是诊断的金标准,典型表现为视盘下低信号的核心与周围环绕的高反射边缘,部分伴有视网膜神经纤维层变薄。视野检查中常见弓形视野缺损、生理盲点增大、鼻侧阶梯等异常。

(3)浅表型与埋藏型视盘玻璃膜疣的病理学表现相同,都含有钙磷酸盐和糖蛋白等物质,且都更好发于视盘鼻侧。早期埋藏型玻璃膜疣患者较少发生视野缺损(约6%),可能与玻璃膜疣尚未钙化还未压迫节细胞导致其坏死有关。

【鉴别诊断】

(1)视乳头水肿:多数患者合并全身疾病,例如颅内的占位病变、炎症、外伤或先天畸形,眶内肿瘤或血肿引起的血液淋巴回流障碍等也可引起。早期视力可以正常,如病程持续,视力会逐渐减退,眼底检查可见视乳头充血,边界不清,一般多超过3个屈光度(D),周围视网膜可见出血、渗出,至晚期视乳头水肿消退,视乳头苍白,视神经萎缩。

(2)视神经乳头炎:发病急,表现为严重的急性中心视力障碍。数天内可以从正常视力骤降至光感。视盘表面充血,边界模糊,隆起度一般不超过3D。

(3)前段缺血性视神经病变:多见于老年人,女性多见。视野缺损呈与生理盲点相连的象限性视野缺损。

【治疗】

目前缺乏有效治疗方法,如果没有出现并发症,随访观察。为减少进行性视野缺损的风险,可预防性滴用降眼压药物,或使用活血药物改善视盘血流灌注。该患者左眼出现了黄斑前膜,可以采取手术治疗剥除前膜。

【关键词】

视盘玻璃膜疣	optic nerve head drusen,ONHD
视乳头水肿	papilledema
视神经乳头炎	papillitis
前段缺血性视神经病变	anterior ischemic optico-neuropaty,AION

【测试题】

视盘玻璃膜疣的临床特点(　C　)

A. 自发荧光显示视盘低荧光

B. 多单眼发病

C. B超显示视神经前高回声

D. 不会引起视力下降

参 考 文 献

1. KIM MS,LEE KM,HWANG JM,et al. Morphologic features of buried optic disc drusen on en face optical coherence tomography and optical coherence tomography angiography [J]. Am J Ophthalmol,2020,213:125-133.

2. WANG DD,LEONG JCY,GALE J,et al. Multimodal imaging of buried optic nerve head drusen [J]. Eye(Lond), 2018,32(6):1145-1146.

3. LAM BL,MORAIS CG JR,PASOL J. Drusen of the optic disc [J]. Curr Neurol Neurosci Rep,2008,8(5):404-408.

4. LEE KM,WOO SJ. Fundus autofluorescence in the buried optic disc drusen:optical coherence tomography findings [J]. Can J Ophthalmol,2017,52(2):e52-e53.

5. SLOTNICK S,SHERMAN J. Buried disc drusen have hypo-reflective appearance on SD-OCT [J]. Optom Vis Sci,2012,89(5):704-708.

6. WILKINS JM,POMERANZ HD. Visual manifestations of visible and buried optic disc drusen [J]. J Neuroophthalmol,2004,24(2):125-129.

7. FRIEDMAN AH,BECKERMAN B,OLD DH,et al. (1977) Drusen of the optic disc [J]. Surv Ophthalmol, 1977,21(5):373-390.

8. MEIER R. B-scan is the procedure of choice in optic disk drusen [J]. Klin Monbl Augenheilkd,2000,216(1): A4.

9. KATZ BJ,POMERANZ HD. Visual field defects and retinal nerve fiber layer defects in eyes with buried optic nerve drusen [J]. Am J Ophthalmol,2006,141(2):248-253.

（李 涛 林 英 李霁竹）

病 例 12

青少年双眼视力下降 2 年余

【病例简介】

患　者：男，14 岁。

主　诉：双眼视力下降约 2 年余。

既往史：有早产史（孕 35 周出生），否认吸氧史，否认其他疾病。

家族史：否认相关疾病史。

【临床检查】

● 入院检查

	OD	OS
最佳矫正视力（BCVA）	0.32	0.5
眼压（IOP）	14mmHg	16mmHg
角膜	透明	透明
前房	房水清	房水清
晶状体	透明	透明
玻璃体	透明	透明
视网膜	黄斑区圆形卵黄样病灶、边缘伴少许色素沉着	黄斑水肿
眼球运动	自如	自如

● 临床眼科检查结果

双眼底照相请见图 2-12-1。

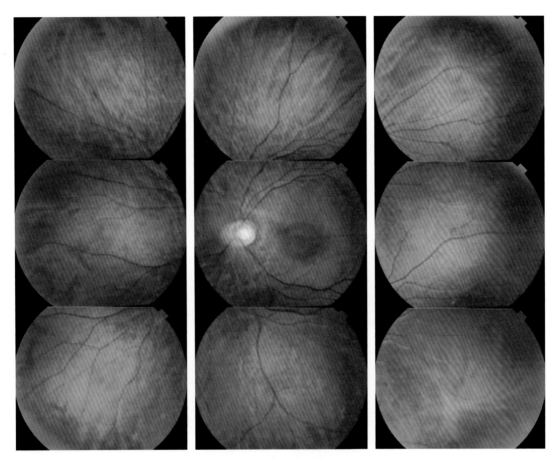

图 2-13-2　左眼底照相

左眼黄斑区中心凹反光消失，色素紊乱。

👨‍⚕️ 基于上述资料,您觉得初步诊断是什么?

👨‍⚕️ 还需要进一步完善哪些检查?

自发荧光请见图 2-13-3,双眼 OCT 请见图 2-13-4,右眼 FFA 请见图 2-13-5,左眼 FFA 请见图 2-13-6,ERG 请见图 2-13-7 和图 2-13-8。

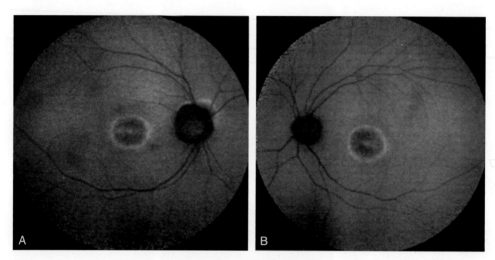

图 2-13-3　双眼自发荧光

双眼(A 为右眼,B 为左眼)黄斑区类圆形低自发荧光周围高自发荧光,类似"牛眼征"。

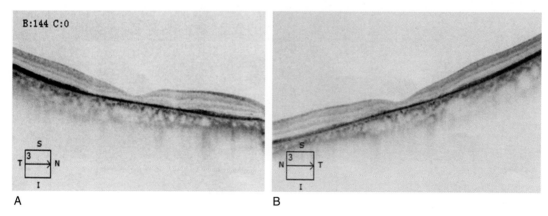

图 2-13-4　双眼 OCT 结果

双眼(A 为右眼,B 为左眼)黄斑区椭圆体带不连续,中心凹变薄。

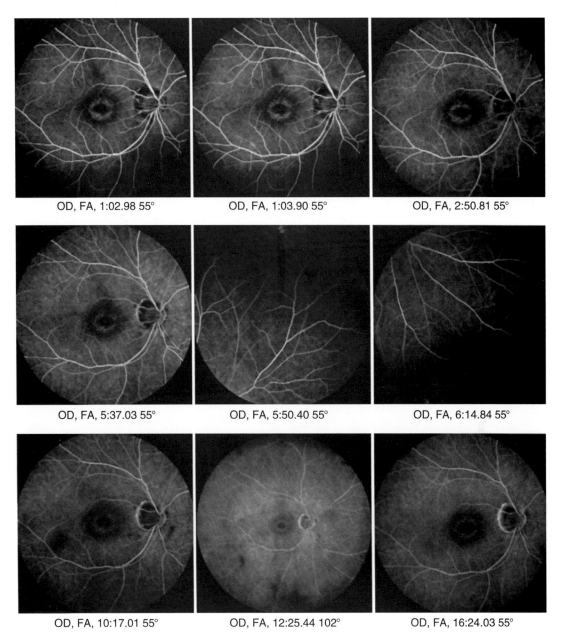

OD, FA, 1:02.98 55°　　　　OD, FA, 1:03.90 55°　　　　OD, FA, 2:50.81 55°

OD, FA, 5:37.03 55°　　　　OD, FA, 5:50.40 55°　　　　OD, FA, 6:14.84 55°

OD, FA, 10:17.01 55°　　　　OD, FA, 12:25.44 102°　　　　OD, FA, 16:24.03 55°

图 2-13-5　右眼 FFA

右眼黄斑局灶性视网膜色素上皮色素脱失。

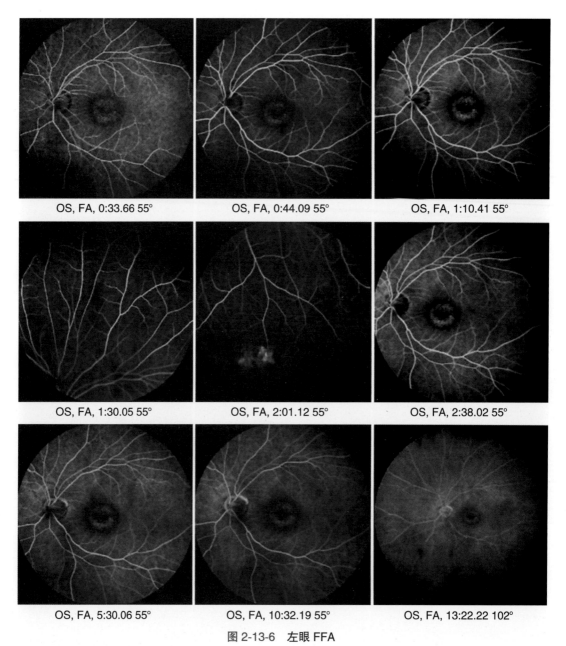

OS, FA, 0:33.66 55°   OS, FA, 0:44.09 55°   OS, FA, 1:10.41 55°

OS, FA, 1:30.05 55°   OS, FA, 2:01.12 55°   OS, FA, 2:38.02 55°

OS, FA, 5:30.06 55°   OS, FA, 10:32.19 55°   OS, FA, 13:22.22 102°

图 2-13-6   左眼 FFA

左眼黄斑局灶性视网膜色素上皮色素脱失，下方周边部视网膜片状强荧光（色素上皮萎缩）。

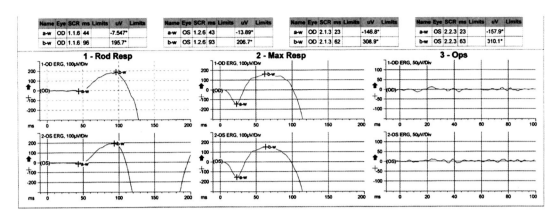

	暗视视杆反应		暗视混合反应 b 波		振荡电位
	隐含时	振幅	隐含时	振幅	
右眼	正常	正常	延迟	轻度降低	降低
左眼	正常	正常	延迟	轻度降低	降低

图 2-13-7　双眼 ERG

视杆反应暗室混合反应 b 波隐含时延迟,振幅轻度降低,震荡电位降低。

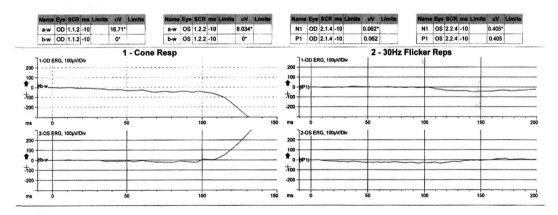

	明视视锥反应 a 波	明视视锥反应 b 波	30Hz 闪烁反应
右眼	无波形	无波形	无波形
左眼	无波形	无波形	无波形

图 2-13-8　双眼 ERG 视锥反应缺失

👩‍⚕️ 基于上述检查结果,您认为该患者的诊断是什么?

👨‍⚕️ 您认为下一步的治疗方案是什么?

【诊断】

◆ 双眼视锥细胞营养不良
◆ 双眼高度近视

【诊断思辨】

该患者疾病特点为中青年男性,视力逐渐下降,牛眼状眼底改变,伴有色觉异常,ERG异常,有家族史,符合遗传性黄斑变性疾病的特点。

【疾病特点】

本病主要累及黄斑区,遗传性黄斑变性疾病之一。此病主要损害视锥细胞,也可伴有不同程度的视杆细胞损害。组织病理学表现为黄斑中央的光感受器丢失、RPE变薄。视锥细胞损害发生较早,因此主要症状为视力减退,后天性色觉异常,当视杆细胞受损时发生夜盲。

【鉴别诊断】

(1) Stragardt 病:鉴别点请见表 2-13-1。

表 2-13-1　视锥细胞营养不良和 Stargardt 病鉴别

	视锥细胞营养不良	Stargardt 病
症状	视力进行性下降,色觉障碍,白天畏光,夜间好转	双眼视力对称性进行性下降,伴有畏光、色觉异常、中心暗点和暗适应缓慢
体征	黄斑区对称性靶心样脱色素改变,可见青灰色或金箔样反光,RPE萎缩,呈牛眼状,晚期可见脉络膜毛细血管萎缩	黄斑区颗粒状色素及黄色斑点,双眼对称横椭圆形萎缩区,呈灰黄色或金箔样反光
FFA	牛眼征;后极部大片状强荧光区;黄斑区弱荧光并透见其下萎缩的脉络膜中大血管;类似 Stargardt 病	早期:斑点状透见荧光 进展期:双眼对称牛眼征
OCT	光感受器层消失,RPE层萎缩变薄,其上可见散在高反射颗粒样沉积物,中心凹外层视网膜变薄	光感受器层消失,RPE层萎缩变薄,RPE层表面和光感受器层内高反射颗粒
ERG	ERG明适应和闪光反应无波形或波形很低,暗适应基本正常	明视ERG的b波振幅下降,峰时正常

(2) 良性靶心状黄斑营养不良:黄斑中心不受累,而旁黄斑区色素减退呈"牛眼状"病变,但视杆细胞受损重于视锥细胞,视力正常或接近正常,色觉损害轻。

（3）青少年型 Best 病：家族遗传史，多见于 5~15 岁幼儿及少年，黄斑区可见对称圆形或卵圆形橘黄色囊性隆起，ERG 正常，EOG 异常可资鉴别。

（4）急性特发性黄斑病变：多为单眼发病，发病前多有流感样症状，典型眼底表现为黄斑区圆形浅黄白色病灶，有浆液性视网膜神经上皮脱离，OCT 可见 RPE 顶端强反射物质；可自行缓解，视力基本恢复，黄斑区遗留下色素上皮萎缩性改变和不规则色素沉着，也可表现为"牛眼征"。

（5）氯喹、羟氯喹中毒性视网膜病变：常见于系统性红斑狼疮等风湿病患者，长期使用羟氯喹药物，也会出现牛眼征。

（6）Leber 先天性黑矇：出生不久就发生严重视力障碍；瞳孔对光反射迟钝或障碍；ERG 呈熄灭型。

【治疗】

目前缺乏有效治疗方法。

【关键词】

视锥细胞营养不良　　cone dystrophy

【测试题】

可引起牛眼状眼底改变的疾病包括（　D　）

A. 氯喹、羟氯喹中毒性视网膜病变　　　　B. 视锥细胞营养不良

C. Stargardt 病　　　　　　　　　　　　D. 以上都是

参 考 文 献

1. KAMEYA S, FUJINAMI K, UENO S, et all. Phenotypical characteristics of POC1B-associated retinopathy in Japanese cohort: cone dystrophy with normal funduscopic appearance [J]. Invest Ophthalmol Vis Sci, 2019, 60(10): 3432-3446.

2. ABOSHIHA J, DUBIS AM, CARROLL J, et al. The cone dysfunction syndromes [J]. Br J Ophthalmol, 2016, 100(1): 115-121.

3. ALFANO G, WASEEM NH, WEBSTER AR, et al. Identification and characterization of the VAX2 p.Leu139Arg variant: possible involvement of VAX2 in cone dystrophy [J]. Ophthalmic Genet, 2018, 39(4): 539-543.

4. GARDNER JC, MICHAELIDES M, HARDCASTLE AJ. Cone opsins, colour blindness and cone dystrophy: Genotype-phenotype correlations [J]. S Afr Med J, 2016, 106(6 Suppl 1): 75-78.

（黄永盛）

双眼渐进性视力下降伴夜盲 1 年余

【病例简介】

患　者：男,23 岁。

主　诉：双眼渐进性视力下降伴夜盲 1 年余。

既往史：否认其他全身疾病史。

家族史：无。

【临床检查】

● 入院检查

	OD	OS
裸眼视力（VA）	0.12	0.12
最佳矫正视力（BCVA）	无提高	无提高
眼压（IOP）	13.3mmHg	13.5mmHg
结膜	无充血、水肿	无充血、水肿
角膜	透明	透明
前房	深度正常,房水清	深度正常,房水清
晶状体	透明	透明
玻璃体	透明	透明
视网膜	眼底弥漫分布圆形黄白色斑点	眼底弥漫分布圆形黄白色斑点

● 临床眼科检查结果

眼底照相请见图 2-14-1。

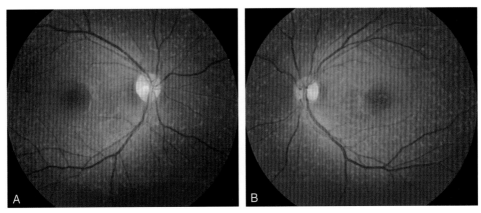

图 2-14-1　眼底照相

双眼眼底弥漫分布黄白色鱼鳍形斑点(A 为右眼,B 为左眼)。

🧑‍⚕️ 基于上述资料,您觉得初步诊断是什么?

🧑‍⚕️ 还需要进一步完善哪些检查?

FFA 结果请见图 2-14-2,ICGA 结果请见图 2-14-3,OCT 请见图 2-14-4,视野请见图 2-14-5,色觉检查表现为蓝色盲(表 2-14-1),视网膜电图(electroretinogram,ERG)结果请见表 2-14-2,眼电图(ectro-oculogram,EOG)结果请见图 2-14-6,视觉诱发电位(visual evoked potential,VEP)结果请见图 2-14-7,基因检测结果显示 *ABCA4* 基因突变 c.2894A>G & c.5645T>C(图 2-14-8)。

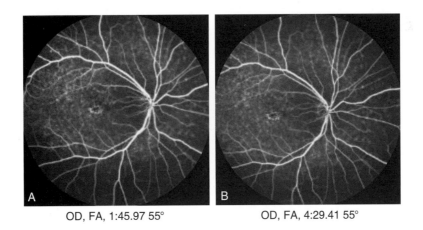

OD, FA, 1:45.97 55°　　　　　　　OD, FA, 4:29.41 55°

图 2-14-2　FFA

双眼(A~D 为右眼,E~H 为左眼)造影显示脉络膜湮灭,后极部及近中周部可见密集小点状强荧光,造影全程其形态大小大致不变,未见明显渗漏,斑点状强荧光包绕黄斑中心。

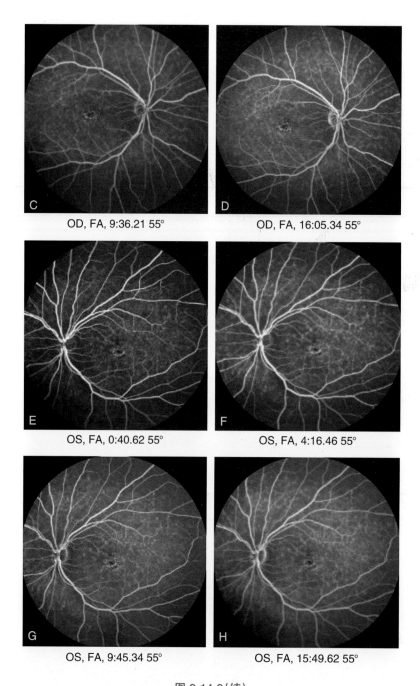

OD, FA, 9:36.21 55°

OD, FA, 16:05.34 55°

OS, FA, 0:40.62 55°

OS, FA, 4:16.46 55°

OS, FA, 9:45.34 55°

OS, FA, 15:49.62 55°

图 2-14-2(续)

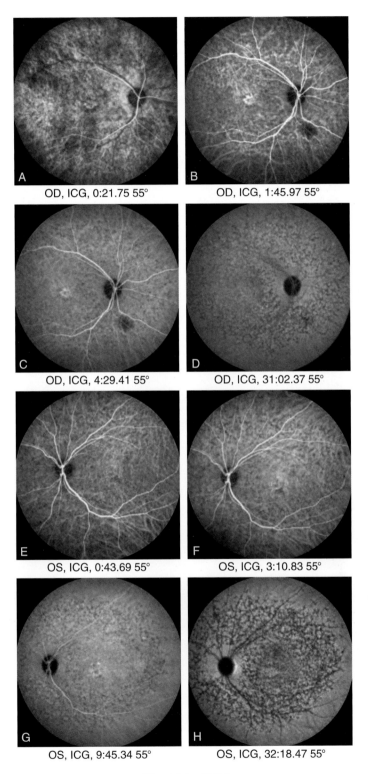

图 2-14-3　ICGA

双眼（A~D 为右眼，E~H 为左眼）造影显示造影早期开始于后极部及近中周
部密集小点状弱荧光，晚期更为清楚，形态大小大致不变，未见明显渗漏。

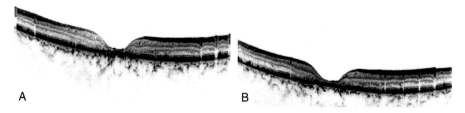

A　　　　　　　　　　　　　B

图 2-14-4　OCT

双眼(A 为右眼,B 为左眼)色素上皮局部不平整,小的高反射突起,中心凹外核层萎缩变薄,椭圆体带(EZ)不连续。

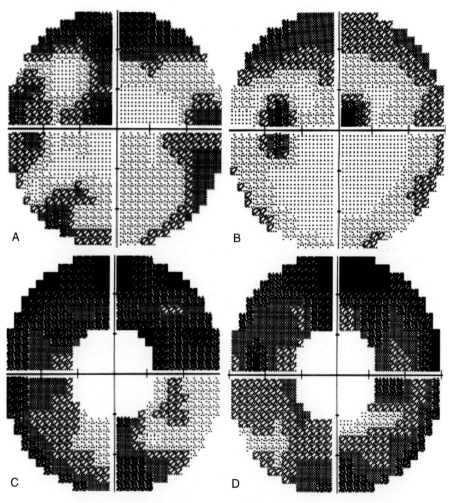

A　　　　　　　　　　　　　B

C　　　　　　　　　　　　　D

图 2-14-5　视野

双眼视野检查示中心视野暗点及周边视野缺损(A、C 分别为右眼中心视野及周边视野,B、D 分别为左眼中心视野及周边视野)。

表 2-14-1　双眼色觉检查:提示双眼蓝色盲

	右眼	左眼
FM 100hue 总错误分 / 轴向	317/ 无轴	347/ 无轴

表 2-14-2　双眼 ERG 视杆细胞反应中度异常,视锥细胞反应重度异常

	明视视锥反应 a 波		明视视锥反应 b 波		30Hz 闪烁反应
	隐含时	振幅	隐含时	振幅	振幅
右眼	延迟	降低	延迟	重度降低	降低
左眼	延迟	降低	延迟	重度降低	降低

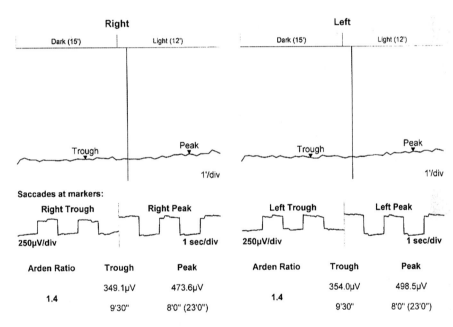

图 2-14-6　EOG

双眼 Arden 比值降低。

OD	P100 隐含期	P100 振幅	OS	P100 隐含期	P100 振幅
60″方格	轻度延迟	正常	60″方格	中度延迟	降低
30″方格	轻度延迟	正常	30″方格	中度延迟	正常
15″方格	轻度延迟	正常	15″方格	中度延迟	正常

图 2-14-7　VEP

右眼 PVEP 各方格反应轻度异常,左眼 PVEP 大方格反应轻度异常,中小方格反应中度异常。

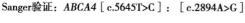

Sanger验证:*ABCA4* [c.5645T>C] : [c.2894A>G]

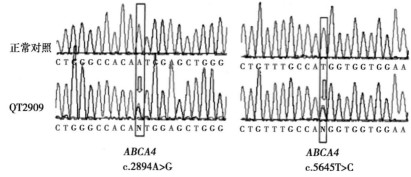

图 2-14-8　基因检测

结果显示 *ABCA4* 基因突变(c.2894A>G & c.5645T>C)。

有文献表明 c.2894A>G 是 STGD1 常见的基因变异之一。

基于上述检查结果,您认为该患者的诊断是什么?

您认为下一步的治疗方案是什么?

【诊断】

◆ 双眼 Stargardt 病

【诊断思辨】

该患者疾病特点为青年男性,双眼视力对称性进行性下降至 0.12,无法矫正,伴有色觉异常、中心暗点等。视网膜可见从后极部到周边部弥漫性黄白色斑点累及黄斑,FFA 显示散在斑点状强荧光,ICGA 显示点状弱荧光,OCT 显示双眼色素上皮局部不平整,可见小的高反射突起,ERG 提示视锥、视杆细胞受损,EOG 低于正常无波形,这些结果提示 Stargardt 病可能性很大。但是再次审视,年轻人双眼对称性视力下降,视网膜呈黄白色斑点亦可见于视锥细胞营养不良、白点状视网膜变性、多发性一过性白点综合征、干性年龄相关性黄斑变性等疾病。

【疾病特点】

(1) Stargardt 病是由于 *ABCA4* 基因突变导致的视锥、视杆细胞及视网膜色素上皮层病变,晚期可有脉络膜血管萎缩,绝大多数表现为常染色体隐性遗传。多发于青少年,可自幼时起视力下降,常见双眼视力对称性进行性下降,多降至 0.1,无法矫正。伴色觉异常、中心暗点和暗适应缓慢等。本病可有黄斑区营养不良和眼底黄色斑点两种类型。Kanski 等按照其临床表现提出四型分类:①视网膜上无黄色斑点沉着的单纯黄斑损害型。②视网膜中心凹周围有黄色斑点沉着的黄斑损害型。③全视网膜上有播散性黄色斑点合并黄斑损害型。④视网膜上有广泛播散性斑点损害型。发病年龄越早,视力预后越差。

(2) 黄斑区营养不良:患者常于 8~15 岁之间发病。起初病变局限于后极部,最终导致中心视力的丧失。典型表现为黄斑区的椭圆形萎缩区及色素沉着——黄斑区牛眼样外观。检眼镜下表现为"锤击过金属样萎缩",眼底检查时呈灰黄色或金箔样反光,早期黄斑区亦可无明显异常。

(3) 眼底黄色斑点症(fundus flavimaculatus):为黏多糖堆积视网膜色素上皮顶部所引起,检眼镜下表现为弥漫分布的边界不清的黄白色点状病灶,呈鱼鳍形、新月形,可融合。病变位于 RPE 层,50% 伴有中心视力下降。

(4) 辅助检查:

早期:FFA,可在眼底改变尚不明显时提供线索,早期呈透见荧光,中期透见荧光杂以点状遮蔽荧光,约 62% 患者可出现脉络膜湮灭——RPE 内脂褐质沉积,脉络膜荧光遮蔽。OCT,早期 RPE 层内脂褐质沉积及萎缩区光感受器受损。早期视野正常;色觉损害呈轻微的红绿色觉障碍。

晚期:晚期 FFA 透见荧光更清晰,其下可见脉络膜大血管,OCT 示视网膜及脉络膜均变薄。晚期视野出现绝对中心暗点伴旁中心固视;晚期主要表现为蓝色盲。FAF 增加代表 RPE 内脂褐质的过度聚积,FAF 减少与 RPE 代谢活性降低相关,早期增强,晚期减弱。ERG 多正常或轻度减低,早期可有明视 b 波幅度下降,能较早反映视网膜功能变化。EOG 多稍低于正常,P-T 曲线平坦,基值电位下降严重。

【鉴别诊断】

(1) 视锥细胞营养不良:病变主要累及黄斑区,可有黄斑区 RPE 萎缩及晚期脉络膜毛细血管萎缩,亦可表现为双眼视力下降、中心暗点、色觉障碍、ERG 降低,但视锥细胞营养不良的明视 ERG 异常减低或无波形,且常伴畏光,多为常染色体显性遗传。

(2) 白点状视网膜变性:两种疾病均可自幼发病,表现为眼底均匀分布的黄白色斑点,ERG、EOG 低于正常。但白点状视网膜变性以夜盲、视野向心性缩窄,眼底骨细胞样色素沉着和光感受器功能不良为特征,OCT 可见 RPE 表面点状高反射而 RPE 层形态正常,突变的基因为 *RDS* 或 *RLBP1* 基因。

（3）多发性一过性白点综合征：好发于近视年轻人，多为单眼急性发病，亦可双眼发病，表现为视力突然下降，伴中心凹旁视野缺损或生理盲点扩大，但该病常有病毒样感冒病史，OCT 提示椭圆体带多处或弥漫性变薄和中断，病变多于 4~14 周后自行消失，视力可恢复至正常。

（4）干性年龄相关性黄斑变性：患者常大于 50 岁，两个疾病都可表现为双眼视力渐进性下降，眼底分布均匀的黄白色斑点，FFA 透见荧光及 ICGA 弱荧光，晚期可见脉络膜萎缩。干性 AMD 的 OCT 表现为玻璃膜疣位于 RPE 和 Bruch 膜之间，严重者隆起表面 RPE 和光感受器外层变薄，而 Stargardt 病的 OCT 表现为 RPE 内的脂褐质沉积及光感受器受损，晚期可见视网膜外层完全萎缩。

【治疗】

目前尚无有效治疗方法，基因及干细胞治疗尚在研究之中，出现黄斑变性者视力预后较差。生活中可通过防蓝光眼镜来避免强光对黄斑的损伤。

【关键词】

Stargardt 病	Stargardt disease
黄斑萎缩	macular atrophy
眼底黄色斑点症	fundus flavimaculatus

【测试题】

1. Stargardt 病最常见的遗传方式为（ B ）
   A. 常染色体显性遗传　　　　B. 常染色体隐性遗传
   C. X- 连锁　　　　　　　　D. 以上都是
2. Stargardt 病的病变基因为（ A ）
   A. *ABCA4* 基因　　　　　　B. *CHM* 基因
   C. *GUCA1A* 基因　　　　　D. *RB* 基因
3. Stargardt 病的临床特点有哪些（ D ）
   A. 双眼视力下降无法矫正　　B. 双眼视力对称性进行性下降
   C. 青少年发病　　　　　　　D. 以上都是

参 考 文 献

1. ALLIKMETS R. Stargardt disease［M］. // Retinal degenerations. Humana Press, 2007.
2. KAPLAN J, GERBER S, LARGET-PIET D, et al. A gene for Stargardt's disease (fundus flavimaculatus) maps to the short arm of chromosome 1［J］. nature genetics, 1993, 5 (3): 308-311.
3. TANNA P, STRAUSS R W, FUJINAMI K, et al. Stargardt disease: clinical features, molecular genetics, animal models and therapeutic options［J］. British Journal of Ophthalmology, 2017, 101 (1): 25-30.

4. 韦企平,孙艳红 .Stargardt 病和眼底黄色斑点症[J]. 中国中医眼科杂志,2012,22(2):120-122.

5. 刘敏 . 双眼 Stargardt 病合并眼底黄色斑点症一例[J]. 中国实用眼科杂志,2012,30(10):1259,1261.

6. 容维宁,马润清,房心荷,等 . 三个 Stargardt 病家系基因型和临床表型分析[J]. 中华实验眼科杂志,2018,036(007):544-548.

7. 何颖,戴旭锋,张华,等 .Stargardt 病基因治疗研究现状与进展[J]. 中华眼底病杂志,2016,32(2):224-227.

8. MATA NL,WENG J,TRAVIS GH. Biosynthesis of a major lipofuscin fluorophore in mice and humans with ABCR-mediated retinal and macular degeneration [J]. Proc Natl Acad Sci U S A,2000,97(13):7154-7159.

9. ABOSHIHA J,DUBIS AM,CARROLL J,et al. The cone dysfunction syndromes [J]. Br J Ophthalmol,2016,100(1):115-121.

10. CAHUZAC A,WOLFF B,MATHIS T,et al. Multimodal imaging findings in 'hyper-early' stage MEWDS [J]. Br J Ophthalmol,2017,101(10):1381-1385.

11. LIM LS,MITCHELL P,SEDDON JM,et al. Age-related macular degeneration [J]. Lancet,2012,379(9827):1728-1738.

12. LU LJ,LIU J,ADELMAN RA. Novel therapeutics for Stargardt disease [J]. Graefes Arch Clin Exp Ophthalmol,2017,255(6):1057-1062.

13. DESSALCES E,BOCQUET B,BOURIEN J,et al. Early-onset foveal involvement in retinitis punctata albescens with mutations in RLBP1 [J]. JAMA Ophthalmol,2013,131(10):1314-1323.

14. HU FY,LI JK,GAO FJ,et al. *ABCA4* gene screening in a Chinese cohort with Stargardt disease:identification of 37 novel variants [J]. Front Genet,2019,10:773.

（朱晓波　竹燕杰　卢明治）

病例 15

左眼视物变形 3 个月余

【病例简介】

患　者:女,73 岁。

主　诉:左眼视物变形 3 个月余。

现病史:患者自己进行 Amsler 表检查时,发现左眼视物变形,看普通的直线物体并不会出现变形,发病后病情无明显进展。

既往史:高血压 5 年余,药物控制,血压控制良好,否认糖尿病等其他病史。

【临床检查】

● 入院检查

	右眼	左眼
裸眼视力	0.4	0.4
最佳矫正视力	0.6	0.5
眼压	14mmHg	16mmHg
角膜	透明	透明
瞳孔	圆,3mm,对光反射灵敏	圆,3mm,对光反射灵敏
前房	清	清
晶状体	轻度混浊	轻度混浊
黄斑	中心凹反光消失,黄斑中心凹旁见软性玻璃膜疣	中心凹反光消失

● 临床眼科检查结果

眼底照相见图 2-15-1。

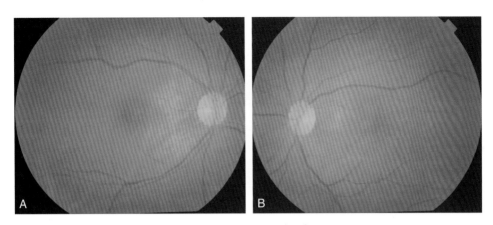

图 2-15-1　双眼眼底照相

A. 右眼中心凹反光消失,黄斑中心凹旁见软性玻璃膜疣;B. 左眼中心凹反光消失。

基于上述资料,您觉得初步诊断是什么?

还需要进一步完善哪些检查?

继续给病人做了双眼 OCT 检查、眼底血管造影检查和 OCTA 检查。右眼仅见软性玻璃膜疣改变,故结果不做展示。左眼检查结果如下:OCT 检查见图 2-15-2,荧光素眼底血管造影见图 2-15-3,OCTA 检查见图 2-15-4。

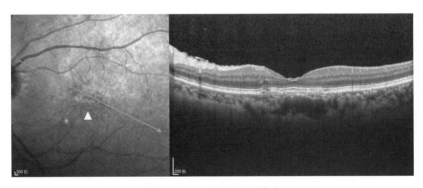

图 2-15-2　左眼 OCT 检查

在左侧的近红外光(NIR)图上,黄斑中心见较密集的点状弱荧光病灶,少许病灶表现为中间亮周边暗的特征(视网膜下玻璃膜样沉积物,subretinaldrusenoid deposits,SDD,又称假性玻璃膜疣,白色三角所示);右侧的 B-Scan 见 RPE 光带不规则,黄斑区域 RPE 和 Bruch 膜之间见低反射信号(I 型 CNV 病灶),视盘颞侧见短带状视网膜前膜。

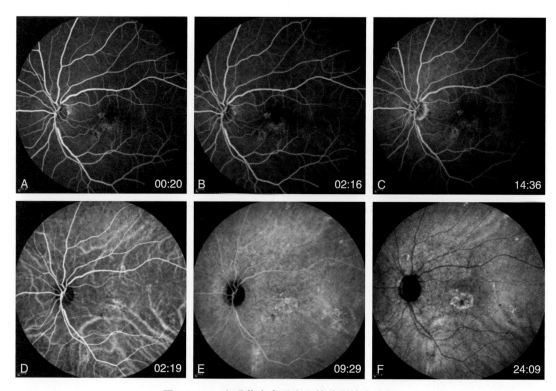

图 2-15-3　左眼荧光素眼底血管造影检查结果

A~C. 荧光素眼底血管造影：后极部多灶性 RPE 脱色素透见荧光；D~F. 吲哚青绿脉络膜血管造影：脉络膜新生血管，未见染料渗漏，晚期黄斑中心斑状强荧光，后极部见 SDD 引起的点状弱荧光。

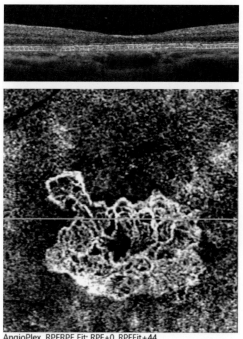

AngioPlex RPERPE Fit: RPE+0, RPEFit+44

图 2-15-4　左眼 OCTA 检查

视网膜浅层和深层血管形态正常，RPE 下见脉络膜新生血管网形成。

　　2 年后随访,视力眼压基本同前,患者诉视物变形无明显变化。眼底检查见图 2-15-5,随访的血管造影检查见图 2-15-6,随访的 OCTA 检查见图 2-15-7。

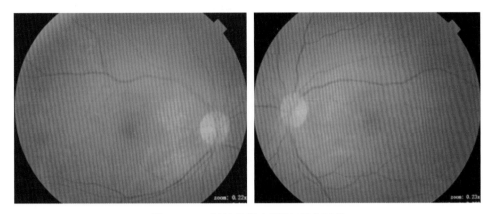

图 2-15-5　随访的眼底彩照,基本同前

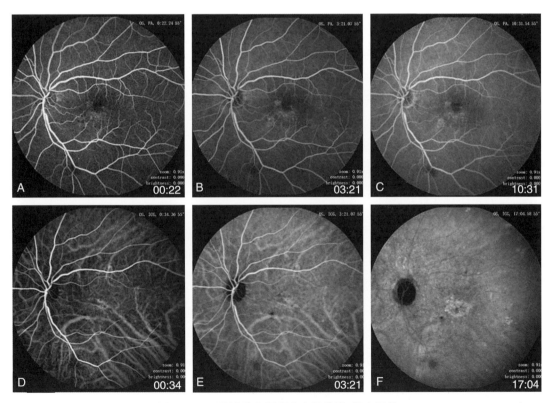

图 2-15-6　随访的左眼眼底血管造影,基本同前

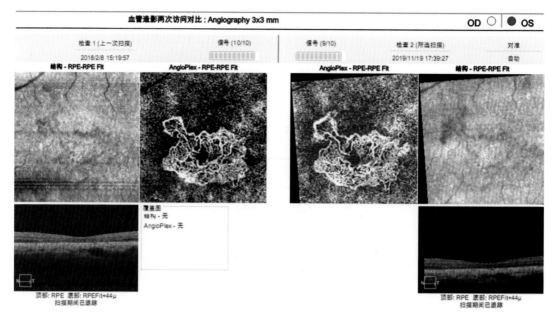

图 2-15-7　随访的左眼 OCTA
见 RPE 下新生血管管腔变细,血管丰富,边界非常清晰,面积稍微扩大。

基于上述检查,您认为该患者的诊断是什么?

您认为下一步的治疗方案是什么?

【诊断】

◆ 左眼 I 型脉络膜新生血管(非渗出型)
◆ 右眼干性年龄相关性黄斑变性
◆ 左眼视网膜前膜
◆ 双眼年龄相关性白内障

【诊断思辨】

该患者为 73 岁女性,主诉是左眼视物变形。眼底检查见黄斑中心凹反光消失,在 OCT 的近红外(near infrared,NIR)图中可以发现黄斑中心周围有密集的点状弱荧光,该点状弱荧光是视网膜下玻璃膜疣样沉积物(subretinaldrusenoid deposits,SDD,又称假性玻璃膜疣),而黄斑中心鼻下方点状强反光是孤立的 RPE 增殖引起。B-Scan 见 RPE 不规则,RPE 和 Bruch 膜之间见低反射信号。FFA 显示多发性的 RPE 损害导致的脱色素透见荧光。ICGA 晚期,黄斑中心见斑状强荧光,未见渗漏。因此进行了 OCTA 检查,发现了典型的 I 型脉络膜新生血管(choroidal neovascularization,CNV)。对于这类 I 型 CNV,根据文献报道无需治疗,观察 2 年后发现,CNV 的管腔稍微变细,面积稍有增大,没有渗出型改变。

【疾病特点】

(1) CNV 的分型:早在 1994 年 Gass 通过手术取出的 CNV 膜进行病理切片,依据 CNV 与 RPE 的关系,将 CNV 分为两型,Ⅰ型指 CNV 未突破 RPE 层,位于 RPE 下;Ⅱ型指 CNV 突破 RPE 层,达到视网膜神经上皮层下。2001 年 Yannuzzi 提出了一种源于视网膜神经上皮层的新生血管,即视网膜血管瘤样增生(retinal angionmamatous proliferation,RAP),又称为Ⅲ型 CNV,从定义可以看出,RAP 并不是来源于脉络膜,因此有学者提出把 CNV 重新命名为黄斑新生血管(macular neovascularization,MNV),但本文仍以 CNV 称之。

(2) Ⅰ型 CNV 的诊断:传统的 FFA 检查对Ⅰ型 CNV 的诊断缺乏特异性,而 ICG 晚期呈现的斑状强荧光是其重要的影像学特征。近年来兴起的 OCTA 检查技术,可以清晰地显示位于脉络膜层的Ⅰ型 CNV 血管网形态,研究表明 OCTA 发现的新生血管形态与 ICGA 晚期斑状强荧光对应。由于 OCTA 是一种非侵入性的检查,对血管网形态的进展检测也更方便,也更容易被患者接受。

(3) Ⅰ型 CNV 的转归:2018 年 Rosenfeld 在 *Ophthalmology* 上发表了一篇关于Ⅰ型 CNV 的最大样本量的论文。作者对一侧眼诊断为渗出性 AMD、对侧眼诊断为非渗出性 AMD 的患者进行了双眼 OCTA 检查,研究发现在 160 例非渗出性 AMD 眼中,黄斑下新生血管(macular neovascularization,MNV,即Ⅰ型 CNV)的患病率为 14.4%(23/160),在平均 1 年的随访中,在 134 眼中,13 眼进展为渗出性 AMD。基线就已经有 MNV 的患者中,发生渗出性 AMD 的比例是 21.1%,而基线没有 MNV 的患者中,发生渗出性 AMD 的比例是 3.6%。

【鉴别诊断】

(1) Ⅱ型 CNV:Ⅱ型 CNV 在 OCT 上可以发现病灶突破 RPE 层,FFA 和 ICGA 检查会发现染料渗漏。

(2) 息肉样脉络膜血管病变合并的分支血管网(branch vascular network,BVN):两者病变层次相同,形态相似,但 BVN 通常合并有其他明显的体征,如眼底橘红色病灶或视网膜下大出血,以及 ICGA 上显示的息肉样强荧光等,而单纯Ⅰ型 CNV 则不合并以上体征。

【治疗】

密切随访。若 CNV 出现渗出改变,或突破了 RPE,引起神经上皮下积液,则治疗同湿性 AMD。

【关键词】

Ⅰ型脉络膜新生血管	Type Ⅰ choroidal neovascularization
黄斑新生血管	macular neovascularization
视网膜下玻璃膜疣样沉积物	subretinal drusenoid deposits

【测试题】

1. 对于 I 型 CNV 的诊断和随访,首选使用什么检查(B)
   A. OCT
   B. OCTA
   C. FFA
   D. ICGA

2. 通常所说的假性玻璃膜疣,位于哪个层次(A)
   A. 视网膜神经上皮下
   B. 视网膜色素上皮与 Bruch 膜之间
   C. Bruch 膜
   D. 脉络膜

参 考 文 献

1. ROISMANL, ZHANGQ, WANGRK, et al. Optical coherence tomography angiography of asymptomatic neovascularization in intermediate age-related macular degeneration [J]. Ophthalmology, 2016, 123 (6): 1309-1319.

2. DEOLIVEIRADIASJR, ZHANGQ, GARCIAJMB, et al. Natural history of subclinical neovascularization in nonexudative age-related macular degeneration using swept-source OCT angiography [J]. Ophthalmology, 2018, 125 (2): 255-266.

3. GASSJD. Biomicroscopic and histopathologic considerations regarding the feasibility of surgical excision of subfovealneovascular membranes [J]. Am J Ophthalmol, 1994, 118 (3): 285-298.

4. SPAIDERF, OOTOS, CURCIOCA. Subretinaldrusenoid deposits AKA pseudodrusen [J]. SurvOphthalmol, 2018, 63 (6): 782-815.

5. YANNUZZIL, NEGRAOS, IIDAT, et al. Retinal angiomatous proliferation in age-related macular degeneration. 2001 [J]. Retina, 2012, 32 (Suppl 1): 416-434.

（吕　林　丁小虎）

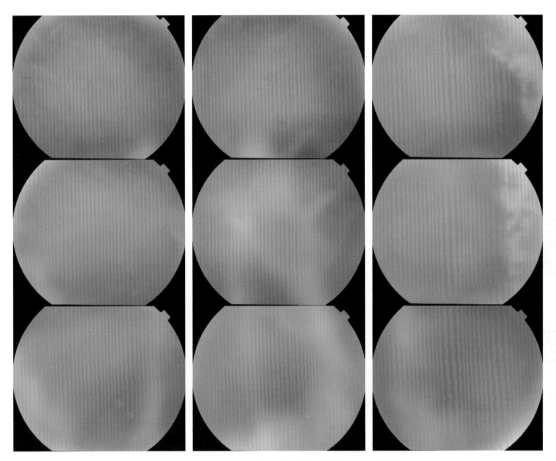

图 2-16-4　经过 12 次眼内注射更昔洛韦后眼底图

表 2-16-3　治疗前、玻璃体腔注射更昔洛韦和联合应用膦甲酸后病毒滴度和炎症指标对比

参数	治疗前	眼内注射更昔洛韦12 次后	眼内注射和全身应用膦甲酸治疗后	参考值	单位
VZV 滴度	7.15×10^6	1.19×10^4	0	$<10^3$	copies/ml
IL-6	25 668	833	177	1.0~50.0	pg/ml
IL-8	3 825	98	18.8	0~20.0	pg/ml
VCAM	8 619	94 637	2 613	200~1 000	pg/ml

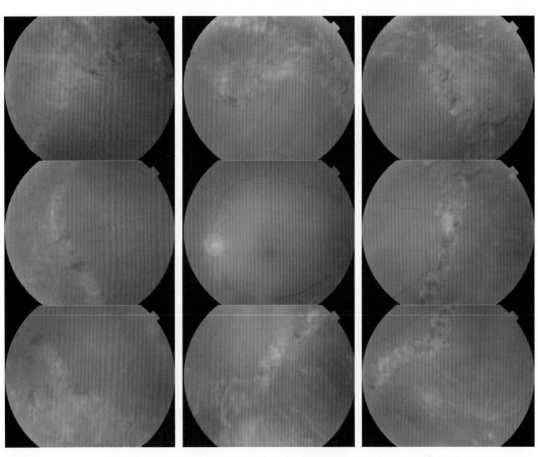

图 2-16-5　最后一次复查眼底图

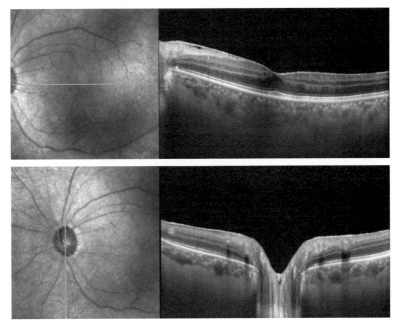

图 2-16-6　最后一次复查 OCT 图

👨‍⚕️ 基于上述检查结果,您认为该患者的诊断是什么?

👨‍⚕️ 您认为下一步的治疗方案是什么?

【诊断】

◆ 左眼急性视网膜坏死

【诊断思辨】

该患者为健康成年男性,以眼红、视力下降首诊。眼部检查可见明显的前房炎症、玻璃体炎症、视网膜动脉为主的闭塞性血管炎症和多发性视网膜坏死灶。根据 1994 年美国葡萄膜炎学会的诊断标准,该患者根据典型的临床表现,即可确诊为"急性视网膜坏死(acute retinal necrosis,ARN)"。

在该病例的治疗方面,我们选择了眼内注射更昔洛韦和膦甲酸,联合全身静脉使用膦甲酸,中后期使用了中剂量的口服激素和激光拦截。在疾病的中后期,存在非常严重的玻璃体混浊,仍坚持不采用手术切除玻璃体,通过更换药物,联合用中剂量的激素抗炎,最后获得很好的视力预后。

【疾病特点】

ARN 是由于视网膜感染了人类疱疹病毒家族中的单纯疱疹病毒(herpes simplex virus, HSV)和带状疱疹(herpes zoster virus, VZV)引起的葡萄膜炎。ARN 最早由日本学者桐泽蒲山 1971 年发表在日本眼科学报上的 6 例病例,其共同特点为玻璃体炎症、周边视网膜坏死灶、血管炎,晚期并发视网膜脱离,并命名为"桐泽型葡萄膜炎"。随后 1978 年英国 Moorfield 眼科医院的学者报道了 4 例相似的病例,并将其正式命名为"急性视网膜坏死"。直到 1986 年,美国 Wilmer 眼科研究所的学者对一例新鲜的视网膜坏死患者的研究进行了眼球摘除做病理学检测,通过免疫细胞学染色发现了针对 VZV 抗原的染色阳性,以及通过电镜发现了带状疱疹病毒颗粒,此时疱疹病毒作为 ARN 的致病微生物被首次确认。

儿童经呼吸道感染此病毒后,引起水痘表现,一般呈自限性,水痘痊愈后病毒仍潜伏在神经节内。在成人,由于免疫力低下或者不明原因,潜伏的病毒会再次被激活,病毒沿着轴浆流到达神经末梢,病毒颗粒释放,引起神经末梢处的病变。在皮肤的神经末梢释放,临床表现为皮肤带状疱疹,故该病毒称为水痘带状疱疹病毒。在眼部的神经末梢释放,引起视网膜坏死或者病毒性前葡萄膜炎。若病毒沿着睫状后长神经行走,达到虹膜睫状体,则引起病毒性前葡萄膜炎,表现为典型的虹膜虫噬样改变;若病毒沿着睫状后短神经行走,到达眼球的周边部,则引起典型 ARN 表现,即从周边开始、环形进展、累及视网膜全层的坏死性病灶。

由于 ARN 是疱疹病毒引起的葡萄膜炎,因此其治疗主要包括两个方面:抗病毒治疗和抗炎治疗。同时,晚期 ARN 会引起视网膜脱离,因此玻璃体切除手术和激光预防性拦截也是临床最常采用的治疗方法。

(1) 抗病毒治疗方面,主要药物有两类:核苷类和非核苷类。核苷类常见的包括:阿昔洛韦、更昔洛韦和喷昔洛韦,这三类药物口服生物利用度低,主要是静脉用药;而伐昔洛韦(阿昔洛韦的前药)、缬更昔洛韦(更昔洛韦的前药)和泛昔洛韦(喷昔洛韦的前药)则口服生物利用度高。所有核苷类药物的作用靶点都是病毒 DNA 聚合酶,其作用机制是:核苷类药物在病毒本身的基因编码产物胸苷激酶(thymidine kinase, TK)的作用下,发生磷酸化,生成三磷酸化产物,该产物与病毒 DNA 多聚酶的底物——脱氧鸟嘌呤核苷三磷酸盐(dGTP)竞争性结合,从而抑制病毒 DNA 的合成。而由于 TK 是病毒本身基因编码的产物,当病毒变异后,改变了 TK 的结构,使得核苷类药物不能产生磷酸化,从而产生耐药。非核苷类的代表药物是膦甲酸,其作用靶点也是病毒 DNA 聚合酶,但是它直接与病毒 DNA 聚合酶的焦磷酸盐解离部位结合,防止核苷前体结合到 DNA 上,从而抑制病毒复制。由于膦甲酸不需要 TK 编码的产物,可以避开核苷类药物的耐药靶点,因此核苷类和非核苷类联合应用可以增强抑制病毒的功能。

(2) 抗病毒药物的剂量和疗程方面,以前多为静脉用药,并采用"诱导期 + 维持期"的治疗方案。在诱导期,一般选择阿昔洛韦 10mg/(kg·d)或更昔洛韦 5mg/(kg·d),每日 3 次给药,连续用 7~14 天。在维持期，一般选用口服伐昔洛韦 1 000mg，每日 3 次，疗程 6 周到 3 个月，甚至更长。后来研究表明，诱导期也可以采用大剂量的口服（2 000mg，每日 3 次），可以获得相同的治疗效果，因此推荐口服伐昔洛韦作为诱导期的首选方案。

（3）玻璃体腔内注射抗病毒药物，包括更昔洛韦或膦甲酸，是目前治疗 ARN 的最主流方案，由于避开了血眼屏障，大大提高了眼内的药物浓度。更昔洛韦和膦甲酸的半衰期短，推荐每周 2 次注射。在剂量方面，更昔洛韦的玻璃体腔浓度有非常宽的安全窗，每次 0.04~6.0mg 都是安全范围。我们选择的是 2.5mg/0.05ml，没有发现任何的副作用出现，抗病毒效果也非常显著。玻璃体腔注射膦甲酸，一般推荐 2.4mg/0.1ml 作为标准治疗剂量。玻璃体腔内注射抗病毒的药物疗程，目前没有统一标准，有学者通过每次玻璃体腔注药前，取房水进行病毒滴度检测，发现最长需要 120 天才能使得房水滴度转阴，中位数时间为 59 天。这些研究和我们的病例都提示，玻璃体腔注射抗病毒药物需要长时间、足疗程的治疗方案。

（4）关于糖皮质激素在 ARN 治疗中的作用，是争议最多的一个话题。由于全身使用激素能活化病毒，导致病毒复制的加剧，加重病情；若不使用激素，则导致炎症加重，引起强烈的炎症刺激，也严重影响视力和预后。2017 年发表在 *Ophthalmology* 上的一篇来自美国眼科学会的报告中，系统分析了抗病毒治疗策略、预防性激光拦截的作用，和手术在治疗 ARN 中的作用，但是没有对激素治疗给出任何建议。目前国内外学者主张在抗病毒 24~48 小时后，开始全身使用激素，0.5~1.0mg/（kg·d），逐渐减量。在该例患者中，我们早期通过强效抗病毒，联合局部频滴激素，在抗病毒治疗 6 周后，我们可以发现病毒滴度显著降低，同时，炎症因子也显著降低，继而开始使用中等剂量的全身激素，最终的玻璃体炎症混浊几乎完全消退。关于激素的使用，笔者经验如下：早期在强效抗病毒的情况下，由于病毒潜伏在神经节中，局部强效激素，并不会引起视网膜内病毒的复制，可以避免全身使用激素带来的副作用；而中后期在病毒滴度显著降低后，开始联合使用中剂量的全身激素，既能防止全身激素引起的病毒复制，又可以有效地发挥抗炎作用。

（5）激光在 ARN 治疗中的价值，也没有定论。虽然研究发现，早期进行预防性激光拦截，可以降低视网膜脱离发病的风险，但是也存在一个问题：早期能进行激光拦截的患者一般病情偏轻，而不能进行激光拦截的患者病情偏重，因此可能是选择偏倚的后果。笔者认为：激光拦截并不能降低早期视网膜脱离的风险，但是可以减少疾病晚期由于慢性炎症导致的玻璃体牵拉性视网膜脱离。

（6）早期玻璃体切除手术在 ARN 治疗中的作用，虽然有研究认为早期玻璃体切除手术能降低视网膜脱离的风险，提高视力预后，但是所有的研究均是回顾性病例报告，而且样本量有限，因此并不能认为早期玻璃体切除手术的预后优于我们采用的玻璃体腔强效抗病毒治疗。笔者曾对两例出现了视网膜脱离的 ARN 患者进行玻璃体切除联合硅油填充术，术后在全身口服抗病毒的治疗下，视网膜坏死仍持续进展，术后 2 个月时，房水病毒仍然为阳性，因此不主张早期进行玻璃体切除手术，除非已经发生了视网膜脱离，并且即使进行玻璃体切除后，强效的抗病毒治疗仍是必不可少的。

【鉴别诊断】

(1) 巨细胞病毒性视网膜炎（cytomegalovirus retinitis，CMVR）：是一类由于疱疹病毒家族的人巨细胞病毒感染视网膜引起的葡萄膜炎，也有视网膜坏死灶，血管炎和葡萄膜炎等体征。既往被列为 ARN 一大类，后来发现 CMVR 具有显著的特点：由 CMV 引起；仅感染免疫力低下的人群，如 AIDS、骨髓移植术后、化疗人群等；坏死灶多呈扇形分布，可以与视盘相连；炎症反应相对较轻。目前将 CMVR 单独列为一种疾病，通常所说的 ARN 均是指由于HSV 或者 VZV 引起。

(2) 进行性外层视网膜坏死（progressive outer retinal necrosis，PORN）：可以由 HSV，VZV或者 EBV 感染引起，罕见。有学者认为该病并不是仅仅累及视网膜的外层，而是视网膜全层，尚未有定论，这里我们仍称之为进行性外层视网膜坏死。其主要特点有：不同于 ARN 和CMVR 的坏死灶，首先累及中周部，PORN 首先侵犯后极部黄斑周围，炎症反应轻，视力预后极差。

【治疗】

早期采用强效、足疗程的抗病毒治疗，中后期联合中等剂量全身激素治疗，激光治疗。

【关键词】

急性视网膜坏死	acute retinal necrosis
带状疱疹病毒	herpes zoster virus
巨细胞病毒性视网膜炎	cytomegalovirus retinitis
进行性外层视网膜坏死	progressive outer retinal necrosis

【测试题】

1. 急性视网膜坏死的病原体包括（ B ）

   A. 带状疱疹病毒

   B. 带状疱疹病毒和单纯疱疹病毒

   C. 带状疱疹病毒、单纯疱疹病毒和巨细胞病毒

   D. 巨细胞病毒

2. 急性视网膜坏死的治疗手段包括（ ABCD ）

   A. 早期、足量、强效抗病毒

   B. 中后期全身中等剂量的激素

   C. 早期局部强效激素治疗

   D. 继发视网膜脱离后，行玻璃体切除术

参 考 文 献

1. SIMSJL, YEOHJ, STAWELLRJ. Acute retinal necrosis: a case series with clinical features and treatment outcomes [J]. Clin Exp Ophthalmol, 2009, 37(5): 473-477.

2. ISHIDAT, SUGAMOTOY, SUGITAS, et al. Prophylactic vitrectomy for acute retinal necrosis [J]. Jpn J Ophthalmol, 2009, 53(5): 486-489.

3. BACIGALUPOA, BOYDA, SLIPPERJ, et al. Foscarnet in the management of cytomegalovirus infections in hematopoietic stem cell transplant patients [J]. Expert Rev Anti Infect Ther, 2012, 10(11): 1249-1264.

4. CAMPOSAB, RIBEIROJ, BOUTOLLEAUD, et al. Human cytomegalovirus antiviral drug resistance in hematopoietic stem cell transplantation: current state of the art [J]. Reviews in Medical Virology, 2016, 26(3): 161-182.

5. YEHS, SUHLEREB, SMITHJR, et al. Combination systemic and intravitreal antiviral therapy in the management of acute retinal necrosis [J]. Ophthalmic Surg Lasers Imaging Retina, 2014, 45(5): 399-407.

6. SCHOENBERGERSD, KIMSJ, THORNEJE, et al. Diagnosis and treatment of acute retinal necrosis: areport by the American academy of ophthalmology [J]. Ophthalmology, 2017, 124(3): 382-392.

7. MARGOCE, FRIEDMANSM. Progressive outer retinal necrosis (PORN): a catchy acronym but is the anatomy correct？ The salient observation of Lorenz E. Zimmerman, MD [J]. JAMA Ophthalmol, 2014, 132(5): 651-652.

8. TAYLORSR, HAMILTONR, HOOPERCY, et al. Valacyclovir in the treatment of acute retinal necrosis [J]. BMC Ophthalmol, 2012, 12: 48.

9. WONGR, PAVESIOCE, LAIDLAWDA, et al. Acute retinal necrosis: the effects of intravitreal foscarnet and virus type on outcome [J]. Ophthalmology, 2010, 117(3): 556-560.

10. TIBBETTSMD, SHAHCP, YOUNGLH, et al. Treatment of acute retinal necrosis [J]. Ophthalmology, 2010, 117(4): 818-824.

11. TAMPM, HOOPERCY, LIGHTMANS. Antiviral selection in the management of acute retinal necrosis [J]. Clin Ophthalmol, 2010, 4: 11-20.

12. LAUCH, MISSOTTENT, SALZMANNJ, et al. Acute retinal necrosis features, management, and outcomes [J]. Ophthalmology, 2007, 114(4): 756-762.

13. HOLLANDGN. Standard diagnostic criteria for the acute retinal necrosis. Executive committee of the American Uveitis Society [J]. Am J Ophthalmol, 1994, 117(5): 663-637.

14. URAYAMAA, YAMADAN, SASAKIT. Unilateral acute uveitis with retinal periarteritis and detachment [J]. Jpn J Ophthalmol, 1971, 25: 607-619.

15. YOUNGNJ, BIRDAC. Bilateral acute retinal necrosis [J]. Br J Ophthalmol, 1978, 62(9): 581-590.

16. CULBERTSONWW, BLUMENKRANZMS, PEPOSEJS, et al. Varicella zoster virus is a cause of the acute retinal necrosis [J]. Ophthalmology, 1986, 93(5): 559-569.

17. CULBERTSONWW, BLUMENKRANZMS, HAINESH, et al. The acute retinal necrosis. Part 2: Histopathology and etiology [J]. Ophthalmology, 1982, 89(12): 1317-1325.

18. DUKERJS, BLUMENKRANZMS. Diagnosis and management of the acute retinal necrosis (ARN) syndrome [J]. Surv Ophthalmol, 1991, 35(5): 327-343.

19. LUOYH, DUANXC, CHENBH, et al. Efficacy and necessity of prophylactic vitrectomy for acute retinal necrosis [J]. Int J Ophthalmol, 2012, 5(4): 482-487.

20. COCHRANETF, SILVESTRIG, MCDOWELLC, et al. Acute retinal necrosis in the United Kingdom: results of a prospective surveillance study [J]. Eye (Lond), 2012, 26(3): 370-377.

21. HAFIDIM,JANIN-MANIFICATH,DENISP,et al. Acute retinal necrosis:virological features using quantitative polymerase chain reaction,Therapeutic management,and clinical outcomes [J]. Am J Ophthalmol,2019,208: 376-386.

22. CALVOCM,KHANMA,MEHTAS,et al. Correlation of clinical outcomes with quantitative polymerase chain reaction DNA copy number in patients with acute retinal necrosis [J]. Ocul Immunol Inflamm,2017,25(2): 246-252.

（吕　林　丁小虎）

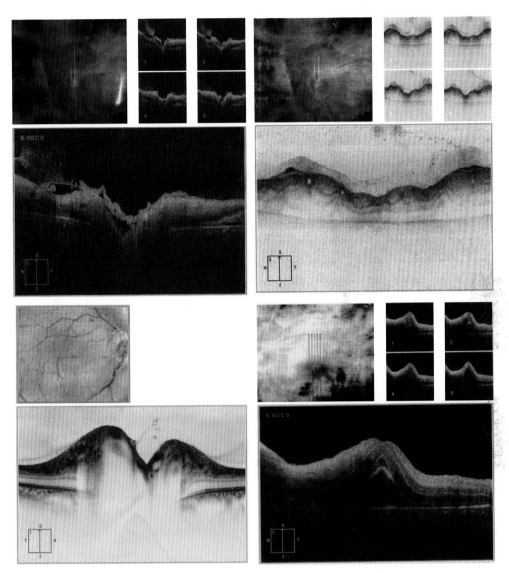

图 2-17-6 左眼 OCT

提示患眼视网膜病变区各层组织结构紊乱;视网膜后极部及黄斑区呈弥漫性水肿。

👨‍⚕️ 基于上述检查结果,您认为该患者的诊断是什么?

👨‍⚕️ 您认为下一步该患者的治疗方案是什么?

【诊断】

◆ 左眼急性视网膜坏死

【诊断思辨】

该患者疾病特点为男性,突然单眼一侧视力下降伴眼痛。裂隙灯下可见显著的前房炎症、玻璃体的混浊、视网膜弥漫的水肿、大片的出血灶、闭塞的血管等;超声:提示玻璃体混浊;OCT:各层组织结构紊乱,视网膜后极部及黄斑区呈弥漫性水肿;FFA:动脉变细闭塞,静脉迂曲,病变周围有斑片状出血,虽然未见典型边界清楚的坏死灶,仍然考虑左眼急性视网膜坏死。

【疾病特点】

(1)急性视网膜坏死(acute retinal necrosis,ARN)是由单纯疱疹病毒(HSV)和水痘 - 带状疱疹病毒(VZV)等感染引起的一种全葡萄膜炎。

(2)ARN常见于免疫正常的人群。1994年,美国葡萄膜炎学会对ARN制定了诊断标准:周边视网膜有1个或多个坏死灶,坏死病灶边界清楚;病变在没有使用抗病毒药物前迅速进展,且向后极部呈环形扩张;有动脉相关的闭塞性视网膜血管性病变的证据;显著的前房炎症及玻璃体高度混浊。

【鉴别诊断】

表 2-17-1 列出需要与急性视网膜坏死相鉴别的疾病。

表 2-17-1 ARN 与其他疾病的鉴别要点

	支持点	不支持点
CMV 性视网膜炎	后极部视网膜炎,出血灶,玻璃体混浊	前房炎症不明显,多见于免疫缺陷的病人
进行性外层视网膜坏死	进展迅速的坏死性视网膜炎	该病很少出现视网膜血管炎及前房炎症
Behcet 病	视网膜炎和显著的视网膜血管炎,伴眼前段炎症	患者无复发性口腔溃疡、阴部溃疡、中枢神经受累等全身表现,眼底出血少见

【治疗】

抗病毒治疗:阿昔洛韦,1 500mg/(m²·d),分 3 次静脉注射,治疗 10~14 天,以后可减少剂量。糖皮质激素:用药时间和剂量上尚无定论,一般认为在强效抗病毒后,可以使用中等剂量激素。激光光凝:可能预防网脱。玻璃体切除术和其他手术:消除玻璃体牵引、清除玻璃体混浊和促进网膜复位。

【关键词】

急性视网膜坏死　　　　　acute retinal necrosis,ARN
葡萄膜炎　　　　　　　　uveitis

【测试题】

1. 急性视网膜坏死的治疗措施包括(　D　)

    A. 抗病毒药物全身应用

    B. 根据情况酌情使用糖皮质激素

    C. 及时进行激光光凝防止视网膜脱离,网脱发生后可考虑行玻切术

    D. 以上均是

2. Behcet 病与 ARN 的主要鉴别要点包括(　BDE　)

    A. 有无眼红、眼痛、视力下降

    B. 有无反复发作的前房积脓

    C. 有无视网膜血管炎和玻璃体混浊

    D. 有无广泛的视网膜坏死和多发裂孔

    E. 有无口腔、生殖器溃疡或皮肤、关节病变

参 考 文 献

1. GUPTA M,JARDELEZA M S,KIM I,et al. Varicella zoster virus necrotizing retinitis in two patients with idiopathic CD4 lymphocytopenia〔J〕. Ocul Immunol Inflamm,2016,24(5):544-548.

2. WEISSMAN HM,BIOUSSE V,SCHECHTER MC,et al. Bilateral central retinal artery occlusion associated with herpes simplex virus-associated acute retinal necrosis and meningitis:case report and literature review〔J〕. Ophthalmic Surg Lasers Imaging Retina,2015,46(2):279-283.

3. GANATRA J B,CHANDLER D,SANTOS C,et al. Viral causes of the acute retinal necrosis syndrome〔J〕. Am J Ophthalmol,2000,129(2):166-172.

4. SCHAAL S,KAGAN A,WANG Y,et al. Acute retinal necrosis associated with Epstein-Barr virus: immunohistopathologic confirmation〔J〕. JAMA Ophthalmol,2014,132(7):881-882.

5. HOLLAND G N. Standard diagnostic criteria for the acute retinal necrosis syndrome. executive committee of the American Uveitis Society〔J〕. Am J Ophthalmol,1994,117(5):663-667.

6. 刘蕴佳,杨培增.急性视网膜坏死综合征的治疗[J].国际眼科杂志,2015,15(5):813-816.

7. LAU C H,MISSOTTEN T,SALZMANN J,et al. Acute retinal necrosis:features,management,and outcomes [J]. Ophthalmology,2007,114(4):756-762.

（朱晓波　卢明治）

【测试题】

1. 梅毒感染约占葡萄膜炎病例的百分比（　C　）

    A. 15%　　　　　　　　　　　B. 10%

    C. 5%　　　　　　　　　　　 D. 1%

2. 眼梅毒病变涉及的眼部组织有哪些（　E　）

    A. 角膜　　　　　　　　　　　B. 巩膜

    C. 视网膜　　　　　　　　　　D. 脉络膜

    E. 以上都是

参 考 文 献

1. K BAILEY FREUND, DAVID SARRAF, WILLIAM F, et al. The retinal atlas, 2nd ed［M］. 2017.

2. MANFRED ZIERHUT, CARLOS PAVESIE, SHIGEAKI OHNO, et al. Intraocular inflammation［M］. 2016.

3. PICHI F, CIARDELLA A, CUNNINGHAM ET. Spectral domain optical coherence tomography findings in patients with acute syphilitic posterior placoid chorioretinopathy［J］. Retina, 2013, 34（2）: 373-384.

4. CHAO JR, KHURANA RN, FAWZI AA, et al. Syphilis: reemergence of an old adversary［J］. Ophthalmology, 2006, 113（11）: 2074-2079.

5. HOOSHMAND H, ESCOBAR MR, KOPF SW. Neurosyphilis, a study of 241 patients［J］. JAMA, 1972, 219（6）: 726-729.

6. GASS JD, BRAUNSTEIN RA, CHENOWETH RG. Acute syphilitic posterior placoid chorioretinitis［J］. Ophthalmology, 1990, 97（10）: 1288-1297.

（梁小玲　马　伟）

左眼突发视力下降半个月余

【病例简介】

患　者：女，33 岁。

主　诉：左眼突然视力下降半个月余。

现病史：患者于半个月余前无明显诱因出现左眼视力下降，视物变暗，于外院就诊，拟诊为黄斑部病变，予叶黄素、维生素 B 等初步治疗，效果欠佳。后于我院门诊就诊，患者左眼底黄斑部病灶逐渐稳定，但视盘颞侧视网膜可见新的小点状病灶，提示病灶具有逐渐扩展倾向。

既往史：既往体健，有双眼屈光不正病史，否认外伤史、感冒史及长期用药史，否认高血压、糖尿病等全身病史，否认药物过敏史。

【临床检查】

● 入院检查

	OD	OS
最佳矫正视力	1.0	指数 /40cm
眼压（IOP）	14.3mmHg	13.3mmHg
角膜	透明	透明
前房	房水清	房水清
晶状体	透明	透明
玻璃体	透明	透明
视网膜	平伏	黄斑区局部黄白色病灶形成
眼球运动	自如	自如

● 临床眼科检查结果

眼底照相，就诊时彩照见图 2-19-1。

🧑‍⚕️ 基于上述资料,您觉得初步诊断是什么?

🧑‍⚕️ 还需要进一步完善哪些检查?

OCT 检查见图 2-19-2;多焦 ERG 检查见图 2-19-3;随诊期间见图 2-19-4;FFA 及 ICGA 检查见图 2-19-5。图 2-19-1 眼底照相,可见黄斑部不规则椭圆形病灶,边缘较粗糙。视盘颞上方可见一黄白色点状改变。

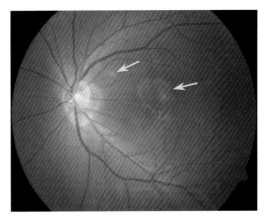

图 2-19-1　就诊时左眼眼底照相

黄斑部不规则椭圆形病灶,边缘较粗糙,视盘颞上方可见一黄白色点状改变。

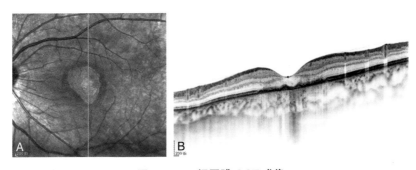

图 2-19-2　视网膜 OCT 成像

A. 左眼视网膜红外图像;B. OCT 显示黄斑部病灶主要波及脉络膜、RPE 层,外层视网膜形态改变、细节模糊。

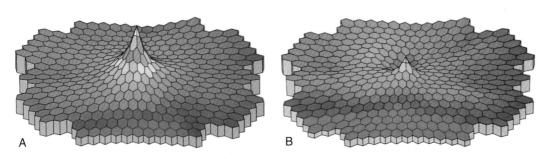

图 2-19-3　多焦 ERG 检查

A. 右眼,黄斑部反应基本正常;B. 左眼,黄斑部反应明显下降。

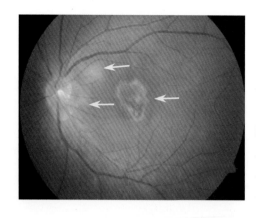

图 2-19-4 发病 5 周时的患眼眼底照相

左眼黄斑部病变形态同前,病灶边缘粗糙,未见明显扩大;视盘颞上方小点状病灶较前扩大,颞侧可见新增小点状病灶。

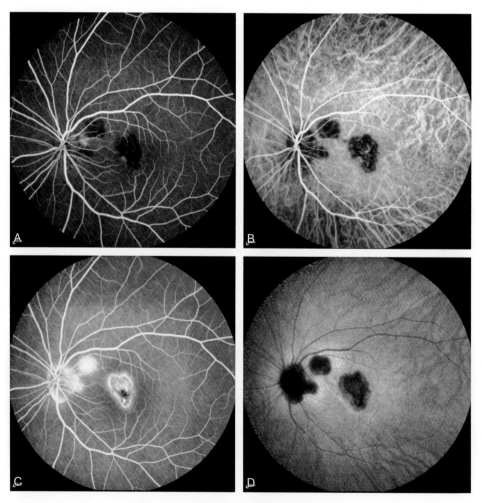

图 2-19-5 发病 5 周时患眼 FFA 及 ICGA

A. FFA 早期显示黄斑部及视盘颞侧弱荧光;B. ICGA 造影显示,黄斑部及视盘旁多处弱荧光,显示脉络膜局部低灌注表现;C. FFA 晚期,可见黄斑部病灶荧光着染,边缘荧光渗漏;视盘旁两处荧光渗漏;D. ICGA 晚期,后极部多处弱荧光表现同早期,病灶周围轻度荧光渗漏。

● 其他辅助检查

1. 头颅及眼眶 MRI　未见异常；
2. 术前四项（HIV、梅毒、乙肝、丙肝）　均（−）；
3. 弓形虫血清学检测　IgG（−）、IgM（−）；
4. 胸片　未见异常；CT，右肺上叶小片状高密度影，可疑炎症；
5. 结核分枝杆菌特异性细胞免疫反应　阳性。

基于上述检查结果，您认为该患者的诊断是什么？

您认为下一步的治疗方案是什么？

【诊断】

◆ 左眼匍行性脉络膜炎

【诊断思辨】

该患者疾病特点为：女性患者，单眼视力急性下降，眼底检查起初在黄斑区见不规则椭圆形病灶。OCT 示黄斑部脉络膜及 RPE 层萎缩，外层视网膜结构不清。FFA 示黄斑病灶早期弱荧光，晚期强荧光，ICGA 显示病灶弱荧光，提示病灶波及脉络膜，合并有炎症活动。在随访的过程中，患者黄斑部病灶逐渐稳定，视盘旁出现类似病变。结合病灶的形态及其在后极部的进展，提示匍行性脉络膜炎可能性大。匍行性脉络膜炎可能与自身免疫或不同的感染因素例如结核杆菌免疫有一定关系，该患者全身检查提示结核分枝杆菌特异性细胞免疫反应阳性，CT 提示肺部可疑炎症，这提示本病可能与结核杆菌感染有一定关系。

【疾病特点】

（1）匍行性脉络膜炎是一种罕见的复发性、慢性进行性脉络膜炎症，可双眼先后发病，无明显种族、家族聚集性，以中青年人常见，男性略多于女性，多与自身免疫或感染相关。

（2）主要表现为无痛性视力下降、视物模糊等；视力下降可从正常到手动不等，如中心凹受累，视力可降至 0.1 以下。眼前节多无异常，偶见前房炎性细胞或轻度前葡萄膜炎。眼底典型表现为始于视盘周围视网膜的深层灰白或灰黄色多角形盘状或匍行性病灶；病灶也可开始于黄斑部，或始于视网膜周边部。复发病灶常沿着旧瘢痕灶边缘开始，离心向黄斑区延伸、扩展；偶有远离陈旧性病灶，形成新的孤立性活动灶。疾病后期由于 RPE 萎缩，可发生脉络膜新生血管（CNV）以及黄斑部瘢痕等严重并发症。

(3) OCT 显示病变常位于 RPE 层、视网膜外层或脉络膜内层,急性期可伴有神经上皮脱离或视网膜水肿。后期可见 RPE 萎缩灶或增生纤维化。FFA 检查显示,活动性病灶由于RPE 水肿或脉络膜毛细血管低灌注的影响,早期表现为边界不清的弱荧光,中晚期出现荧光素渗漏和多点片状强荧光;ICGA 检查可见活动性病灶的脉络膜无灌注区表现。

【鉴别诊断】

(1) 点状内层脉络膜病变(PIC):PIC 主要发生于中度近视的青年女性,裂隙灯检查示前房和玻璃体腔内均无炎症细胞,眼底检查可见随机散布于后极部的多发(12~25 个)、小的(直径 100~300μm)、黄白色不透明圆形损害。其发生于 RPE 层和内层脉络膜(可伴发浆液性视网膜神经感觉层脱离),常发展为脉络膜视网膜萎缩性瘢痕,1 个月后患者即无自觉症状。但PIC 多起源于视网膜内,逐渐向脉络膜发展,这与本病的表现并不一致,且本病后极部病灶的数量只有 2~3 处,并逐渐稳定,因此暂不考虑 PIC 的诊断。

(2) 急性区域性隐匿性外层视网膜病变(AZOOR):AZOOR 多为女性患者,以后极部多处外层视网膜病变为主,这与本病的情况有相似之处。AZOOR 在晚期可以有较典型的三联征,脉络膜萎缩、RPE 及视网膜光感受器萎缩及与正常视网膜间有较明确的分界。本病黄斑部的表现基本相似,但本病病灶较局限,视盘处的病变并没有明确的界限;AZOOR 的 FFA 及ICGA 表现与本病明显不同,FFA 早期或 ICGA 早期很少见到明显的弱荧光表现;因此本病暂不考虑 AZOOR 的诊断。

(3) 弓形体视网膜脉络膜病变:弓形体视网膜脉络膜病变既可在儿童期发病,也可在成年中发病。成年人多主诉为视力下降,可伴有眼前漂浮物感觉。眼部检查示视网膜炎症病灶,多侵犯视网膜全层,也有局限于内层或外层视网膜;部分病例可伴有玻璃体炎症或脉络膜炎。这与本病例表现基本相似。尽管血清特异性抗体阳性不能确诊弓形体感染,但血清特异性抗体阴性基本可排除弓形体感染。本病例弓形体血清抗体检查阴性,因此暂不考虑弓形体视网膜脉络膜病变的诊断。

【治疗】

本病需要先查明可能的病因,例如是否存在潜在的结核或其他病原体感染可能。一旦病因得到确诊,往往需要进行相应的对因治疗。

针对无明确病因的匐行性脉络膜炎,可采用免疫抑制剂或糖皮质激素进行治疗,直到炎症控制后逐渐减量。匐行性脉络膜炎可由多种病因引起,例如自身免疫或结核感染等。

本病患者检查提示存在结核感染的可能,但其病因是否就是与结核感染相关,需要进一步完善检查明确。

【关键词】

匐行性脉络膜炎   serpiginous choroiditis

MUM1/IRF4、BCL6、BCL2,常缺乏 CD10 以及浆细胞标志物,这表明它们大多被抑制在生发中心 B 细胞的分化后期。从遗传学看,69%VRL 患者中编码基因髓系分化因子 88(MYD88)呈现高频突变。治疗可采取放化疗,但预后差。

(3) 原发性葡萄膜淋巴瘤:通常是一种低度恶性 B 细胞淋巴瘤,可归类为结外边缘区淋巴瘤。不同于原发性玻璃体视网膜淋巴瘤,原发性葡萄膜淋巴瘤与中枢神经系统淋巴瘤无关。其免疫图谱与 PVRL 相似,但抗原 Ki-67 明显低于 PVRL。遗传学上,葡萄膜淋巴瘤的免疫球蛋白重链基因变异少于 PVRL。临床特点上,葡萄膜淋巴瘤通常发生在年龄 40~50 岁的人群,多单眼发病。症状表现为视物模糊及视物变形等,可伴有虹膜和 / 或脉络膜的弥漫性增厚,玻璃体清,不累及中枢神经系统,但有向外延伸至眼部附件的表现,如浸润至结膜下间隙。不同于 PVRL,葡萄膜淋巴瘤因属惰性淋巴瘤,治疗采取低剂量放疗可获得良好预后。

(4) 除上述两种眼内淋巴瘤,T 细胞淋巴瘤及 NK/T 细胞淋巴瘤也会累及眼内,但十分罕见。诊断眼内淋巴瘤,可先区别淋巴瘤的细胞类型,再区别淋巴瘤亚型。

临床实验室检查可以通过房水、玻璃体液检测肿瘤细胞、IL-10∶IL-6 比值,基因重排和病理免疫组化检查协助诊断:

① 玻璃体活检:可以细针穿刺玻璃体液和视网膜下瘤体;也可以诊断性玻璃体切除,肿瘤细胞多集中在中周部,注意术前停用激素 1~2 周,并在不加灌注的情况下取玻璃体原液,及时送检。

② 细胞因子:IL-10/IL-6>1(B 细胞淋巴瘤特点)。

③ PCR:B 细胞淋巴瘤发现 CDR3 位点 *IGH* 基因重排;T 细胞淋巴瘤发现 *TCR* 基因重排。

④ 免疫组化:B 细胞淋巴瘤 CD19、CD20、CD22 阳性;T 细胞淋巴瘤 CD3、CD4 和 CD8 阳性。

【鉴别诊断】

(1) 内源性眼内炎:好发于年老体弱或有全身易感因素者,如患有糖尿病、慢性肾衰、肝脏疾病以及外科手术后、免疫缺陷及长期使用免疫抑制剂或抗生素等。常见致病菌有白色念珠菌和革兰氏阴性杆菌。缺乏特异性的眼部体征,需要结合病史及眼部检查综合判断。眼部可有结膜充血水肿、前房细胞、纤维蛋白渗出、虹膜后粘连、前房积脓、玻璃体炎或视网膜炎等,部分患者可合并出现发热或流感样全身症状。明确诊断依赖于穿刺或手术获得的房水、玻璃体液等标本进行病原学检测。

(2) 葡萄膜炎:病因复杂,多属于自身免疫性疾病。常对激素或免疫抑制剂治疗敏感,当患者出现对激素或免疫抑制剂治疗不敏感时,需要排外原发性眼内淋巴瘤诊断。对怀疑病原体感染所致的葡萄膜炎,应进行全身及眼内液相应病原学检查。

【治疗】

(1) 化疗首选甲氨蝶呤,玻璃体腔注射 0.1ml 400μg,每周 2 次,持续 4 周;每周 1 次,持续8周;每月1次持续9个月,共25针。副作用包括角膜上皮毒性、眼内炎等。

（2）免疫治疗使用利妥昔单抗（美罗华）玻璃体腔注射0.1ml 1mg,每周1次。

【关键词】

玻璃体视网膜淋巴瘤	vitreoretinal lymphoma
眼内炎	endophthalmitis
葡萄膜炎	uveitis

【测试题】

1. 原发性眼内淋巴瘤一般多为（　A　）

　　A. 大B细胞淋巴瘤　　　　　　　B. T细胞淋巴瘤

　　C. NK/T细胞淋巴瘤　　　　　　D. 以上都不是

2. 原发性眼内大B淋巴瘤的临床特点（　D　）

　　A. 视网膜下黄色病灶　　　　　　B. OCT检查可见RPE下高反射信号

　　C. IL-10/IL-6>1　　　　　　　　D. 以上都是

3. 原发性眼内淋巴瘤首选化疗药物（　B　）

　　A. 曲安奈德　　　　　　　　　　B. 甲氨蝶呤

　　C. 利妥昔单抗　　　　　　　　　D. 膦甲酸钠

参 考 文 献

1. DDEAK GG, GOLDSTEIN DA, ZHOU M, et al. Vertical hyperreflective lesions on optical coherence tomography in vitreoretinal lymphoma [J]. JAMA Ophthalmol, 2019, 137 (2): 194-198.

2. FEND F, FERRERI AJ, COUPLAND SE. How we diagnose and treat vitreoretinal lymphoma [J]. Br J Haematol, 2016, 173 (5): 680-692.

3. PE'ER J, HOCHBERG FH, FOSTER CS. Clinical review: treatment of vitreoretinal lymphoma [J]. Ocul Immunol Inflamm, 2009, 17 (5): 299-306.

4. BARRY RJ, TASIOPOULOU A, MURRAY PI, et al. Characteristic optical coherence tomography findings in patients with primary vitreoretinal lymphoma: a novel aid to early diagnosis [J]. Br J Ophthalmol, 2018, 102 (10): 1362-1366.

5. DAVIS JL. Diagnosis of intraocular lymphoma [J]. Ocul Immunol Inflamm, 2004, 12 (1): 7-16.

（刘炳乾　林　英）

病例 22

口服 MEK 抑制剂后双眼黄斑区
视网膜脱离 1 例

【病例简介】

患　　者：女,29 岁。

主　　诉：双眼闪光感 2 天。

全身病史：结肠癌伴肝转移病史,23 天前开始口服 MEK 抑制剂 1mg 进行靶向治疗。否认眼部外伤史及手术史。

【临床检查】

● 眼科检查

	OD	OS
最佳矫正视力（BCVA）	1.0	0.7
眼压（IOP）	13mmHg	12mmHg
角膜	透明	透明
前房	房水清	房水清
晶状体	透明	透明
玻璃体	透明	透明
视网膜	黄斑中心类圆形视网膜神经上皮层脱离	黄斑中心类圆形视网膜神经上皮层脱离

双眼底彩照见图 2-22-1。

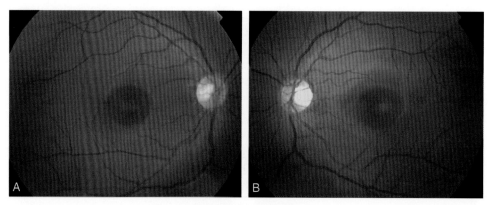

图 2-22-1 眼底照相

双眼(A 为右眼,B 为左眼)黄斑中心类圆形视网膜神经上皮脱离,较对称,累及中心凹。

基于上述资料,您觉得初步诊断是什么?

还需要进一步完善哪些检查?

双眼 OCT 结果见图 2-22-2,双眼 FFA+ICGA 结果见图 2-22-3,双眼多光谱眼底照相及自发荧光结果见图 2-22-4。

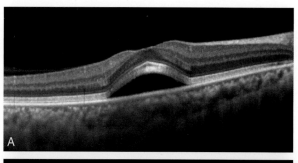

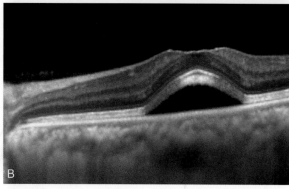

图 2-22-2 双眼 OCT

双眼(A 为右眼,B 为左眼)黄斑中心视网膜神经上皮层浆液性脱离,黄斑区嵌合体带光带清晰、脱离区域略有增粗,余各层视网膜结构及脉络膜结构未见明显异常。

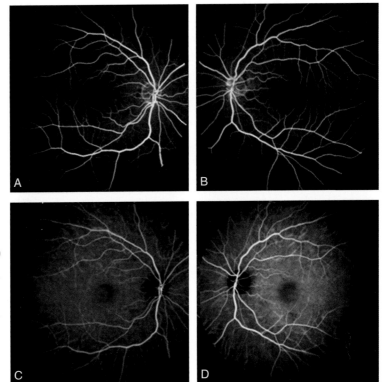

图 2-22-3　双眼 FFA+ICGA

双眼 FFA（A 为右眼，B 为左眼）未见明显荧光素渗漏，ICGA（C 为右眼，D 为左眼）可见后极部脉络膜血管扩张，造影全过程均未见 ICG 染料渗漏，黄斑区视网膜神经上皮脱离区域呈弱荧光。

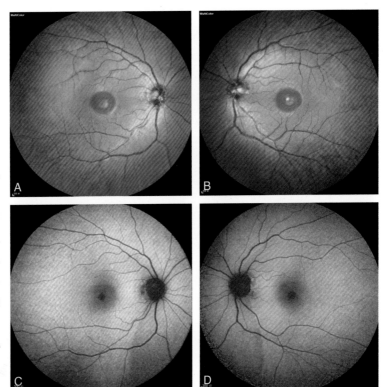

图 2-22-4　多光谱眼底照相 + 自发荧光检查

多光谱眼底照相较普通眼底彩照能更清晰显示视网膜神经上皮层脱离范围及大小，可见双眼黄斑中心约 1PD 类圆形神经上皮层脱离（A 为右眼，B 为左眼）；自发荧光检查未见明显自发荧光改变，中心凹处视网膜下液体遮蔽呈相对低自发荧光（C 为右眼，D 为左眼）。

👨‍⚕️ 基于上述检查结果,您认为该患者的诊断是什么?

👨‍⚕️ 您认为下一步的治疗方案是什么?

【诊断】

◆ 双眼 MEK 抑制剂相关性视网膜病变(MEK inhibitor-associated retinopathy,MEKAR)

【诊断思辨】

患者有结肠癌病史,在口服 MEK 抑制剂进行生物靶向治疗 3 周后,双眼同时出现闪光感。眼底检查可见累及黄斑中心的局灶性类圆形视网膜神经上皮浆液性脱离;OCT 可观察到病变区域神经上皮层浆液性脱离,椭圆体带和交叉区清晰可见、交叉区增宽;FFA、ICGA 未见活动性渗漏点;自发荧光正常。这时除考虑肿瘤眼内转移、副肿瘤综合征、癌相关性视网膜病变外,还应考虑抗肿瘤药物的眼部并发症。

【疾病特点】

(1) MEK 抑制剂通过抑制 MAPK 信号通路,发挥抑制肿瘤细胞增殖、分化、侵袭和转移的作用,主要用于治疗黑色素瘤、非小细胞肺癌及其他实体肿瘤的治疗,常见药物包括司美替尼、考比替尼、曲美替尼等。MAPK 信号通路在视网膜色素上皮层也发挥重要调控与修复作用,MEK 抑制剂的使用可引起浆液性视网膜病变,称为"MEK 抑制剂相关性视网膜病变"(MEK inhibitor-associated retinopathy,MEKAR),常见于用药后 1~3 周,症状多在 1~6 个月可缓解。

(2) 症状:双眼同时出现视力下降、一过性视物模糊、闪光感等症状,无明显视野改变、色觉异常。眼底可见双眼对称性浆液性视网膜浅脱离,累及中心凹,可有多个病灶。OCT 显示视网膜神经上皮层浆液性脱离,RPE 光带连续完整,无视网膜色素上皮脱离,从起病至缓解 IZ 光带(嵌合体带)和 EZ 光带(椭圆体带)始终清晰可辨,IZ 光带增宽,脉络膜厚度无明显增加。FFA、ICGA 检查中病灶不渗漏,自发荧光基本正常。

(3) 目前 MEKAR 的发病机制尚不明确,高龄、肾小球滤过率的降低、既往眼部病史(尤其是感染性眼病史)为发病的危险因素,而性别和糖皮质激素的使用与 MEKAR 无明显相关性。

【随访】

该病具有一定自限性,且该患者症状较轻,给予解释后,继续原剂量口服原治疗药物,并予口服银杏叶提取物以促进黄斑区视网膜下液的吸收。患者于 8 天后返院复查,双眼 OCT 变化结果分别见图 2-22-5。

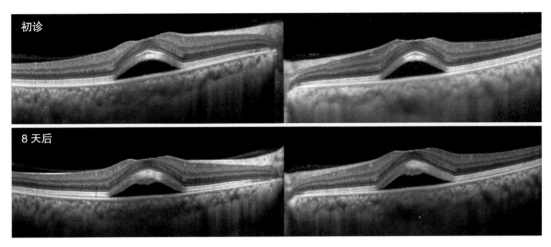

图 2-22-5　双眼 OCT

黄斑区视网膜神经上皮层浆液性脱离仍存在,视网膜下液未见明显增加或减少,整个黄斑区(视网膜脱离与未脱离区)交叉区光带增宽,清晰可辨。

【鉴别诊断】

MEKAR 在眼底改变和 OCT 特征上与中心性浆液性脉络膜视网膜病变(central serious chorioretinopathy,CSCR)有一定的相似之处,如未仔细询问患者病史较易误诊,两者的异同详见表 2-22-1。

表 2-22-1　MEKAR 与 CSCR 的比较

	MEKAR	CSCR
发病危险因素	高龄、肾小球滤过率的降低、既往眼部病史,无性别差异	男性,高血压,A 型人格,糖皮质激素使用史
对称性	92% 双眼对称	60% 单眼发病,双侧不对称
形态	病灶类圆形,不受重力作用	视网膜下液受重力影响
OCT 特征	不伴 PED 和视网膜/脉络膜高反射点,交叉区增宽、可辨,脉络膜厚度正常	常伴 PED,可有脉络膜/视网膜高反射点,疾病后期交叉区、椭圆体带模糊难辨,脉络膜厚度增加
FFA/ICGA	FFA/ICGA 始终未见渗漏	活动期 FFA/ICGA 可见渗漏点
自发荧光	自发荧光无明显异常	渗漏点处低自发荧光

【治疗】

MEKAR 有自限性倾向,患者症状较轻且对视力多无明显影响,常无需停药,但要告知患者密切关注病情变化,门诊定期复查,也可使用 Amsler 方格表在家自测黄斑功能。局部使用非甾体抗炎或碳酸酐酶抑制剂可能有改善症状的作用。

【关键词】

MEK 抑制剂相关性视网膜病变　　　MEK inhibitor-associated retinopathy，MEKAR

中心性浆液性脉络膜视网膜病变　　central serous chorioretinopathy，CSCR

【测试题】

MEK 抑制剂相关性视网膜病变的主要特征不包括（　C　）

A. 双眼对称发病

B. OCT 显示视网膜神经上皮层脱离

C. FFA 提示病灶区可见活动性渗漏点

D. 有自限性倾向

参 考 文 献

1. BOOTH ANDREW E C，HOPKINS Ashley M，ROWLAND ANDREW，et al. Risk factors for MEK-associated retinopathy in patients with advanced melanoma treated with combination BRAF and MEK inhibitor therapy［J］. Ther Adv Med Oncol，2020，12：1758835920944359.

2. MENDEZ-MARTINEZ SILVIA，CALVO PILAR，RUIZ-MORENO OSCAR，et al. Ocular adverse events associated with MEK inhibitors［J］.Retina，2019，39（8）：1435-1450.

3. VAN DER NOLL R，LEIJEN S，NEUTEBOOM GH，et al. Effect of inhibition of the FGFR-MAPK signaling pathway on the development of ocular toxicities［J］. Cancer Treat Rev，2013，39（6）：664-672.

4. FRANCIS JH，HABIB LA，ABRAMSON DH，et al. Clinical and morphologic characteristics of MEK inhibitor-associated retinopathy：differences from central serous chorioretinopathy［J］. Ophthalmology，2017，124（12）：1788-1798.

5. DARUICH A，MATET A，DIRANI A，et al. Central serous chorioretinopathy：recent findings and new physiopathology hypothesis［J］. Prog Retin Eye Res，2015，48：82-118.

6. URNER-BLOCH U，URNER M，STIEGER P，et al. Transient MEK inhibitor-associated retinopathy in metastatic melanoma［J］. Ann Oncol，2014，25（7）：1437-1441.

（李加青　袁敏而　李霁竹）

病例 23

"感冒"后突发单眼无痛性视力
下降伴中心暗点 2 周

【病例简介】

患　者:男,27 岁。

主　诉:"感冒"后左眼突发无痛性视力下降伴中心暗点 2 周。

既往史:4 天前曾有头痛、发热、腹泻等"感冒"症状。

【临床检查】

● 入院检查

	OD	OS
视力(VA)	1.0	0.8
最佳矫正视力(BCVA)	1.0	0.8
眼压(IOP)	13mmHg	12mmHg
角膜	透明	透明
前房	房水清	房水清
晶状体	透明	透明
玻璃体	透明	透明
视网膜	未见异常	黄斑区可见黄白色点状物
眼球运动	自如	自如

● 临床眼科检查结果

眼底彩照请见 2-23-1。

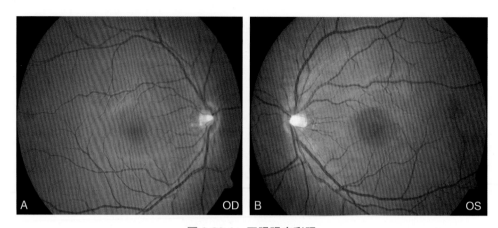

图 2-23-1　双眼眼底彩照

A. 右眼眼底彩照未见明显异常；B. 左眼黄斑区可见黄白色点状物，中心凹反光消失。

基于上述资料，您觉得初步诊断是什么？

还需要进一步完善哪些检查？

自发荧光请见图 2-23-2，OCT 请见图 2-23-3，FFA 请见图 2-23-4，全身手、足、口检查请见图 2-23-5。

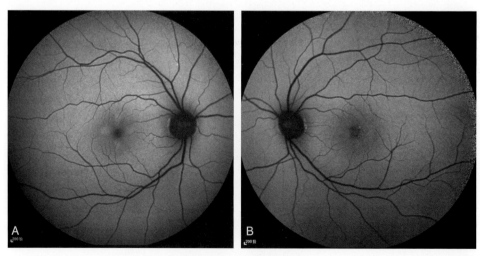

图 2-23-2　双眼自发荧光

左眼黄斑区可见与黄白色点状物对应的高自发荧光（A 为右眼，B 为左眼）。

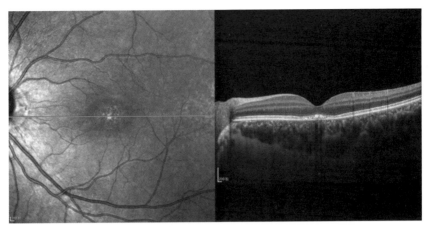

图 2-23-3　左眼 OCT

左眼黄斑区 EZ 带模糊,IZ 带断裂不清,中心凹视网膜下一点状高反射。

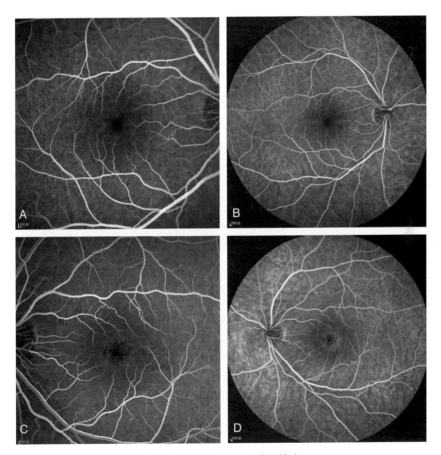

图 2-23-4　双眼 FFA 造影检查

右眼早期 0 分 58 秒(A)和右眼静脉期 5 分 26 秒(B)均未见明显异常;左眼早期 0 分 28 秒(C),可见黄斑区斑驳状荧光;左眼静脉期 5 分 07 秒(D),仍可见黄斑区斑驳状荧光,但无明显荧光渗漏。

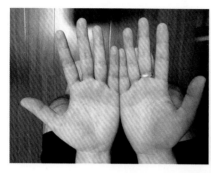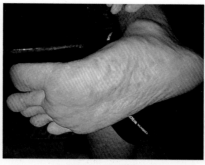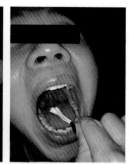

图 2-23-5　全身手足口检查

手掌、足底可见斑丘疹,咽部可见疱疹。

基于上述检查结果,您认为该患者的诊断是什么?

您认为下一步的治疗方案是什么?

【诊断】

◆ 左眼手足口病相关性急性特发性黄斑病变(hand-foot-mouth disease related UAIM)

【诊断思辨】

患者有前驱"感冒"症状,全身检查发现手掌、足底可见斑丘疹,咽部可见疱疹,经相关科室确诊为"成人手足口病"(柯萨奇病毒感染),进一步追问病史,其女儿14天前确诊为"手足口病"。同时,患者为单眼发病,有视力下降、中心暗点,眼科体检发现黄斑区黄白色点状病灶、FFA 示斑驳状强荧光,以及 OCT 示视网膜外层结构连续性中断、紊乱,符合成人手足口病(病毒感染)引起的左眼急性特发性黄斑病变。

【疾病特点】

(1) 有病毒感染前驱症状:如本例患者有成人手足口病相关的头痛、发热、腹泻以及手足斑丘疹和咽部疱疹等症状和体征。值得注意的是,成人手足口病的发病率极低,所以由成人手足口病引起的急性特发性黄斑病变属罕见疾病。

(2) 多发生于青年男性,既往体健。

(3) 眼部症状多表现为突发单眼视力下降,可伴有中心暗点或视物变形。一般不会出现眼部疼痛,很少出现闪光或黑影飘动症状。眼底检查常见体征为黄斑区的黄白色点状或环带状病灶。

(4) 眼科辅助检查有助于诊断。例如,OCT 显示光感受器内外节段均缺失,FFA 显示病灶不规则强荧光,伴有神经上皮脱离的患者可出现强荧光等。

(5)该病具有自发性恢复的特点,不需要特殊治疗,国外病例报告表明全身激素治疗似乎对病情恢复并无明显益处,所以不主张使用激素治疗。但也有学者认为激素治疗可加快黄斑功能恢复,这有待于进一步临床验证。

【治疗】

该患者未予以特殊治疗。半年后回访,左眼视力自发恢复至 1.0,OCT 检查视网膜外层结构基本恢复。

【关键词】

成人手足口病	adult hand-foot-mouth disease
急性特发性黄斑病变	acute idiopathic maculopathy

【测试题】

1. 成人手足口病的感染源一般是(　C　)

　A. 冠状病毒　　　　　　　　　　B. 流行性出血热病毒

　C. 柯萨奇病毒　　　　　　　　　D. H1N1

2. 急性特发性黄斑病变的治疗哪项是错误的(　D　)

　A. 具有自发恢复的特点,眼部不需要特殊治疗

　B. 针对病因进行治疗

　C. 积极随访,积极处理并发症

　D. 必须立即使用激素治疗

参 考 文 献

1. W FORSTER, A A BIALASIEWICZ, H BUSSE. Coxsackievirus B3-associated panuveitis [J]. Br J Ophthalmol, 1993, 77(3):182-183.

2. P HAAMANN, L KESSEL, M LARSEN, Monofocal outer retinitis associated with hand, foot, and mouth disease caused by coxsackievirus [J]. Am J Ophthalmol, 2000, 129(4):552-553.

3. E H HUGHES, A P HUNYOR, M GORBATOV, et al. Acute idiopathic maculopathy with coxsackievirus infection [J]. Retin Cases Brief Rep, 2012, 6(1):19-21.

4. M TAKEUCHI, J SAKAI, M USUI. Coxsackievirus B4 associated uveoretinitis in an adult [J]. Br J Ophthalmol, 2003, 87(4):501-502.

5. M TANDON, A GUPTA, P SINGH, raet al. Unilateral hemorrhagic maculopathy:an uncommon manifestation of hand, foot, and mouth disease [J]. Indian J Ophthalmol, 2016, 64(10):772-774.

6. S VAZ-PEREIRA, M MACEDO, G DE SALVO, et al. Multimodal imaging of exudative maculopathy associated with hand-foot-mouth disease [J]. Ophthalmic Surg Lasers Imaging Retina, 2014, 45:14-17.

(金陈进　吕林　赖坤贝)

病例 24

右眼前黄色影飘动 12 天

【病例简介】

患　者：女，63 岁。

主　诉：右眼前黄色影飘动 12 天。

既往史：否认全身病史。

【临床检查】

● 入院检查

	OD	OS
最佳矫正视力（BCVA）	0.16	0.8
眼压（IOP）	12.7mmHg	16.3mmHg
角膜	透明	透明
前房	房水清	房水清
晶状体	透明	透明
玻璃体	轻度混浊	轻度混浊
视网膜	视网膜平伏，颞上血管弓处可见片状出血灶	视网膜平伏，未见出血灶

● 临床眼科检查结果

右眼眼底照相请见图 2-24-1。

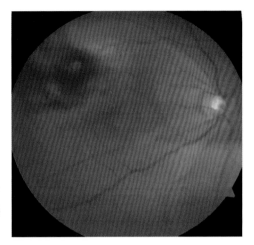

图 2-24-1　右眼眼底照相

右眼视网膜平伏，颞上血管弓处可见 3PD×
3PD 大片状出血灶（视网膜前及视网膜下），其
中有一点状白色病灶。

基于上述资料，您觉得初步诊断是什么？

还需要进一步完善哪些检查？

右眼 FFA 请见图 2-24-2，右眼 ICGA 请见图 2-24-3，右眼治疗前 OCT 请见图 2-24-4，右
眼激光治疗后 OCT 请见图 2-24-5。

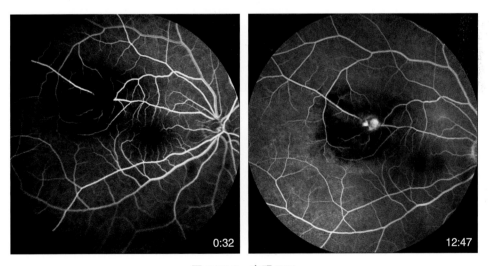

图 2-24-2　右眼 FFA

右眼颞上视网膜分支动脉行至黄斑颞上方局灶大动脉瘤形成伴轻度渗漏，其周围斑状视网膜前
及视网膜下出血遮蔽荧光。

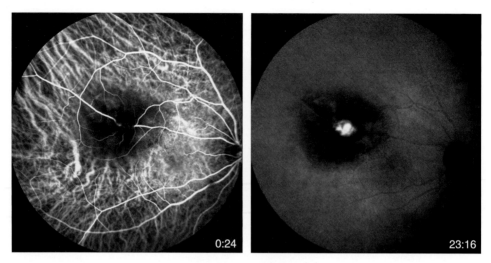

图 2-24-3　右眼 ICGA

右眼黄斑颞上方孤立的视网膜大动脉瘤形成伴渗漏,大动脉瘤周围小片视网膜前及视网膜下出血遮蔽荧光。

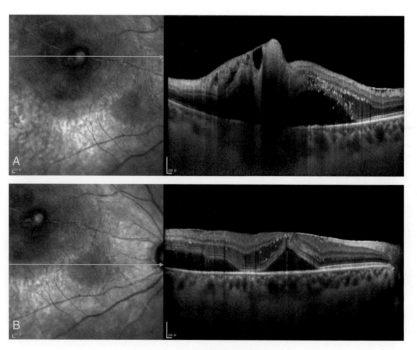

图 2-24-4　右眼治疗前 OCT

A. 右眼 OCT 扫描线经过病灶处可见视网膜神经上皮层隆起,瘤体呈现高反射,视网膜层间可见密集点状高反射;B. 右眼 OCT 扫描线经过黄斑区可见视网膜上皮层波浪状脱离,视网膜层间可见点状高反射。

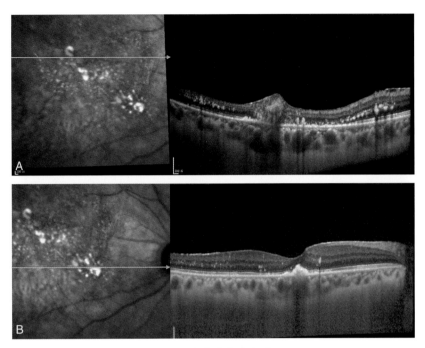

图 2-24-5　右眼激光治疗后 OCT

A. 右眼 OCT 扫描线经过病灶处可见视网膜神经上皮层轻度隆起,瘤体呈现高反射,视网膜层间可见密集点状高反射;B. OCT 扫描线经过黄斑区可见视网膜平伏,视网膜层间可见点状高反射,中心凹神经上皮层下可见高反射。

基于上述检查结果,您认为该患者的诊断是什么?

您认为下一步的治疗方案是什么?

【诊断】

◆ 右眼视网膜大动脉瘤

【诊断思辨】

　　该患者为老年女性,单眼发病。仔细辨别眼底照相可发现多层次视网膜出血,有位于视网膜下、视网膜内或视网膜前。FFA 及 ICGA 可以发现病灶是位于颞上视网膜分支动脉行至黄斑颞上方处,呈现梭形血管瘤样扩张伴轻度渗漏。

【病例特点】

　　(1) 视网膜大动脉瘤多发生于有高血压病史的老年人,这个患者初诊时自诉无高血压等全身病史,眼科确诊后,我们嘱咐患者监测血压,即发现其已有高血压,且脉压差极大,在心内科控制血压治疗。

（2）多层次视网膜出血是视网膜大动脉瘤比较典型的特征，出血可位于视网膜下、视网膜内或视网膜前，出血浓厚，可遮挡原发病灶。

（3）可通过 FFA 寻找大动脉瘤病灶，如有渗漏，需要治疗。若出血密集浓厚，FFA 无法显示病灶时，ICGA 可以较好地显示大动脉瘤的存在。

（4）OCT 是诊断及治疗随访的一项有力工具。扫描线经过病灶时可发现病灶呈现高反射，若出血累及视网膜下、视网膜层间等，可在相应处发现高反射。

【鉴别诊断】

（1）视网膜血管瘤：视网膜血管瘤大多发生在视网膜周边部，且有粗大的滋养血管供应瘤体。

（2）年龄相关性黄斑变性（AMD）：AMD 出血常发生于黄斑区，脉络膜新生血管常位于黄斑区，与视网膜动脉无关联。

【治疗】

（1）对于该例患者，因为视网膜大动脉瘤已破裂，且合并视网膜多层次出血，累及黄斑区。因此予以视网膜激光光凝瘤体处，封闭渗漏，并使用活血化瘀药物促进积血吸收。经过激光治疗，病灶稳定，视网膜下液及出血吸收明显，但因为血细胞对视网膜组织的毒害，所以视力预后一般，由 0.16 提高至 0.2。

（2）部分视网膜大动脉瘤患者，若瘤体不破裂，属于稳定期，可密切观察，动脉瘤有自行消退可能。

（3）视网膜大动脉瘤破裂较小，出血未累及黄斑区，可使用活血化瘀等药物治疗。

（4）若视网膜前出血量大，可以使用抗 VEGF 药物促进吸收；若出血聚集于玻璃体后界膜下或者内界膜下，可进行激光玻璃体后界膜或视网膜内界膜切开，促进血液流入玻璃体腔，有利于吸收；若黄斑区视网膜前出血浓厚，吸收不佳，可使用玻璃体切除术清除浓厚的黄斑区视网膜前出血。

（5）视网膜大动脉瘤多发生于有高血压病史的老年人，因此控制血压等全身治疗不能忽略。例如该患者初诊时自诉无高血压等全身病史，我们眼科确诊后，嘱咐患者监测血压，即发现已有高血压，且脉压差极大，在心内科控制血压治疗。

【关键词】

视网膜大动脉瘤　　retinal arterial macroaneurysms，RAMs

【测试题】

视网膜大动脉瘤出血可发生于哪一层（　D　）

A. 视网膜前 　　　　　　　　　　B. 视网膜层间

C. 视网膜下 　　　　　　　　　　D. 以上都是

参 考 文 献

1. EVAN GOLDHAGEN B,GOLDHARDT R. Retinal arterial macroaneurysms:updating your memory on RAM management［J］. Curr Ophthalmol Rep,2019,7(2):73-79.

2. KITAGAWA Y,KAWAMORITA A,SHIMADA H,et al. Treatment of macular hemorrhage in retinal arterial microaneurysm:anatomic site-oriented therapy［J］. Jpn J Ophthalmol,2019,63(2):186-196.

3. LIN Z,HU Q,WU Y,et al. Intravitreal ranibizumab or conbercept for retinal arterial macroaneurysm:a case series［J］. BMC Ophthalmol,2019,19(1):18.

（胡安娣娜）

病例 25

双眼渐进性视力下降伴夜盲 10 余年

【病例简介】

患　者：男，36 岁。

主　诉：双眼渐进性视力下降伴夜盲 10 余年。

既往史：近视，否认其他全身疾病。

【临床检查】

● 眼科检查

	OD	OS
视力（VA）	0.04	0.04
最佳矫正视力（BCVA）	0.2	0.2
眼压（IOP）	14mmHg	15mmHg
角膜	透明	透明
前房	房水清	房水清
晶状体	透明	透明
玻璃体	透明	透明
视网膜	大片视网膜脉络膜萎缩	大片视网膜脉络膜萎缩
眼球运动	自如	自如

该患者验光结果：

右眼：球镜 –3.25DS 柱镜 –1.25DC 轴位 80，

左眼：球镜 –2.75DS 柱镜 –1.00DC 轴位 100。

眼底照相请见图 2-25-1。

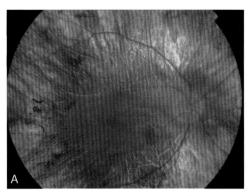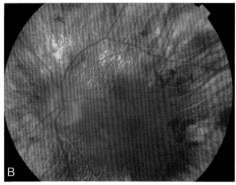

图 2-25-1　眼底照相

双眼（A 为右眼，B 为左眼）大范围脉络膜和视网膜色素上皮萎缩，仅后极部（围绕视盘和黄斑区）残留部分色素，中周部可见骨细胞样色素沉着。

👨‍⚕️ 基于上述资料，您觉得初步诊断是什么？

👨‍⚕️ 还需要进一步完善哪些检查？

视野请见图 2-25-2，视网膜电图（electroretinogram，ERG）结果请见图 2-25-3，基因检测结果显示 CHM 基因突变 c.1703 C>G（S558X）。

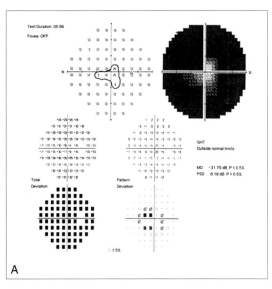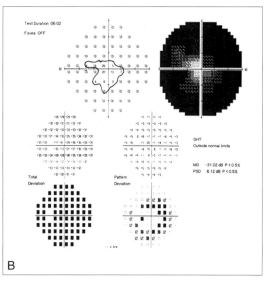

图 2-25-2　30°视野结果

双眼管状视野，仅残留中央小于 5°的视野（A 为右眼，B 为左眼）。

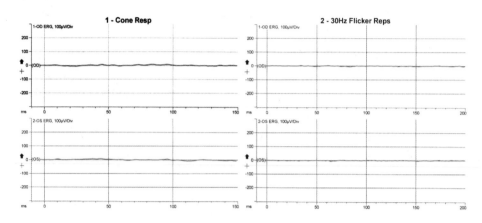

	明视视锥反应 a 波		明视视锥反应 b 波	
	隐含时	振幅	隐含时	振幅
右眼	记录不到明显波形		记录不到明显波形	
左眼	记录不到明显波形		记录不到明显波形	

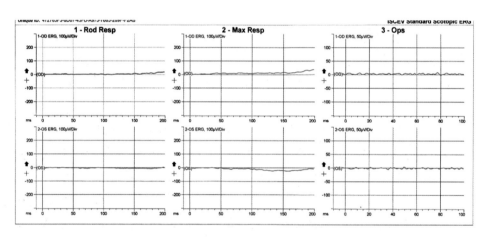

	暗视视杆反应 b 波		暗视混合反应 b 波	
	隐含时	振幅	隐含时	振幅
右眼	记录不到明显波形		记录不到明显波形	
左眼	记录不到明显波形		记录不到明显波形	

图 2-25-3　ERG 结果

视锥视杆反应记录不到明显波形。

基于上述检查结果,您认为该患者的诊断是什么?

您认为下一步的治疗方案是什么?

【诊断】

◆ 双眼先天性无脉络膜症

【诊断思辨】

该患者疾病特点为男性,有夜盲史,视网膜中周部可以看到骨细胞样色素沉着,ERG 显示无波形,这些结果提示视网膜色素变性可能性很大。但是再次审视,有不同于视网膜色素变性的地方:大范围视网膜脉络膜色素缺失,管状视野出现更早更严重,结合基因检测结果 CHM 基因突变,提示一种和视网膜色素变性非常相似的疾病,即先天性无脉络膜症。

【疾病特点】

(1) 先天性无脉络膜症是一种 X 连锁的疾病,男性发病,女性为携带者。男性患者眼部表现为进行性的脉络膜和视网膜的萎缩。临床表现为夜盲、进行性的视力下降、视野缩小,可并发白内障、黄斑水肿、近视、葡萄膜炎等等。极少数患者可以同时合并 Martin-Probst 耳聋综合征和精神发育迟滞综合征。

(2) 男性患者早期眼部表现为黄斑区回避的中周部视网膜脉络膜片状变性,部分患者在疾病后期还可以保持较好的黄斑区的中心视力。视网膜电图显示 a 波和 b 波下降甚至波幅变平。OCT 显示视神经纤维层厚度随年龄增长逐渐变薄。

(3) Ian M. MacDonald 等发现约有 95% 的先天性无脉络膜患者都有 CHM 基因的突变,所以该基因成为我们诊断的一个标准。CHM 可以表达为在眼中一种重要的蛋白质 Rabescort-protein-1(REP-1)。

【鉴别诊断】

视网膜色素变性:两个疾病都表现为夜盲,ERG 检查结果异常。但先天性无脉络膜症是 X 连锁疾病,致病基因为 CHM,RPE 萎缩以及脉络膜萎缩更为明显。

【治疗】

基因治疗已经取得比较好的临床效果。生活中需要减少紫外线的照射,保持健康的生活方式。建议多吃绿色蔬菜和富含 omega-3 脂肪酸的食物。

【关键词】

先天性无脉络膜症　　　choroideremia，CHM

视网膜色素变性　　　　retinitis pigmentosa，RP

夜盲　　　　　　　　　night blindness

【问题】

1. 先天性无脉络膜症是何种类型的遗传性疾病（ C ）

    A. 常染色体显性遗传　　　　　　B. 常染色体隐性遗传

    C. X- 连锁　　　　　　　　　　　D. 以上都是

2. 先天性无脉络膜症的临床特点有哪些（ D ）

    A. 夜盲　　　　　　　　　　　　B. 管状视野

    C. ERG 无波形　　　　　　　　　D. 以上都是

参 考 文 献

1. TOLMACHOVA T，ANDERS R，ABRINK M，et al. Independent degeneration of photoreceptors and retinal pigment epithelium in conditional knockout mouse models of choroideremia［J］. J Clin Invest，2006，116（2）：386-394.

2. BINKHORST PG，VALK LE. A case of familial dwarfism，with choroideremia，myopia，posterior polar cataract，and zonular cataract［J］. Ophthalmologica，1956，132（5）：299.

3. GENEAD MA，FISHMAN GA. Cystic macular oedema on spectral-domain optical coherence tomography in choroideremia patients without cystic changes on fundus examination［J］. Eye（Lond），2011，25（1）：84-90.

4. O SJ，KIM SH，LEE HY. A case of choroideremia with recurrent anterior uveitis［J］. Korean J Ophthalmol，2003，17（1）：55-62.

5. POLOSCHEK CM，KLOECKENER-GRUISSEM B，HANSEN LL，et al. Syndromic choroideremia：sublocalization of phenotypes associated with Martin-Probst deafness mental retardation syndrome［J］. Invest Ophthalmol Vis Sci，2008，49（9）：4096-4104.

6. SANDBERG MA，GAUDIO AR. Reading speed of patients with advanced retinitis pigmentosa or choroideremia［J］. Retina，2006，26（1）：80-88.

7. GENEAD MA，MCANANY JJ，FISHMAN GA. Retinal nerve fiber thickness measurements in choroideremia patients with spectral-domain optical coherence tomography［J］. Ophthalmic Genet，2011，32（2）：101-106.

8. MUKKAMALA K，GENTILE RC，WILLNER J，et al. Choroideremia in a woman with ectodermal dysplasia and complex translocations involving chromosomes X，1，and 3［J］. Ophthalmic Genet，2010，31（4）：178-182.

9. EDWARDS TL，JOLLY JK，GROPPE M，et al. Visual acuity after retinal gene therapy for choroideremia［J］. N Engl J Med，2016，374（20）：1996-1998.

10. XUE K，JOLLY JK，BARNARD AR，et al. Beneficial effects on vision in patients undergoing retinal gene therapy for choroideremia［J］. Nat Med，2018，24（10）：1507-1512.

11. 林英，柳夏林，刘玉华，等. 先天性无脉络膜症及其与 CHM 基因的相关研究［J］. 国际眼科纵览，2013，37（4）：265-268.

（吕　林　林　英）

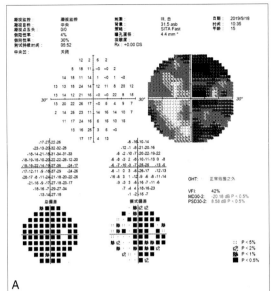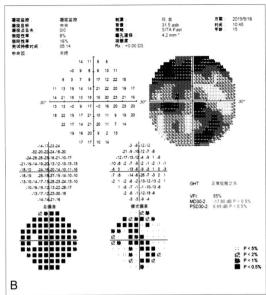

图 2-26-6　30°视野结果

双眼大片视野损害（A 为右眼，B 为左眼）。

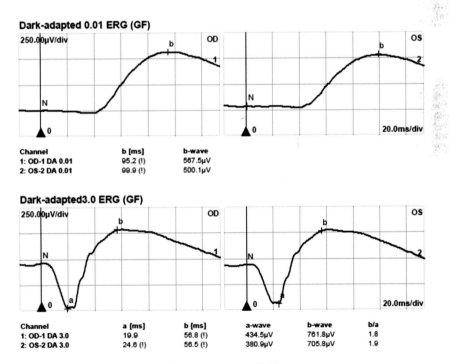

图 2-26-7　ERG 结果

双眼视锥视杆反应正常。

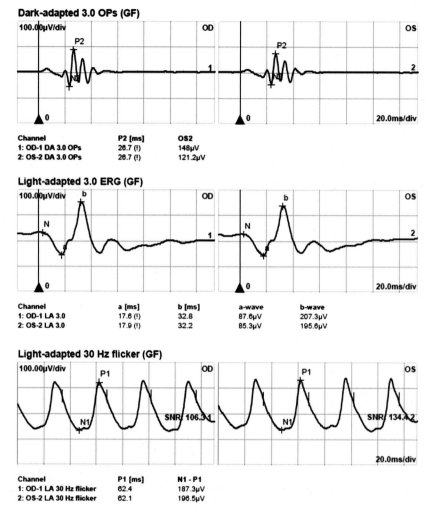

FERG	右眼		左眼	
	隐含期	振幅	隐含期	振幅
暗视视杆反应 b 波	正常	正常	正常	正常
暗视混合反应 a 波	正常	正常	正常	正常
振荡点位 OPs	正常		正常	
明视视锥反应 a 波	正常	正常	正常	正常
明视视锥反应 b 波	正常	正常	正常	正常
30Hz 闪烁光反应	正常		正常	

图 2-26-7（续）

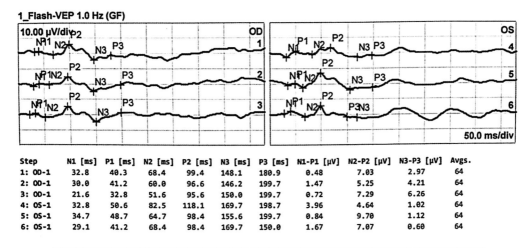

图 2-26-8　VEP 结果

双眼 VEP 结果无明显异常。

表 2-26-1　基因检测结果

项目	结果	参考区间
mtDNA 3460	正常	G=G 正常；G>A 突变
mtDNA 11778	G>A 突变	G=G 正常；G>A 突变
mtDNA 14484	正常	T=T 正常；T>C 突变

注：线粒体 11778 位点发生 G>A 突变。

基于上述检查结果，您认为该患者的诊断是什么？

您认为下一步的治疗方案是什么？

【诊断】

◆ 双眼 Leber 遗传性视神经病变（Leber hereditary optic neuropathy，LHON）

【诊断思辨】

该患者为青少年男性，双眼视力下降 3 个月余来诊，双眼眼底检查、OCT 均未见明显异常，ERG、VEP 结果正常，FFA 晚期视盘染色，视野呈大片损害且向心性缩窄，家族史提示母系亲属既往有类似病史,考虑遗传性疾病可能性大。为明确诊断行线粒体分子生物学检测,发现线粒体 11778 位点发生 G>A 突变,结合患者发病年龄、家族史及视野检查结果,明确诊断为 Leber 遗传性视神经病变。

【疾病特点】

(1) Leber 遗传性视神经病变为视神经退行性变的母系遗传性疾病。常见于 15~35 岁男性发病,临床表现为双眼同时或先后急性或亚急性无痛性视力下降,可伴有中心视野缺失及色觉障碍。除眼部受累外,可伴有多系统损害,如癫痫、智力障碍、周期性头痛、听神经损害、共济失调性截瘫等。

(2) 检查:视野检查多见中心或旁中心暗点,可向周边扩展。视觉电生理检查在临床前期无异常改变,急性期及萎缩期多表现为潜伏期延长、振幅降低。荧光素眼底血管造影(FFA)检查临床前期可见视盘及周围血管充血、动静脉短路、视网膜中央动脉分支血管扩张,急性期视网膜中央动脉及其周围血管扩张充血更明显,若出现视力减退及中心暗点等临床症状,常可见动静脉短路形成,视乳头黄斑束毛细血管狭窄、充盈缺损,萎缩期血管狭窄不再扩张,动静脉短路少见。OCT 检查可见早期视神经纤维层厚度增厚,萎缩期明显变薄。

(3) LHON 的确诊需要进行线粒体 DNA 的位点突变检测,突变位点包括:11778 位点(G>A)占大约 40%,3460 位点(G>A)约占 6%~25% 和 14484 位点(T>C)占 10%~15%。

【鉴别诊断】

球后视神经炎:表现为单眼或者双眼的视力迅速下降,可以出现眼球转动疼痛。视野和视觉诱发电位(VEP)检查有助于诊断。

【治疗】

部分患者使用基因治疗的方法取得比较好的临床效果。急性期病例使用血管扩张剂艾地苯醌联合维生素 B_2、维生素 C 和辅酶 Q_{10},旨在缩短视力恢复的时间。虽然临床有使用神经营养药物治疗,但并无肯定的疗效。戒烟和戒酒可减少对视神经的毒性损害。

【关键词】

Leber 遗传性视神经病变	Leber hereditary optic neuropathy,LHON
艾迪苯醌	idebenone

【测试题】

Leber 遗传性视神经病变是何种类型的遗传性疾病(D)

A. 常染色体显性遗传　　　　　　B. 常染色体隐性遗传

C. X- 连锁　　　　　　　　　　　D. 线粒体遗传病

参 考 文 献

1. FEUER WJ,SCHIFFMAN JC,DAVIS JL,et al. Gene therapy for Leber hereditary optic neuropathy:initial results [J]. Ophthalmology,2016,123(3):558-570.
2. MAJANDER A,BOWMAN R,POULTON J,et al. Childhood-onset Leber hereditary optic neuropathy [J]. Br J Ophthalmol,2017,101(11):1505-1509.
3. KLOPSTOCK T,YU-WAI-MAN P,DIMITRIADIS K,et al. A randomized placebo-controlled trial of idebenone in Leber's hereditary opticneuropathy [J]. Brain,2011,134(Pt 9):2677-2686.
4. STORONI M,ROBERT MP,PLANT GT. The therapeutic potential of a calorie-restricted ketogenic diet for the management of Leber hereditary optic neuropathy [J]. Nutr Neurosci,2019,22(3):156-164.
5. MOURA-COELHO N,PINTO PROENCA R,TAVARES FERREIRA J,et al. Late-onset Leber's hereditary optic neuropathy:the role of environmental factors in hereditary diseases [J]. BMJ Case Rep,2019,12(3): e227977.
6. YU-WAI-MAN P,SOIFERMAN D,MOORE DG,et al. Evaluating the therapeutic potential of idebenone and related quinone analogues in Leber hereditary optic neuropathy [J]. Mitochondrion,2017,36:36-42.

（吕 林　练 苹　林 英）

病例 27

左眼视物模糊 8 个月余

【病例简介】

患　者：女，32 岁，壮族。

主　诉：左眼视物模糊 8 个月余。

家族史：von Hippel-Lindau 疾病。母亲因为脑部血管瘤出血去世，其他 3 个兄弟姐妹在脑、肾和眼也发现病灶。

【临床检查】

● 入院检查

	OD	OS
视力（VA）	1.0	0.63
眼压（IOP）	19.5mmHg	15.5mmHg
角膜	透明	透明
前房	房水清	房水清
晶状体	透明	透明
玻璃体	透明	透明
视网膜	视网膜平伏，C/D=0.3	视网膜平伏，C/D=0.3，颞上方视网膜前可见一个直径 1PD 大小的椭圆形肿物，可见滋养血管
眼球运动	自如	自如

● 临床眼科检查结果

右眼眼底照相请见图 2-27-1，左眼眼底照相请见图 2-27-2。

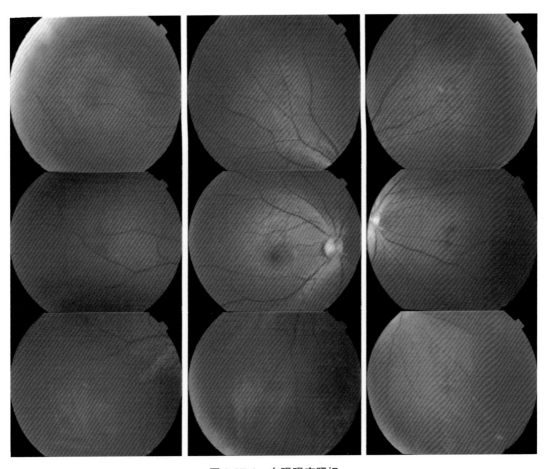

图 2-27-1　右眼眼底照相

C/D=0.3,未见明显出血、渗出。

基于上述资料,您觉得初步诊断是什么?

还需要进一步完善哪些检查?

左眼 OCT 结果请见图 2-27-3,左眼荧光素眼底血管造影(FFA)和吲哚青绿血管造影(ICGA)结果请见图 2-27-4,右眼 FFA 结果请见图 2-27-5。

基于上述检查结果,您认为该患者的诊断是什么?

您认为下一步的治疗方案是什么?

【诊断】

◆ von Hippel-Lindau 综合征

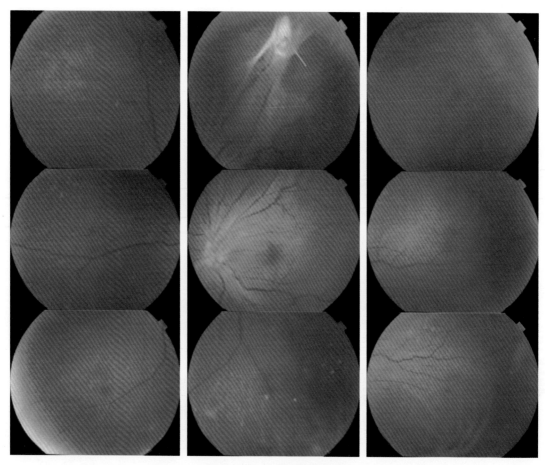

图 2-27-2　左眼眼底照相

左眼颞上方周边视网膜可见一个 1PD 大小的椭圆形肿物(蓝色箭头),可见滋养血管。

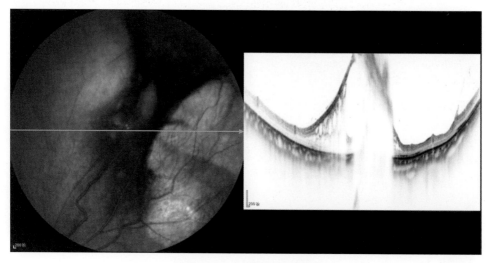

图 2-27-3　左眼 OCT 结果

左眼可见病灶对应位置的隆起。

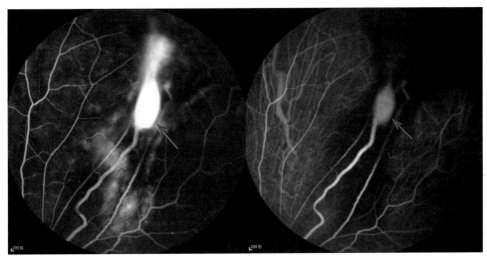

图 2-27-4　左眼 FFA 和 ICGA 结果
视网膜颞上分支血管瘤样强荧光(红色箭头)。

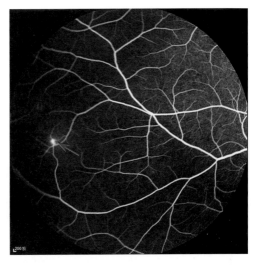

图 2-27-5　右眼 FFA 结果
视网膜颞侧血管瘤样强荧
光(红色箭头)。

【诊断思辨】

该患者疾病特点为女性,有 von Hippel-Lindau 疾病家族史,左眼周边视网膜颞侧可见一个瘤样肿物,对侧眼也需要进行 FFA 检查,便于发现早期比较小的肿物。

【疾病特点】

(1) von Hippel-Lindau 综合征简称 VHL 综合征,是 VHL 抑癌基因突变导致的常染色体显性遗传病。患者表现为多器官肿瘤综合征,包括视网膜血管母细胞瘤、中枢神经系统血管母细胞瘤、肾细胞癌或肾囊肿、胰腺肿瘤或胰腺囊肿和生殖系统囊肿等病变。VHL 综合征非常罕见，发病率约为 1/91 000~1/36 000，患者 65 岁时外显率可达 90%。

(2) *VHL* 基因是一种抑癌基因，位于染色体 3q25-26，编码含有 213 个氨基酸的 VHL 蛋白。VHL 蛋白参与组成 E3 泛素连接酶复合体，并通过泛素化途径参与缺氧诱导因子 HIF 的降解。当 *VHL* 基因突变时，会导致 VHL 蛋白功能丧失，继而 HIF 不能被正常降解进而累积，引起下游分子（如血管内皮生长因子等）表达升高而导致多器官肿瘤的发生。

(3) VHL 综合征预后较差，首发年龄早、有明确家族史的患者预后更差。平均寿命为 40~52 岁。定期检查对于发现早期病变非常重要，超广角造影有利于发现早期的微小病变。

【鉴别诊断】

(1) 视网膜大动脉瘤：多见于 60 岁以上有高血压、高血脂及动脉硬化病史的老年人，单眼发病，肿瘤发生于视网膜中央动脉 2、3 级的较大分支，体积较大。同糖尿病视网膜病变、视网膜中央静脉阻塞等引起的微血管瘤不同。早期多无明显症状，来诊时多出现渗出、出血，多层次视网膜出血是视网膜大动脉瘤比较典型特征，出血可位于视网膜下、视网膜内或视网膜前，出血浓厚，可遮挡原发病灶。

(2) 视网膜血管增生性肿瘤：好发于 50 岁以上人群，多单眼发病，眼底照片可见周边部橘红色实性肿块，周边视网膜可见大片黄白色渗出；B 超可见中高回声圆顶状肿块；造影可见瘤样占位，夹杂点状强荧光，随造影时间延长出现荧光渗漏，多发微血管瘤及伴大量渗出性遮蔽荧光；OCT 可见黄斑囊样水肿。

【治疗】

对于眼内首先发现病变的 VHL 患者，要建议患者完善身体其他部位的检查。对于全身发病的患者，目前有一种 SU5416 静脉注射使用的抗 VEGFR2（vascular endothelial growth factor receptor 2）的药物。对于小于 4mm 的瘤体可以采取激光的治疗方法，使用较大的能量和大光斑多次激光治疗，尤其是小于 1.5mm（视盘直径大小）的病灶激光治疗接近 100% 有效；使用绿光，激光间隔时间加大，约 0.2~0.4 秒。大于 4mm 的瘤体可以考虑视网膜血管瘤近距离的放射治疗、冷冻和手术切除。也有研究显示使用 532 激光，对于小于 1PD 的病灶，使用激光先治疗瘤体直至瘤体萎缩。大于 1PD 的，激光先治疗滋养血管，再激光瘤体，可以多次激光直到瘤体萎缩。

对于视盘旁的瘤体，可以使用光动力学疗法（PDT）。抗 VEGF 可以减轻视网膜水肿，但具体使用剂量和治疗次数还没有明确。

如果出现视网膜脱离或者玻璃体积血可以使用玻璃体切除手术联合硅油填充术。

【关键词】

VHL 综合征　　　　von Hippel-Lindau syndrome

视网膜大动脉瘤　　retinal macroaneurysm

【测试题】

von Hippel-Lindau 综合征可以有哪些临床表现（　D　）

A. 视网膜血管瘤　　　　　　　　　B. 肾囊肿

C. 中枢神经系统血管母细胞瘤　　　D. 以上都是

参 考 文 献

1. FINDEIS-HOSEY JJ, MCMAHON KQ, FINDEIS SK. Von hippel-lindau disease[J]. J Pediatr Genet, 2016, 5(2): 116-123.

2. ARONOW ME, WILEY HE, GAUDRIC A, et al. Von hippel-lindau disease: update on pathogenesis and systemic aspects [J]. Retina, 2019, 39(12): 2243-2253.

3. KARIMI S, ARABI A, SHAHRAKI T, et al. Von hippel-lindau disease and the eye [J]. J Ophthalmic Vis Res, 2020, 15(1): 78-94.

4. TSANG SH, SHARMA T. Von hippel-lindau disease [J]. Adv Exp Med Biol, 2018, 1085: 201-203.

5. WILEY HE, KRIVOSIC V, GAUDRIC A, et al. Managment of retinal hemangioblastoma in von Hippel-Linday disease [J]. Retina, 2019, 39(12): 2254-2263.

6. WONG WT, CHEW EY. Ocular von Hippel-Lindau disease: clinical update and emerging treatments [J]. Curr Opin Ophthalmol, 2008, 19(3): 213-217.

7. LIANG X, SHEN D, HUANG Y, et al. Molecular pathology and CXCR4 expression in surgically excised retinal hemangioblastomas associated with von Hippel-Lindau disease [J]. Ophthalmology, 2007, 114(1): 147-156.

（胡洁　林英）

病例 28

肺鳞癌视力下降 1 个月余

【病例简介】

患　者:男,76 岁。

主　诉:左眼无痛性视力下降 1 个月余。

既往史:3 周前行左肺鳞状细胞癌手术(左下肺 T3N2M0 Ⅲ B 期,左上肺 T2aN2M0 Ⅲ A 期),冠心病,经皮冠状动脉介入治疗(PCI)术后,Ⅱ 型糖尿病,高血压病 3 级(极高危)。PET-CT 检查显示左侧膈下高代谢肿块,考虑转移,术中病检显示淋巴结转移,需术后一个月返院化疗。

【临床检查】

● 入院检查

	OD	OS
视力(VA)	0.32	0.07
眼压(IOP)	15.3mmHg	14.3mmHg
角膜	透明	透明
前房	房水清	房水清
晶状体	混浊	混浊
玻璃体	透明	透明
视网膜	视网膜平伏,C/D=0.3	黄斑区颞侧可见直径 4~5PD 隆起病灶,边界欠清,未见出血,C/D=0.3
眼球运动	自如	自如

● 临床眼科检查结果

眼底照相请见图 2-28-1。

【治疗】

肺癌患者发生眼部转移后进行化疗也可以缓解眼部的症状,有报道在化疗后眼部肿瘤缩小。局部治疗方法包括激光、局部斑贴放射治疗。

【关键词】

脉络膜转移癌　　choroidal metastases

脉络膜血管瘤　　choroidal hemangioma

【测试题】

肺癌导致的脉络膜转移癌可以发生在(　D　)

A. 腺癌　　　　　　　　　　　　B. 鳞癌

C. 小细胞肺癌　　　　　　　　　D. 以上都是

参 考 文 献

1. ERGENC H,ONMEZ A,OYMAK E,et al. Bilateral choroidal metastases from lung adenocarcinoma:acase report [J]. Case Rep Oncol,2016,9(3):530-536.

2. NAMAD T,WANG J,TILTON A,et al. Bilateral choroidal metastasis from non-small cell lung cancer [J]. Case Rep Oncol Med,2014,2014:858265.

3. SHAH SU,MASHAYEKHI A,SHIELDS CL,et al. Uveal metastasis from lung cancer:clinical features, treatment,and outcome in 194 patients [J]. Ophthalmology,2014,121(1):352-357.

4. AREPALLI S,KALIKI S,SHIELDS CL. Choroidal metastases:origin,features,and therapy [J]. Indian J Ophthalmol,2015,63(2):122-127.

(胡 洁　林 英)

体检发现视网膜周边变性 20 天

【病例简介】

患　　者: 女,23 岁。

主　　诉: 体检发现视网膜周边变性 20 天。

既往史: 双眼近视约 −7.0D。

【临床检查】

● 入院检查

	OD	OS
最佳矫正视力(BCVA)	0.63	0.63
眼压(IOP)	21mmHg	22mmHg
角膜	透明	透明
前房	房水清	房水清
晶状体	透明	透明
玻璃体	透明	透明
视网膜	视网膜平伏,C/D=0.3,周边视网膜可见变性区	视网膜平伏,C/D=0.3,周边视网膜可见变性区
眼球运动	自如	自如

● 临床眼科检查结果

眼底照相请见图 2-29-1。

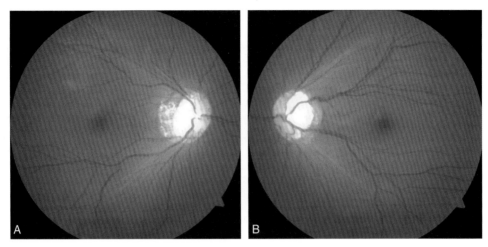

图 2-29-1　眼底照相

双眼(A 为右眼,B 为左眼)视网膜平伏,C/D=0.3。

👨‍⚕️ 基于上述资料,您觉得初步诊断是什么?

👨‍⚕️ 还需要进一步完善哪些检查?

右眼荧光素眼底血管造影(fluorescein fundus angiography,FFA)结果请见图 2-29-2,左眼荧光素眼底血管造影结果请见图 2-29-3。

👨‍⚕️ 基于上述检查结果,您认为该患者的诊断是什么?

👨‍⚕️ 您认为下一步的治疗方案是什么?

【诊断】

◆ 双眼家族性渗出性玻璃体视网膜病变

【诊断思辨】

该患者疾病特点为年轻女性,没有早产史。有高度近视,双眼视网膜周边部可见多发变性区,那么是因为高度近视引起的视网膜变性吗?眼底造影检查我们发现患者的周边视网膜血管分支增多,走行呈毛刷状,周边视网膜出现无血管区。这个特点就符合家族性渗出性玻璃体视网膜病变的诊断。

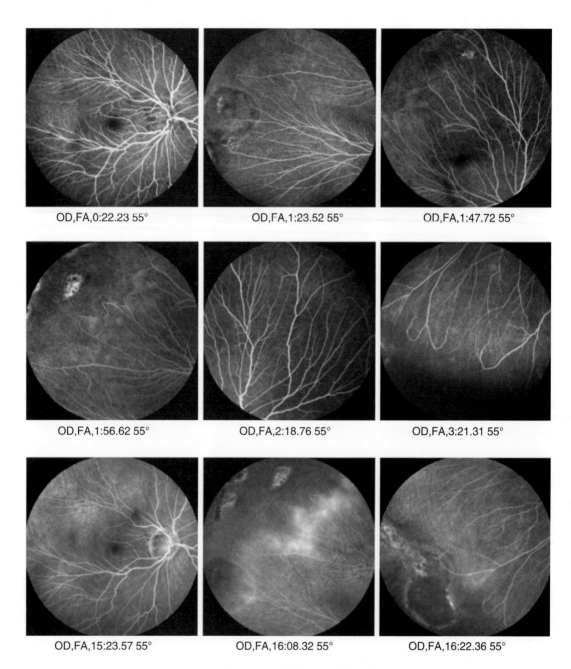

OD,FA,0:22.23 55°　　　OD,FA,1:23.52 55°　　　OD,FA,1:47.72 55°

OD,FA,1:56.62 55°　　　OD,FA,2:18.76 55°　　　OD,FA,3:21.31 55°

OD,FA,15:23.57 55°　　　OD,FA,16:08.32 55°　　　OD,FA,16:22.36 55°

图 2-29-2　右眼 FFA 结果

右眼周边部视网膜可见无血管区,血管分支增多,周边部视网膜血管走行平直,呈毛刷状,颞下方带状 RPE 色素脱失透见荧光,裂孔形成。

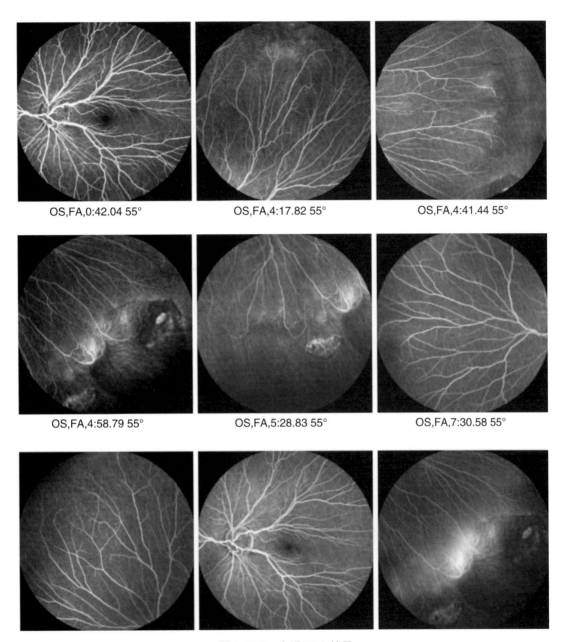

OS,FA,0:42.04 55°　　　OS,FA,4:17.82 55°　　　OS,FA,4:41.44 55°

OS,FA,4:58.79 55°　　　OS,FA,5:28.83 55°　　　OS,FA,7:30.58 55°

图 2-29-3　左眼 FFA 结果

左眼周边部视网膜可见无血管区,血管分支增多,周边部视网膜血管走行平直,呈毛刷状,晚期周边末端血管通透性增加,荧光素渗漏。

【疾病特点】

（1）家族性渗出性玻璃体视网膜疾病（familial exudative vitreoretinopathy，FEVR）临床表现多样化，双眼发病，视网膜血管分支增多，走行平直，周边视网膜血管呈毛刷状和周边视网膜血管出现无血管区是其典型表现，黄斑可向颞侧移位。随着病情进展，周边无血管区可继发产生新生血管，引起视网膜下渗出或出血、牵拉性视网膜脱离等严重并发症。近视度数的增长与病情严重程度有关，可由眼轴增长或晶状体形态异常导致。发病年龄越早预后越差，严重的患儿在视盘颞侧出现特征性视网膜皱襞（fold），视功能低下，眼球震颤。

（2）遗传方式可以是常染色体显性遗传、常染色体隐性遗传和 X 连锁遗传，既往报道 FEVR 患者的家庭成员中约有 58% 可无临床症状但具有视网膜周边无血管或血管异常的眼底表现，所以通常建议对患者亲属也行眼底筛查，同一个家庭的患者表现可以差异很大。

（3）分期：请见表 2-29-1。

表 2-29-1 FEVR 分期

分期	特点
I	周边视网膜无血管区
II	视网膜新生血管
III	黄斑区外视网膜脱离
IV	包含黄斑区在内的不全视网膜脱离
V	全视网膜脱离

【鉴别诊断】

早产儿视网膜病变：临床上表现都是视网膜血管发育不完全，血管未到锯齿缘。但是 ROP 发生于体重低的早产儿，有吸氧史。FEVR 一般是足月正常体重患儿发病，可有家族遗传史。

【治疗】

对于轻症的患者，如果周边视网膜出现变性区可以进行激光治疗，定期复诊。对于严重患者手术难度大，要谨慎。

【关键词】

家族性渗出性玻璃体视网膜病变　　　familial exudative vitreoretinopathy，FEVR
早产儿视网膜病变　　　　　　　　　retinopathy of prematurity，ROP

【测试题】

1. 家族性渗出性玻璃体视网膜病变的临床特点为（　A　）

    A. 周边视网膜出现无血管区　　　　B. 单眼发病

    C. 早产儿　　　　　　　　　　　　D. 低体重儿

2. 家族性渗出性玻璃体视网膜病变可合并（　D　）

    A. 黄斑颞侧移位　　　　　　　　　B. 牵拉性视网膜脱离

    C. 高度近视　　　　　　　　　　　D. 以上都是

参 考 文 献

1. WANG Z, CHEN C, SUN L, et al. Symmetry of folds in FEVR: a genotype-phenotype correlation study [J]. Exp Eye Res, 2019, 186: 107720.

2. XIA F, LYU J, FEI P, et al. Diagnosis of complicated FEVR preoperatively and intra-/post-operatively: characteristics and risk factors for diagnostic timing [J]. BMC Ophthalmol, 2019, 19(1): 126.

3. KARJOSUKARSO DW, VAN GESTEL SHC, QU J, et al. An FEVR-associated mutation in ZNF408 alters the expression of genes involved in the development of vasculature [J]. Hum Mol Genet, 2018, 27(20): 3519-3527.

4. YING LIN, HONGBIN GAO, CHUAN CHEN, et al. Clinical and next-generation sequencing findings in a Chinese family exhibiting severe familial exudative vitreoretinopathy [J]. Int J Mol Med, 2018, 41(2): 773-782.

5. KASHANI AMIR H, BROWN KEVIN T, CHANG EMMANUEL, et al. Diversity of retinal vascular anomalies in patients with familial exudative vitreoretinopathy [J]. Ophthalmology, 2014, 121(11): 2220-2227.

6. QI DONGMEI, LIU SHA, YU TAO. Characterization of unique lens morphology in a cohort of children with familial exudative vitreoretinopathy [J]. Curr Eye Res, 2020, 45(10): 1222-1227.

（林　英　向　武）

老年男性右眼视物模糊 1 年

【病例简介】

患　者:男,65岁。

主　诉:右眼视物模糊 1 年。

既往史:既往有肺气肿,否认其他全身疾病。

【临床检查】

● 眼科检查

	OD	OS
视力(VA)	0.4	1.0
眼压(IOP)	15mmHg	14mmHg
角膜	透明	透明
前房	房水清	房水清
晶状体	透明	透明
玻璃体	透明	透明
视网膜	黄斑颞侧见直径约 4PD 大小橘红色隆起病灶	平伏
眼球运动	自如	自如

眼底照相请见图 2-30-1。

基于上述资料,您觉得初步诊断是什么?

还需要进一步完善哪些检查?

右眼 OCT 结果请见图 2-30-2,右眼 FFA 结果请见图 2-30-3,右眼 ICGA 结果请见图 2-30-4,右眼 B 超结果请见图 2-30-5,颅脑 MRI:未见占位性病变。

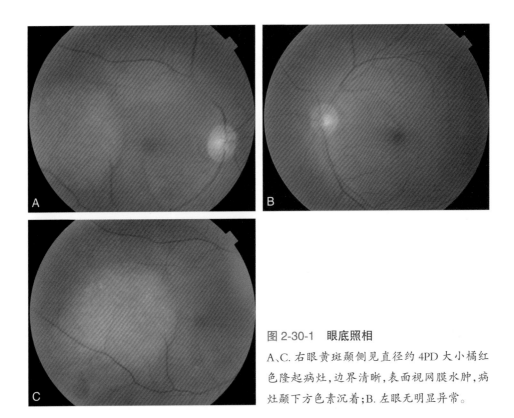

图 2-30-1　眼底照相

A、C. 右眼黄斑颞侧见直径约 4PD 大小橘红色隆起病灶,边界清晰,表面视网膜水肿,病灶颞下方色素沉着;B. 左眼无明显异常。

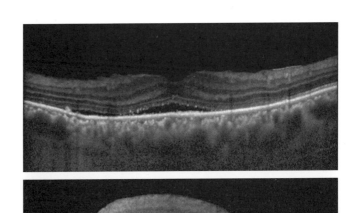

图 2-30-2　右眼 OCT

可见颞侧病灶处视网膜全层隆起,层间劈裂伴局限性浅脱离,黄斑区视网膜结构基本正常,少量神经上皮层下积液。

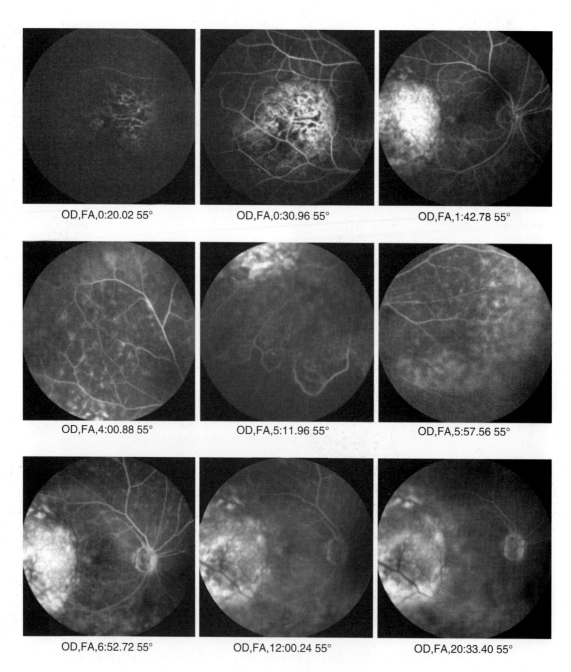

OD,FA,0:20.02 55°　　　　　　OD,FA,0:30.96 55°　　　　　　OD,FA,1:42.78 55°

OD,FA,4:00.88 55°　　　　　　OD,FA,5:11.96 55°　　　　　　OD,FA,5:57.56 55°

OD,FA,6:52.72 55°　　　　　　OD,FA,12:00.24 55°　　　　　　OD,FA,20:33.40 55°

图 2-30-3　右眼 FFA

右眼动脉前期可见瘤体内均一的血管充盈,随造影时间延长荧光增强融合伴渗漏,晚期强荧光染色。视网膜毛细血管弥漫性扩张伴渗漏,累及黄斑区;下方视网膜脱离背景荧光缺失,远端视网膜血管闭塞。

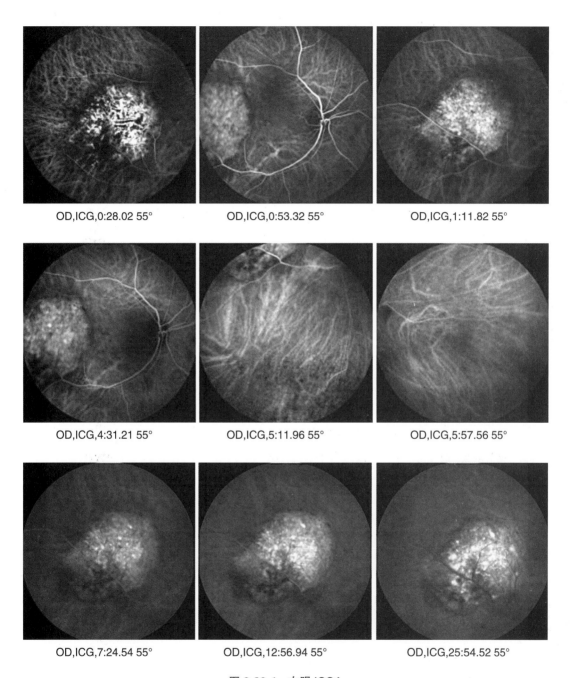

OD,ICG,0:28.02 55°　　OD,ICG,0:53.32 55°　　OD,ICG,1:11.82 55°

OD,ICG,4:31.21 55°　　OD,ICG,5:11.96 55°　　OD,ICG,5:57.56 55°

OD,ICG,7:24.54 55°　　OD,ICG,12:56.94 55°　　OD,ICG,25:54.52 55°

图 2-30-4　右眼 ICGA

右眼黄斑颞侧瘤体早期均匀的小血管充盈,渐增强,后期瘤体表面可见斑点状强荧光积存,瘤体边界清晰,其余脉络膜未见异常荧光。

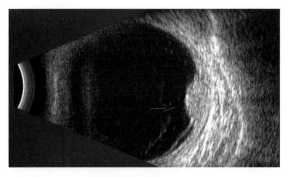

图 2-30-5　右眼 B 超

颞侧球壁前大小约 8mm×3.3mm 的中等回声占位病灶，边界清晰，内部回声均匀；颞侧球壁前见弧形回声带提示：右眼内实性占位性病变声像，右眼视网膜脱离。

基于上述检查结果，您认为该患者的诊断是什么？

您认为下一步的治疗方案是什么？

【诊断】

◆ 右眼孤立性脉络膜血管瘤

【诊断思辨】

该患者为老年男性，右眼视物模糊 1 年来院就诊，既往有肺气肿病史，否认其他全身疾病。眼底照相可见右眼黄斑颞侧 4PD 大小橘红色隆起病灶，边界清晰；右眼 OCT 显示病灶处视网膜全层隆起；FFA 提示动脉期可见瘤体内血管，随造影时间延长荧光融合；ICGA 显示病灶内脉络膜血管扩张纠集，通透性增加，随造影时间延长荧光融合，晚期荧光冲刷呈"桑葚"状外观；B 超可见球壁前实性占位性病变声像；颅脑 MRI 未见占位性病变。结合影像学表现，脉络膜血管瘤诊断成立，病灶为单个孤立性，不伴有同侧颜面部皮肤及神经系统损害，最终诊断为右眼孤立性脉络膜血管瘤。

【疾病特点】

（1）脉络膜血管瘤是一种错构瘤性良性血管性肿瘤，分为孤立性和弥漫性两种类型。孤立性脉络膜血管瘤常见于 30~40 岁青壮年，多单眼发病，病变局限多见于后极部，表现为扁平或轻度隆起的橘红色圆形病灶，表面可有色素沉着，临床症状的出现主要与视网膜下液、视网膜囊样水肿、浆液性视网膜脱离有关，若肿瘤累及黄斑区则直接影响视力。弥漫性脉络膜血管瘤多见于 Sturge-Weber 综合征，多发于儿童，常伴有颜面血管瘤病，相对少见。

(2) 检查:ICGA 造影早期可见病灶呈相对均匀的强荧光,多可见到肿瘤内部的血管组织,造影晚期呈无渗漏点状强荧光,可见病灶边缘强荧光,而病灶中央弱荧光,呈特征性"染料冲刷"现象。增强深度相干光断层扫描(EDI-OCT)类似组织病理切片成像,有助于了解脉络膜和视网膜不同层面中的变化,OCTA 可见脉络膜毛细血管层中的畸形血管网。B 超可见眼内实性占位性病变声像,边界清晰,内部回声均匀。

(3) *GNAQ* 基因突变被认为与 Sturge-Weber 综合征及孤立性脉络膜血管瘤发病相关,其中不同密码子突变的临床表现不同,R183Q 突变在 Sturge-Weber 综合征患者中多见,而 Q209 突变被认为与孤立性脉络膜血管瘤有关。

【鉴别诊断】

脉络膜转移癌:患者多具有恶性肿瘤的病史,其中男性患者原发癌多为肺癌(约 40%),女性患者原发癌多为乳腺癌(约 68%)。脉络膜肿瘤常见于眼底后极部或黄斑下方,可为孤立性、双侧或多病灶,呈橘黄色不规则圆形或椭圆形扁平状隆起,边界不清,多伴有网膜下积液。在 FFA 早期表现为弱荧光,随时间延长可出现针尖状强荧光或荧光渗漏。患者多因无痛性视力下降、闪光感或眼前漂浮物等症状就诊,通过寻找全身原发病灶可予诊断。

【治疗】

脉络膜血管瘤增长缓慢,在早期未出现明显症状时以定期随访观察为主,若病情进展引起视力明显下降或渗出性视网膜脱离时需给予激光光凝、光动力治疗(PDT)或局部放疗等。激光光凝有助于促进网膜下液的吸收,但不能使瘤体本身萎缩变小,维持时间较短,复发率高。PDT 可使脉络膜异常血管闭塞萎缩,维持时间更长并发症少,是后极部孤立性病灶的首选治疗,但当存在渗出性视网膜脱离或病灶太靠近前节时,病灶被遮挡 PDT 作用有限。低剂量精准放射治疗具有更好的组织透射力,对于难治性脉络膜血管瘤具有良好疗效,累及虹膜的病灶经放射治疗也可萎缩变小,有效防止视力的进一步损失。

【关键词】

孤立性脉络膜血管瘤　　isolated choroidal hemangioma

【测试题】

1. 孤立性脉络膜血管瘤多发于什么年龄(　A　)
   A. 青壮年　　　　　　　　　　B. 老年
   C. 婴幼儿　　　　　　　　　　D. 学龄期儿童
2. 弥漫性脉络膜血管瘤多见于(　D　)
   A. 系统性红斑狼疮　　　　　　B. 白血病
   C. 白塞病　　　　　　　　　　D. Sturge-Weber 综合征

参 考 文 献

1.   SEN M,HONAVAR SG. Circumscribed choroidal hemangioma：an overview of clinical manifestation,diagnosis and management ［J］. Indian J Ophthalmol,2019,67（12）：1965-1973.

2.   SINGH AD,KAISER PK,SEARS JE. Choroidal hemangioma ［J］. Ophthalmol Clin North Am,2005,18（1）：151-161.

3.   BICHSEL CA,GOSS J,ALOMARI M,et al. Association of somatic GNAQ mutation with capillary malformations in a case of choroidal hemangioma ［J］. JAMA Ophthalmol,2019,137（1）：91-95.

4.   FRANCIS JH,MILMAN T,GROSSNIKLAUS H,et al. GNAQ mutations in diffuse and solitary choroidal hemangiomas ［J］. Ophthalmology,2019. 126（5）：759-763.

5.   SHIRLEY MD,TANG H,GALLIONE CJ,et al. Sturge-Weber syndrome and port-wine stains caused by somatic mutation in GNAQ ［J］. N Engl J Med,2013,368（21）：1971-1979.

（马 进　林 英　李霁竹　蔡晨希）

病例 31

结核患者双眼无痛性视力下降
伴红色觉障碍 3 个月余

【病例简介】

患　者:女,53 岁。

主　诉:双眼无痛性视力下降伴红色觉障碍 3 个月余。

既往史:双肺陈旧性肺结核,先后陆续服用异烟肼、利福平、乙胺丁醇约 2 个月至半年。2012 年行甲状腺囊肿切除术,否认高血压、糖尿病,否认外伤及其他家族病史。

【临床检查】

● 入院检查

	OD	OS
视力(VA)	0.12	0.12
最佳矫正视力(BCVA)	0.15	0.15
眼压(IOP)	13mmHg	13mmHg
角膜	透明	透明
前房	房水清	房水清
晶状体	轻度混浊	轻度混浊
玻璃体	透明	透明
视网膜	视网膜平伏,C/D=0.3	视网膜平伏,C/D=0.3
眼球运动	自如	自如

● 临床眼科检查结果

眼底照相请见图 2-31-1。

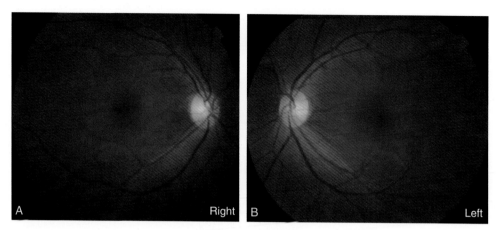

图 2-31-1　眼底照相

双眼（A 为右眼，B 为左眼）视网膜平伏，C/D=0.3。

👨‍⚕️ 基于上述资料，您觉得初步诊断是什么？

👨‍⚕️ 还需要进一步完善哪些检查？

视野请见图 2-31-2，视觉诱发电位（VEP）结果请见图 2-31-3，荧光造影结果请见图 2-31-4 和图 2-31-5，OCT 神经纤维层厚度结果请见图 2-31-6。

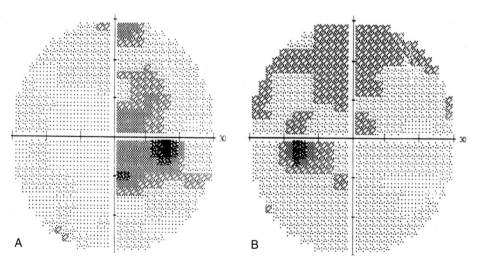

图 2-31-2　30°视野结果

双眼生理盲点扩大，颞侧视野部分缺损（A 为右眼，B 为左眼）。

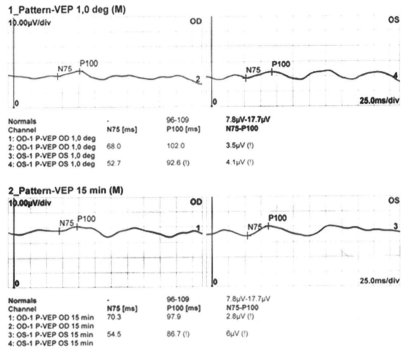

图 2-31-3　VEP 结果

双眼振幅降低，隐含期正常。

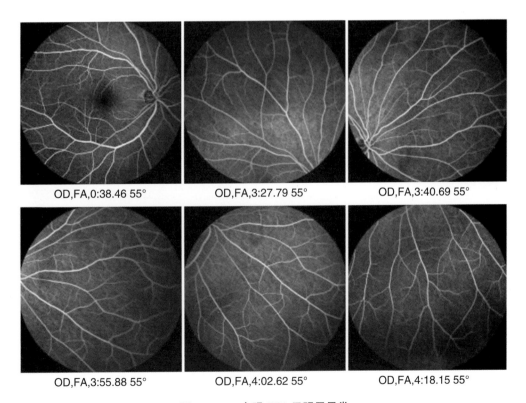

图 2-31-4　右眼 FFA 无明显异常

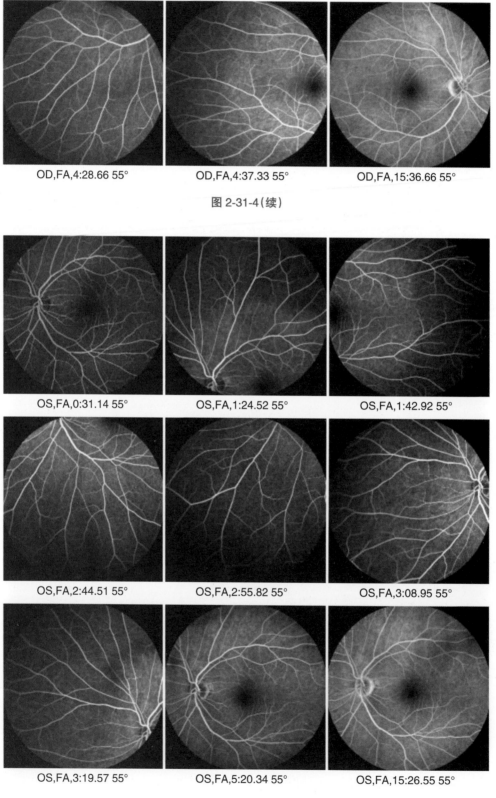

OD,FA,4:28.66 55°   OD,FA,4:37.33 55°   OD,FA,15:36.66 55°

图 2-31-4（续）

OS,FA,0:31.14 55°   OS,FA,1:24.52 55°   OS,FA,1:42.92 55°

OS,FA,2:44.51 55°   OS,FA,2:55.82 55°   OS,FA,3:08.95 55°

OS,FA,3:19.57 55°   OS,FA,5:20.34 55°   OS,FA,15:26.55 55°

图 2-31-5   左眼 FFA 无明显异常

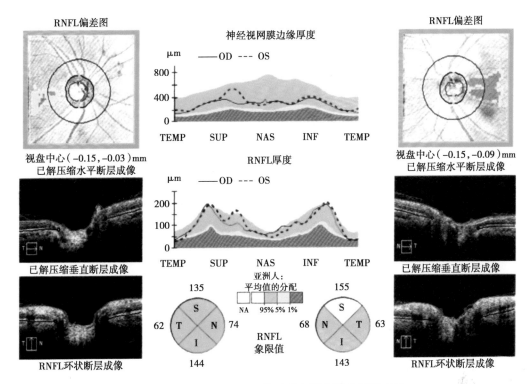

图 2-31-6　OCT 显示双眼视盘颞侧神经纤维层稍变薄

基于上述检查结果,您认为该患者的诊断是什么?

您认为下一步的治疗方案是什么?

【诊断】

◆ 双眼乙胺丁醇中毒性视神经病变

【诊断思辨】

该患者疾病特点为老年女性,有结核病史,服用乙胺丁醇抗结核药物。患者表现了红色觉障碍,并且视野检查结果显示中心盲点扩大,并且右眼可以看到颞侧视野损害为主,这些特点都符合乙胺丁醇药物引起的视神经病变。

【疾病特点】

(1) 乙胺丁醇是一种常用的口服抗结核药。因为抗结核药物使用时间较长,乙胺丁醇中毒引起的眼部病变(ethambutol-induced optic neuropathy,EON)发病率约为 1%~5%。临床上常见中毒剂量为每日超过 25mg/kg,常发生于用药后 22~190 天。也有低剂量使用后发生中毒性视神经病变的报道。

（2）乙胺丁醇的致病机制认为与锌离子有关。锌离子是脉络膜和视网膜中酶代谢的重要辅基成分。当服用抗结核药时，体内二价金属离子锌被螯合过多，导致新陈代谢紊乱，从而导致药物源性视神经病变。锌还参与维生素 A 的合成和运输及视色素的合成，会影响暗适应、色觉和视神经的轴浆运输和神经功能的传导。

（3）研究发现对于使用乙胺丁醇患者，OCT 检查颞侧神经节细胞层和内丛状层的厚度变薄可以有助于早期发现乙胺丁醇中毒性视神经病变。

（4）另有研究显示乙胺丁醇会影响视交叉，所以可能出现早期颞侧视野缺损的特点。

【鉴别诊断】

甲醇中毒性视神经病变：甲醇中毒者表现为急剧视力下降，乙胺丁醇中毒表现为慢性的视力下降，甲醇中毒导致的视力预后更差。

【治疗】

一旦发现出现乙胺丁醇中毒性视神经病变，建议内科医生停用乙胺丁醇，有报道 1 个月后毒性可逆转，康复率约为 50%。可以同时使用复合维生素和神经营养类药物。根据发病机制，有学者提出补锌可以作为一种降低 EON 发生的方法，但尚无临床研究数据支持。

【关键词】

乙胺丁醇中毒性视神经病变　　ethambutol-induced optic neuropathy，EON
神经节细胞层和内丛状层　　　ganglion cell layer plus inner plexus layer，GCIPL

【测试题】

乙胺丁醇中毒性视神经病变的临床表现包括哪些特点（　D　）

A. 色觉异常 　　　　　　　　　B. 渐进性的视力下降

C. 颞侧神经节细胞层变薄 　　　D. 以上都是

参 考 文 献

1. CHAMBERLAIN PD，SADAKA A，BERRY S，et al. Ethambutol optic neuropathy［J］. Curr Opin Ophthalmol，2017，28（6）：545-551.

2. LEE JY，HAN J，SEO JG，et al. Diagnostic value of ganglion cell-inner plexiform layer for early detection of ethambutol-induced optic neuropathy［J］. Br J Ophthalmol，2019，103（3）：379-384.

3. CHEN HY，LAI SW，MUO CH，et al. Ethambutol-induced optic neuropathy：a nationwide population-based study from Taiwan［J］. Br J Ophthalmol，2012，96（11）：1368-1371.

4. LEE JY，CHOI JH，PARK KA，et al. Ganglion cell layer and inner plexiform layer as predictors of vision recovery in ethambutol-induced optic neuropathy：a longitudinal OCT analysis［J］. Invest Ophthalmol Vis Sci，2018，59（5）：2104-2109.

（李涛　林英）

9 岁双眼视力下降伴夜盲加重 2 年

【病例简介】

患　者：男，9 岁。

主　诉：双眼视力渐下降伴夜盲加重 2 年。

家族史：患者父母系表兄妹、近亲结婚，其哥哥有类似症状。

【临床检查】

● 入院检查

	OD	OS
视力（VA）	0.4	0.5
最佳矫正视力（BCVA）	0.4	0.6^{-2}
眼压（IOP）	10.7mmHg	9.7mmHg
角膜	透明	透明
前房	房水清	房水清
晶状体	透明	透明
玻璃体	透明	透明
视网膜	后极部围绕黄斑区环状视网膜脉络膜萎缩伴散在色素增生	后极部围绕黄斑区环状视网膜脉络膜萎缩伴散在色素增生
眼球运动	自如	自如

● 临床眼科检查结果

该患者验光结果：右眼　球镜 +0.25DS 柱镜 –0.25DC 轴位 70，

左眼　球镜 +0.50DS 柱镜 –0.25DC 轴位 25。

头部外貌请见图 2-32-1，眼底照相请见图 2-32-2。

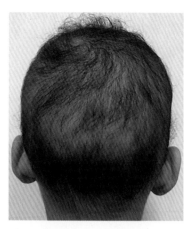

图 2-32-1　头部外貌

头部毛发稀少、卷曲。

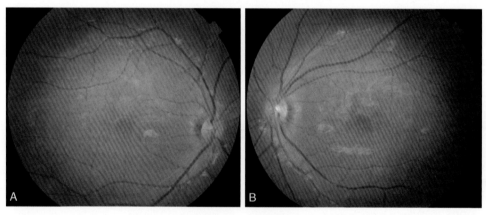

图 2-32-2　眼底照相

双眼（A 为右眼，B 为左眼）后极部污浊样改变。

基于上述资料，您觉得初步诊断是什么？

您需要进一步完善哪些检查？

OCT 请见图 2-32-3，自发荧光请见图 2-32-4，基因检测结果显示 *CDH3* 基因纯合变异：*CDH3* c.2003-8_2003del CCTTGCAGT（甘氨酸 - 苏氨酸 - 丝氨酸的缺失）。

病例 33

怀孕 35 周妊娠高血压综合征 双眼视力下降 2 周

【病例简介】

患　者:女,22 岁。

主　诉:孕晚期双眼视力下降 2 周。

现病史:怀孕 35 周发现妊娠高血压综合征(血压约 160/95mmHg),出现视力下降后立即行剖宫产手术,产后被诊断为妊娠高血压视网膜病变,在当地医院使用甲泼尼龙,复方血栓通和甲钴胺,视力有好转。

既往史:双眼近视约 –1.50D。

【临床检查】

● 入院检查

	OD	OS
视力(VA)	0.25	0.25
眼压(IOP)	12mmHg	12mmHg
角膜	透明	透明
前房	房水清	房水清
晶状体	透明	透明
玻璃体	透明	透明
视网膜	视盘 C/D=0.3,边界清,黄斑区色素紊乱	视盘 C/D=0.3,边界清,黄斑区色素紊乱
眼球运动	自如	自如

● 临床眼科检查结果

右眼眼底照相请见图 2-33-1,左眼眼底照相请见图 2-33-2。

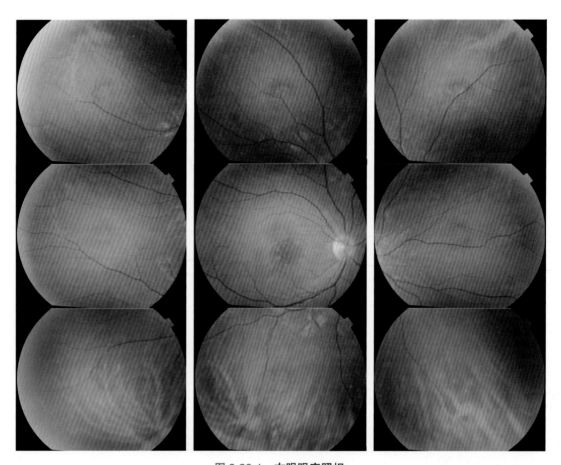

图 2-33-1　右眼眼底照相

C/D=0.3,黄斑区中心凹颞侧可见黄白色小点,中心凹反光消失,中周部视网膜未见明显异常。

基于上述资料,您觉得初步诊断是什么?

还需要进一步完善哪些检查?

右眼 OCT 结果请见图 2-33-3,左眼 OCT 结果请见图 2-33-4。

因为患者血压在产后已经降至正常,并且在哺乳期,视网膜神经上皮层脱离程度较轻,没有再进行药物治疗,嘱患者 1 个月后随诊。4 个月后双眼最佳矫正视力为 0.8。OCT 复查结果请见图 2-33-5 与图 2-33-6。

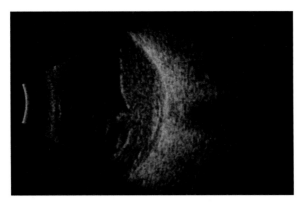

图 2-34-1 B 超

右眼玻璃体中重度血性混浊,不完全后脱离声像,玻璃体
后皮质下可见积血。

👨‍⚕️ 基于上述资料,您觉得初步诊断是什么?

👨‍⚕️ 还需要进一步完善哪些检查?

患者为年轻男性,单眼无痛性视物遮挡 2 周,前置镜下见右眼玻璃体积血,眼底窥不见,左眼无明显异常;B 超结果提示右眼玻璃体中重度血性混浊,不完全后脱离声像,玻璃体后皮质下可见积血,无视网膜脱离。玻璃体积血常见病因有:视网膜静脉阻塞、息肉状脉络膜血管病变、视网膜静脉周围炎、感染及自身免疫性疾病、肿瘤等,而患者为年轻男性,着重考虑视网膜静脉周围炎、感染及自身免疫性疾病,因此进一步检查及结果如下:胸片未见明显异常,排除肺结核;血常规、HIV、TP、HBV、HCV 及免疫相关抗体均无明显异常,排除梅毒、艾滋等感染及自身免疫相关疾病,并行颅脑 MRI,排除占位性病变。

👨‍⚕️ 如何明确诊断?

考虑患者眼内出血已 2 周,玻璃体积血厚重难以自行吸收,为清除玻璃体积血并明确出血原因,予行右眼玻璃体切除术,术前 1 周预防性行右眼玻璃体腔抗 VEGF 药物注射。

术后眼底照相见图 2-34-2,FFA 见图 2-34-3,ICGA 见图 2-34-4,OCT 见图 2-34-5。

👨‍⚕️ 接下来我们应该怎样辨析?

结合患者症状、体征及术后检查结果,右眼视网膜血管炎明确,由于患者无反复玻璃体积血病史且病灶多位于后极及中周部,周边部未见大量无灌注区,可初步排除视网膜静脉周围炎。

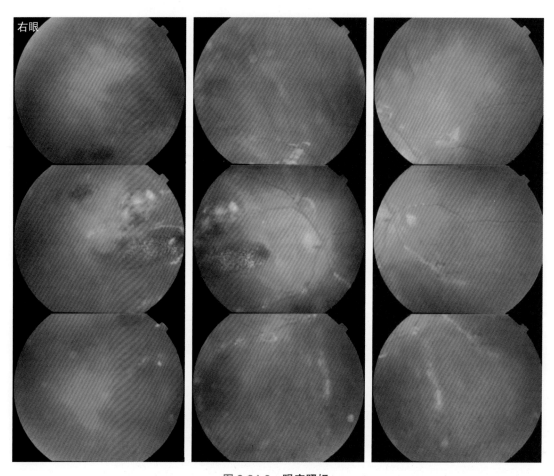

图 2-34-2   眼底照相

右眼黄斑区大量黄白色星芒状渗出及棉绒斑,后极部可见视网膜下少量陈旧积血,视网膜静脉迂曲扩张,可见血管白鞘;左眼未见明显异常。

左眼视力下降伴视物变形 2 个月

【病例简介】

患　者:女,15 岁。

主　诉:左眼视力下降伴视物变形 2 个月。

既往史:否认眼部手术、外伤史,否认家族史,否认全身病史。

【临床检查】

● 入院检查

	OD	OS
视力(VA)	0.8	指数 /30cm
最佳矫正视力(BCVA)	1.0	无提高
眼压(IOP)	17mmHg	14mmHg
角膜	透明	透明
前房	房水清	房水清
晶状体	透明	透明
玻璃体	透明	透明
眼底	视网膜平伏	视盘颞侧见一灰白色小凹,黄斑区视网膜隆起
眼球运动	自如	自如

● 临床眼科检查结果

OCT 请见图 2-35-1。

右眼　　　　　　　　　　　　　　左眼

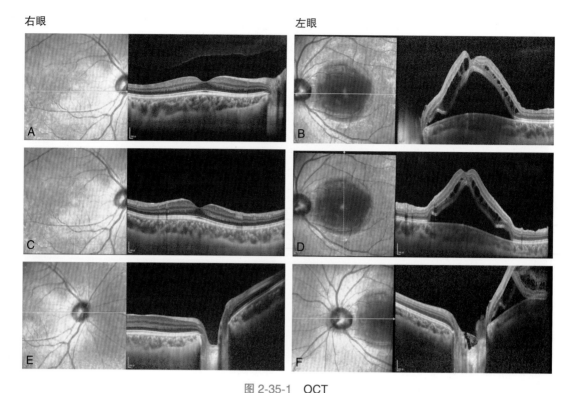

图 2-35-1　OCT

A~C. 右眼未见明显异常;D~F. 左眼视盘颞侧小凹陷,黄斑区见浆液性视网膜脱离,层间劈裂。

基于上述检查结果,您认为该患者的诊断是什么?

您认为下一步的治疗方案是什么?

【诊断】

◆ 左眼先天性视盘小凹

◆ 左眼渗出性视网膜脱离

【诊断思辨】

本例特点为年轻女性,单眼视力下降伴有视物变形,前置镜下可见左眼视盘略较右眼小,视盘颞侧可见一灰白色小凹,黄斑区视网膜隆起。OCT 检查进一步明确视盘颞侧有组织缺损,伴有与之相连的视网膜下积液,黄斑区可见浆液性视网膜脱离、层间劈裂。结合症状、体征及辅助检查可以诊断为左眼先天性视盘小凹。

【疾病特点】

(1) 先天性视盘小凹为神经外胚叶发育缺陷所致,是一种罕见的视盘先天性异常,其发病率约为 1/10 000,多为单眼发病,无明显遗传倾向。

(2) 早期通常无明显症状,往往在合并黄斑区浆液性视网膜脱离后出现视力下降、视物变形。

(3) 眼底表现为视盘上一灰白色圆形或椭圆形小凹,多见于视盘颞下及颞侧;OCT 可见视盘局部凹陷,凹陷处可与视网膜劈裂或黄斑区视网膜下积液相连;FFA 造影可见早期小凹处弱荧光,晚期强荧光,视网膜未见渗漏点。

【鉴别诊断】

中心性浆液性脉络膜视网膜病变:两种疾病都可以导致视力下降伴视物变形,并出现黄斑区浆液性神经上皮层脱离;但中浆患者视盘完整,无视盘凹陷,FFA 造影显示视盘荧光充盈正常,视网膜可见荧光素渗漏点,可呈典型的炊烟状或蘑菇云状。

【治疗】

(1) 若单纯视盘小凹不合并并发症,则无需治疗,长期随访观察。

(2) 该患者合并黄斑区浆液性视网膜脱离,给予玻璃体切除术联合玻璃体腔气体填充及视网膜激光光凝术,术后恢复可,复查 OCT 结果请见图 2-35-2。

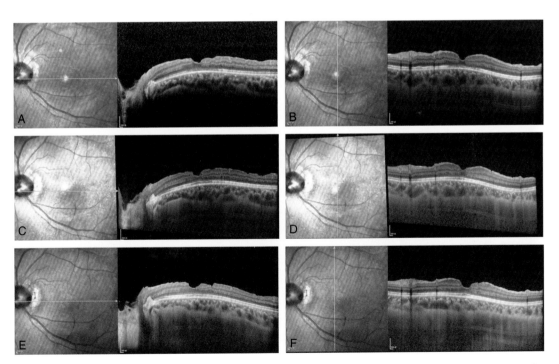

图 2-35-2　左眼复查 OCT

A、B. 术后 1 个月;C、D. 术后 10 个月;E、F. 术后一年半;

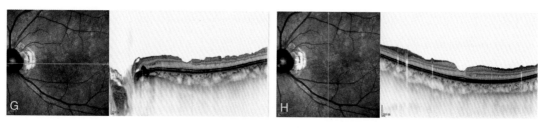

图 2-35-2（续）

G、H. 术后 6 年。

【关键词】

先天性视盘小凹　　　　　　　optic disc pit（ODP）

中心性浆液性脉络膜视网膜病变　central serous chorioretinopathy（CSC）

【测试题】

1. 以下关于先天性视盘小凹的说法正确的是（　A　）

　　A. 多为单眼发病　　　　　　　B. 多具有遗传倾向

　　C. 所有患者都有明显的视力下降　D. 以上都对

2. 先天性视盘小凹伴黄斑区神经上皮脱离的临床特点有哪些（　D　）

　　A. 视力下降

　　B. 视物变形

　　C. OCT 见视盘局部凹陷，黄斑下积液

　　D. 以上都是

参 考 文 献

1.　GEORGALAS I，LADAS L，GEORGOPOULOS G，et al. Optic disc pit：a review［J］. Graefes Arch Clin Exp Ophthalmol，2011，249（8）：1113-1122.

2.　UZEL M M，M KARACORLU. Optic disc pit and optic disc pit maculopathy：a review［J］. Surv Ophthalmol，2019，8（3）：247-255.

3.　THEODOSSIADIS G. Treatment of retinal detachment with congenital optic pit by krypton laser photocoagulation［J］. Graefes Arch Clin Exp Ophthalmol，1988，226（3）：299.

4.　LEI L，DING X，MA X，et al. Gas tamponade combined with laser photocoagulation therapy for congenital optic disc pit maculopathy［J］. Eye（Lond），2015，29（1）：106-114.

5.　GEORGALAS I，PETROU P，KOUTSANDREA C，et al. Optic disc pit maculopathy treated with vitrectomy，internal limiting membrane peeling，and gas tamponade：a report of two cases［J］. Eur J Ophthalmol，2009，19（2）：324-326.

6.　THEODOSSIADIS G P，P G THEODOSSIADIS. The macular buckling technique in the treatment of optic disk pit maculopathy［J］. Semin Ophthalmol，2000，15（2）：108-115.

7.　Gowdar,J.P.,et al.,An insight into the pathogenesis of optic disc pit-associated maculopathy with enhanced depth imaging ［ J ］. JAMA Ophthalmol,2015,133 (4):466-469.

8.　JAIN N,M W JOHNSON. Pathogenesis and treatment of maculopathy associated with cavitary optic disc anomalies ［ J ］. Am J Ophthalmol,2014,158 (3):423-435.

9.　GARCIA-AROMI J,GURAYA B C,ESPAX A B,et al. Optical coherence tomography in optic pit maculopathy managed with vitrectomy-laser-gas ［ J ］. Graefes Arch Clin Exp Ophthalmol,2004,242 (10):819-826.

10.　TEKE M Y,M CITIRIK. 23 gauge vitrectomy,endolaser,and gas tamponade versus vitrectomy alone for serous macular detachment associated with optic disc pit ［ J ］. Am J Ophthalmol,2015,160 (4):779-785.

（吕　林　李永浩　赵秀娟　余曦灵　王　萌）

MRI 可疑脉络膜黑色素瘤一例

【病例简介】

患　者:男,66 岁。

主　诉:左眼突发性视力下降 10 天。

既往史:带状疱疹病史,否认其他全身病史。

【临床检查】

● 入院检查

	OD	OS
视力(VA)	0.32	手动 /20cm
最佳矫正视力(BCVA)	0.32	手动 /20cm
眼压(IOP)	12.7mmHg	11mmHg
角膜	透明	透明
前房	房水清	房水清
晶状体	混浊	混浊
玻璃体	混浊(+)	泥沙样混浊(++++)
视网膜	平伏	窥不见
眼球运动	自如	自如

● 临床眼科检查结果

B 超结果请见图 2-36-1,MRI 结果请见图 2-36-2。

MRI 报告单结果显示左眼球内占位性病变合并视网膜脱离,考虑左眼脉络膜黑色素细胞瘤可能性大。

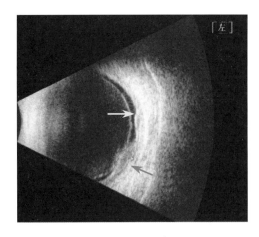

图 2-36-1　B 超

左眼可疑实性占位性病灶(红色箭头),玻璃体后脱离(黄色箭头)。

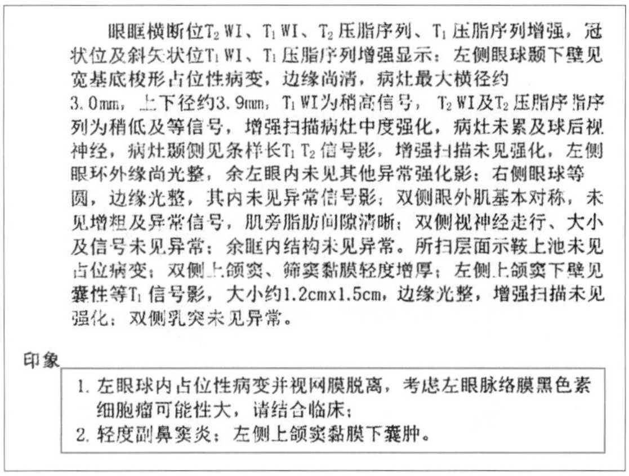

眼眶横断位T₂WI、T₁WI、T₂压脂序列增强,冠状位及斜矢状位T₁WI、T₁压脂序列增强显示:左侧眼球颞下壁见宽基底梭形占位性病变,边缘尚清,病灶最大横径约3.0mm,上下径约3.9mm,T₁WI为稍高信号,T₂WI及T₂压脂指序列为稍低及等信号,增强扫描病灶中度强化,病灶未累及球后视神经,病灶颞侧见条样长T₂信号影,增强扫描未见强化,左侧眼环外缘尚光整,余左眼内未见其他异常强化影;右侧眼球等圆,边缘光整,其内未见异常信号影;双侧眼外肌基本对称,未见增粗及异常信号,肌旁脂肪间隙清晰;双侧视神经走行、大小及信号未见异常;余眶内结构未见异常。所扫层面示鞍上池未见占位性病变;双侧上颌窦、筛窦黏膜轻度增厚;左侧上颌窦下壁见囊性等T₁信号影,大小约1.2cm×1.5cm,边缘光整,增强扫描未见强化;双侧乳突未见异常。

印象
1. 左眼球内占位性病变并视网膜脱离,考虑左眼脉络膜黑色素细胞瘤可能性大,请结合临床;
2. 轻度副鼻窦炎;左侧上颌窦下黏膜下囊肿。

图 2-36-2　MRI 报告提示左眼脉络膜黑色素细胞瘤

基于上述资料,您认为该患者的诊断是什么?

您认为下一步的治疗方案是什么?

结合 B 超及 MRI 结果,提示左眼脉络膜黑色素瘤可能性大,完善全身相关检查,以排除全身性疾病及转移性肿瘤,结果均无明显异常。复查眼部 B 超,结果显示占位病灶较前明显减小(图 2-36-3),故排除脉络膜黑色素细胞瘤,结合玻璃体泥沙样混浊,考虑息肉状脉络膜血管病变可能性大,行玻璃体切除术清除玻璃体积血以观察眼底并查明病因,术后视力为0.2。术后眼底彩照请见图 2-36-4,OCT 请见图 2-36-5。

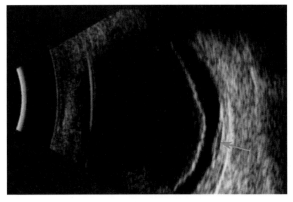

图 2-36-3　左眼 B 超

占位病灶较前明显减小(红色箭头)。

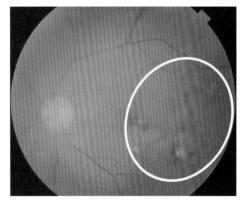

图 2-36-4　左眼术后眼底彩照

左眼眼底可见橘红色病灶,片状出血和局部色素增殖。

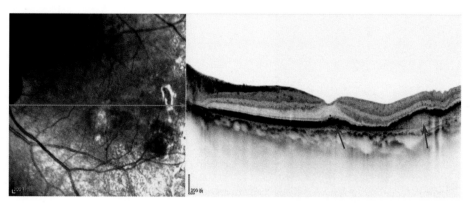

图 2-36-5   左眼术后 OCT

左眼黄斑区两处 RPE 隆起，RPE 下均质反射增强。

【诊断】

◆ 左眼息肉状脉络膜血管病变

◆ 双眼玻璃体混浊

◆ 双眼年龄相关性白内障

【诊断思辨】

该患者疾病特点为老年男性，左眼玻璃体呈泥沙样混浊，眼底窥不见，B 超结果显示左眼球内占位性病变及玻璃体后脱离，MRI 检查显示可疑脉络膜黑色素瘤，因为脉络膜黑色素瘤和脉络膜出血、视网膜色素上皮层下出血在 MRI 是难于区分的，因此不能轻易诊断，而 B 超是一个非常方便、价格低廉而且无创的检查，再次复查 B 超观察病灶情况可有助于诊断，通过止血及促进出血吸收等治疗，实性肿物不会变化，而出血导致的"瘤体"可以变小，甚至消失。此外，前置镜下观察到的玻璃体泥沙样改变，是息肉状脉络膜血管病变所致玻璃体混浊的特征性表现，因此最终诊断为左眼息肉状脉络膜血管病变。

【疾病特点】

（1）双眼发病，可有先后，多见于男性，中老年人多见，也可见于年轻人，平均发病年龄为50 岁以上。

（2）眼底表现：后极部可见橘红色微隆起息肉状病灶，黄斑及其周围无玻璃膜疣，常伴大片视网膜下和 / 或前出血，一处或多处色素上皮脱离（PED），黄斑或整个后极部可见不同层次出血、视网膜神经上皮层和 / 或色素上皮层浆液性和 / 或出血性脱离。

（3）ICGA 造影可见特征性改变：眼底后极部有分枝状脉络膜新生血管网，呈扇状或放射状，新生血管末梢可见息肉状膨隆的强荧光斑，单个或多个呈串珠状。

【鉴别诊断】

(1) 年龄相关性黄斑变性(AMD)：AMD 患者年龄相对较大,眼底无橘红色结节样病灶,ICGA 可见新生血管而无息肉样改变,PCV 患者较 AMD 更易发生 PED 和视网膜出血,ICGA 具有特征性息肉样表现。详见表 2-36-1。

表 2-36-1　PCV 和 AMD 的比较

	AMD	PCV
发病年龄	60 岁以上	年龄较小
发病特点	一般出血量小	常常为大出血
诊断	FFA 出现新生血管	ICGA 上出现息肉病灶
治疗	抗 VEGF	光动力治疗联合抗 VEGF
人群	欧洲人群	亚裔和黑人等有色人种

(2) 脉络膜黑色素瘤：眼内恶性肿瘤,多见于 40~60 岁,可发生于脉络膜的任何部位,常见于眼的后极部。眼底检查可见脉络膜实性隆起,多为棕褐色,表面可有出血,肿瘤周边可发生渗出性视网膜脱离。肿瘤坏死时,可合并虹膜睫状体炎、前房假性积脓、前房色素沉积、前房积血,新生血管性青光眼等。

【治疗】

(1) 黄斑中心外的息肉状病灶,可行 ICGA 明确病灶位置,行激光光凝治疗。

(2) 黄斑中心或距黄斑中心 500μm 以内的病灶,及异常脉络膜分枝状血管网位于黄斑中心或范围较大者,可行 PDT 治疗,并联合抗 VEGF 治疗。

(3) 玻璃体大量积血患者可先行抗 VEGF 治疗,有助于积血吸收及减轻水肿和渗出,后行玻璃体切除手术,清除积血。若黄斑下新鲜大量出血,术中可联合使用纤溶酶原激活剂清除视网膜下积血。

【关键词】

息肉状脉络膜血管病变　　polypoidal choroidal vasculopathy,PCV
年龄相关性黄斑变性　　　age-related macular degeneration,AMD
脉络膜黑色素瘤　　　　　choroid melanoma

【测试题】

1. 息肉状脉络膜血管病变的临床特点包括(　D　)

　A. 多见于亚洲人

　B. 视网膜下橘红色结节样病灶

　　　　C. 息肉状脉络膜血管扩张灶为特征

　　　　D. 以上都是

　　2. 息肉状脉络膜血管病变的治疗方法包括（　D　）

　　　　A. 抗 VEGF 眼内注药　　　　　　　B. 光动力疗法

　　　　C. 玻璃体切除手术　　　　　　　　D. 以上都是

参 考 文 献

1.　KOH AH, EXPERT PCV PANEL, CHEN LJ, et al. Polypoidal choroidal vasculopathy : evidence-based guidelines for clinical diagnosis and treatment [J]. Retina, 2013, 33 (4) : 686-716.

2.　CIARDELLA AP, DONSOFF IM, HUANG SJ, et al. Polypoidal choroidal vasculopathy [J]. Surv Ophthalmol, 2004, 49 (1) : 25-37.

3.　KOH A, LEE WK, CHEN LJ, et al.Everesst study : efficacy and safety of verteporfin photodynamic therapy in combination with ranibizumab or alone versus ranibizumab monotherapy in patients with symptomatic macular polypoidal choroidal vasculopathy [J]. Retina, 2012, 32 (8) : 1453-1464.

4.　CHAIKITMONGKOL V, KONG J, KHUNSONGKIET P, et al. Sensitivity and specificity of potential diagnostic features detected using fundus photography, optical coherence tomography, and fluorescein angiography for polypoidal choroidal vasculopathy [J]. JAMA Ophthalmol, 2019, 137 (6) : 661-667.

5.　LAUDE A, CACKETT PD, VITHANA EN, et all. Polypoidal choroidal vasculopathy and neovascular age-related macular degeneration : same or different disease？ Prog Retin Eye Res, 2010, 29 (1) : 19-29.

6.　WEN F, CHEN C, WU D, et al. Polypoidal choroidal vasculopathy in elderly Chinese patients [J]. Graefes Arch Clin Exp Ophthalmol, 2004, 242 (8) : 625-629.

（吕　林　李永浩　林　英　王　萌）

病 例 37

右眼无痛性渐进性视力下降 1 年余

【病例简介】

患　者:男,45岁。

主　诉:右眼无痛性渐进性视力下降 1 年余。

既往史:4 个月前左眼因"玻璃体混浊"行手术治疗,否认其他全身病史。

家族史:两个哥哥有类似症状。

【临床检查】

● 入院检查

	OD	OS
视力(VA)	0.1	1.0
最佳矫正视力(BCVA)	无提高	无提高
眼压(IOP)	10mmHg	10mmHg
角膜	透明	透明
前房	房水清	房水清
晶状体	透明	透明
玻璃体	大量不规则颗粒状、团块状灰白色絮样混浊	透明
视网膜	窥不清	视网膜平伏,可见激光斑
眼球运动	自如	自如

● 临床眼科检查结果

B 超请见图 2-37-1。

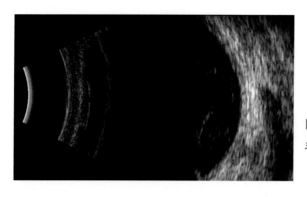

图 2-37-1   右眼 B 超
玻璃体混浊。

基于上述资料,您觉得初步诊断是什么?

还需要进一步完善哪些检查?

患者为中年男性,双眼先后出现玻璃体混浊,导致渐进性无痛性视力下降,查体见右眼玻璃体呈大量不规则颗粒状、团块状灰白色絮样混浊,眼底窥不清,需行手术切除混浊玻璃体以观察眼底改变(眼底照相请见图 2-37-2),并取材进行病理检查以查明病因(病理检查结果请见图 2-37-3),同时,患者的两个哥哥都有类似症状,考虑遗传性疾病可能性大,需行基因检查(家系图谱请见图 2-37-4,基因检查结果请见图 2-37-5)。

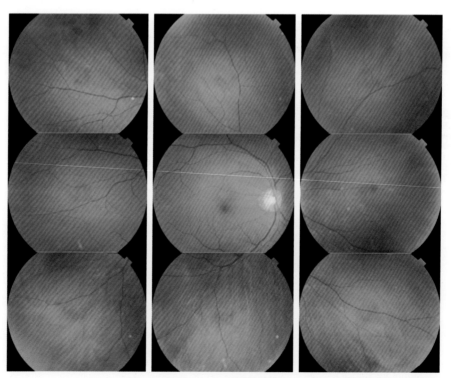

图 2-37-2   右眼眼底照相
右眼周边部视网膜可见点状黄色混浊病灶。

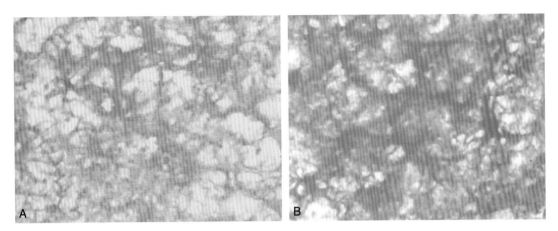

图 2-37-3　病理

A.HE 染色;B. 刚果红染色。

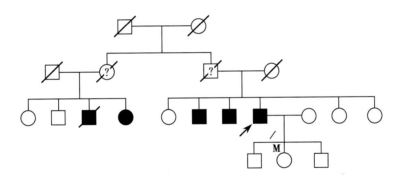

图 2-37-4　患者家系图谱

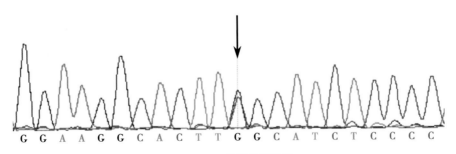

图 2-37-5　基因检测结果

TTR 基因 c. 307G>C(p.G103R)突变。

👨‍⚕️ 基于上述检查结果，您认为该患者的诊断是什么？

👨‍⚕️ 您认为下一步的治疗方案是什么？

【诊断】

◆ 右眼家族性玻璃体淀粉样变性

◆ 左眼玻璃体切除术后

【诊断思辨】

该患者疾病特点为中年男性，双眼先后出现玻璃体混浊，查体发现右眼前段无明显异常，排除炎症性疾病，玻璃体呈大量不规则颗粒状、团块状灰白色絮样混浊，考虑玻璃体变性，术后病理显示刚果红染色阳性，HE 染色提示玻璃体腔内变性物为嗜酸性，同时患者有家族史，且基因结果提示 *TTR* 基因 c. 307G>C（p.G103R）突变，因此，最终诊断为右眼家族性玻璃体淀粉样变性。

【疾病特点】

（1）家族性玻璃体淀粉样变性是罕见的常染色体显性遗传病，是由于某些基因突变导致相应蛋白变性，形成难溶性的淀粉样物质在玻璃体沉积。

（2）查体可见双眼玻璃体内大小不等、数量众多的棉花绒状半透明混浊团块，玻璃体混浊来自视网膜血管，管壁可见边穗样白色小点，逐渐扩大呈羽毛状，向前侵及玻璃体，混浊可呈条带状，与视网膜及晶状体相连。

（3）转甲状腺素蛋白基因（transthyretin，*TTR*）突变是最常见的致病突变类型，可伴有中枢神经系统异常等眼外病变。

（4）术中切除玻璃体标本进行病理学检查为诊断金标准，HE 染色表现蜡样淡嗜伊红染色，刚果红染色呈阳性，偏振光下呈苹果绿双折光。

【鉴别诊断】

（1）星状玻璃体变性：多见于老年人，常单眼发病，裂隙灯下可见白色闪亮小圆点，数量不等，眼球运动时飘动幅度很小，眼球静止时恢复原来位置而不下沉。

（2）玻璃体闪辉性液化：多见于外伤或严重玻璃体积血而导致的失明眼，裂隙灯下可见密集、大小形态不一的结晶小体，可呈金黄色或银白色，结晶小体可随眼球运动而迅速飘动，眼球静止时沉于玻璃体腔下方。

【治疗】

玻璃体切除术是最有效的治疗方法,但混浊斑块与视网膜贴附紧密,难以全部清除,术后常再发(20%~25%)。

【关键词】

家族性玻璃体淀粉样变性　　familial vitreous amyloidosis

转甲状腺素蛋白基因　　　　transthyretin

【测试题】

家族性玻璃体淀粉样变性的临床特点(D)

A. 玻璃体混浊　　　　　　　　B. 玻璃体图片刚果红染色有助于诊断

C. 基因检测　　　　　　　　　D. 以上都是

参 考 文 献

1. REYNOLDS MM, VEVERKA KK, GERTZ MA, et al. Ocular manifestations of familial transthyretin amyloidosis [J]. Am J Ophthalmol, 2017, 183: 156-162.

2. VENKATESH P, SELVAN H, SINGH SB, et al. Vitreous amyloidosis: ocular, systemic, and genetic insights[J]. Ophthalmology, 2017, 124(7): 1014-1022.

3. BEIRAO NM, MATOS E, BEIRAO I, et al. Recurrence of vitreous amyloidosis and need of surgical reintervention in Portuguese patients with familial amyloidosis ATTR V30M [J]. Retina, 2011, 31(7): 1373-1377.

4. XIE B, CAI SJ, JIANG M, et al. Familial vitreous amyloidosis resulting from transthyretin variant Gly83Arg[J]. Acta Ophthalmol, 2017, 95(6): e520-e521.

5. CHEN JJ, KALEVAR A, VORA RA, et al. Transthyretin V30M familial amyloidosis presenting as isolated retinal angiopathy [J]. Retin Cases Brief Rep, 2018, 12 Suppl 1: S76-S80.

（黄永盛）

病名索引